완화의료

간호와 건강관리

Palliative Care in
Nursing and Healthcare

Palliative Care in Nursing and Healthcare
by Michelle Brown

완화의료

Palliative Care in Nursing and Healthcare

2018년 3월 15일 1판 1쇄 인쇄
2018년 3월 20일 1판 1쇄 발행

지은이 | Michelle Brown
역은이 | 김남초 · 공은숙 · 김춘길 · 김희경 · 안수연 · 이영휘 · 장성옥 · 조명옥 · 최경숙
펴낸이 | 김진환
펴낸곳 | **정담미디어 · (주) 학지사**
04031 서울특별시 마포구 양화로 15길 20 마인드월드빌딩
대표전화_ 02-330-5188 팩스_ 02-326-0338
등 록 | 2010년 2월 8일 제313-2010-36호
메 일 | jdmpub@jdmpub.com
홈페이지 | http://www.jdmpub.com

ISBN 978-89-6069-694-5 93510

가 격 | 20,000원

완화의료

간호와 건강관리

Michelle Brown 저

김남초 · 공은숙 · 김춘길 · 김희경 · 안수연
이영휘 · 장성옥 · 조명옥 · 최경숙 공역

Palliative Care in Nursing and Healthcare

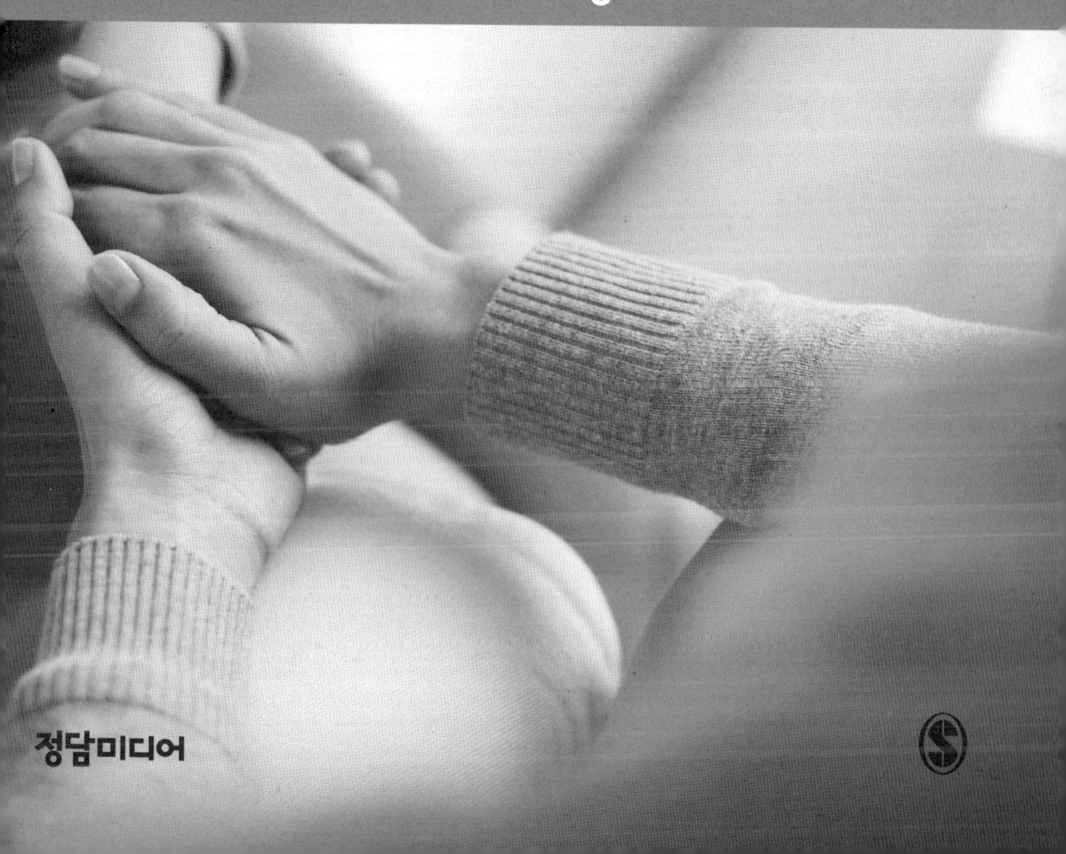

정담미디어

역자소개

김남초 가톨릭대학교

공은숙 예수대학교

김춘길 한림대학교

김희경 공주대학교

안수연 한림대학교

이영휘 인하대학교

장성옥 고려대학교

조명옥 동의대학교

최경숙 중앙대학교

역자서문

호스피스 완화의료란, 말기 암 환자나 치료가 어려운 말기 질환자 및 가족을 대상으로 통증 및 신체적 · 심리적 · 사회적 · 영적 고통을 완화하여 존엄한 임종과 품격 있는 삶의 마무리를 도와 환자와 가족의 삶을 향상시키는 전문적인 의료서비스를 말한다. 말기 암이나 불치병으로 최종 진단을 받은 환자는 담당 의료진과의 상담을 통하여, 호스피스 완화의료서비스에 대한 전반적인 안내를 받는다. 그 후에는 적절한 호스피스 완화의료서비스를 제공하는 병원이나 시설을 선택하게 되고, 호스피스 완화의료서비스에 대한 동의서를 작성한 후, 다양한 완화의료서비스를 받으면서 '좋은 죽음'을 준비하게 된다. 호스피스 완화의료서비스를 통하여 돌봄제공자가 생의 종말기 환자들의 질적인 삶을 영위할 수 있도록 한다.

우리나라는 2003년에 호스피스 제도가 도입되었으나, 호스피스 완화의료서비스가 필요한 만성 환자는 급성 환자에 비해 수익성이 낮기 때문에 병원에서 큰 관심을 기울이지 않았다. 또한 말기 암 또는 불치병 환자나 보호자에 대한 인식도 부족하였고, 특히 '좋은 죽음'이나 임종말기 삶의 질에 대한 개념이 부족하여, 호스피스 이용을 주저하는 경향이 있었다. 그러나 최근 호스피스에 대한 건강보험적용 시범사업이 시행되면서, 의료기관 내에 호스피스 병상 수가 증가하였다. 이러한 시범사업을 통해 의사, 간호사, 사회복지사 등 다학제적 전문가가 가정을 정기적으로 방문하여, 환자뿐 아니라 가족에게도 호스피스와 동시에 완화의료서비스를 제공하는 '가정 호스피스'도 활발해지고 있다. 이처럼 '웰다잉'이나 '좋은 죽음'이 무엇인지에 대한 논의와 인식이 빠르게 확산되면서, 호스피스 완화의료서비스에 대한 요구가 크게 증가하고 있어, 이를 전체적으로 정리한 전문서적의 필요성이 높아졌다. 매달 함께 모여 노인간호에 대한 공부와 연구를 해오던 우리 역자들은 우리나라의 호스피스 완화의료에 도움을 주고자 이 책을 번역하게 되었다. 최근의 호스피스 완화의료의 흐름을 체계적으로 정리한 『완화의료: 간호 및 건강관리(Palliative Care in Nursing and Healthcare)』를 번역하여, 우리나라에 소개하게 된 것을 영광으로 생각한다.

현대 호스피스운동의 창시자인 Dame Cicely Saunders가 의사이자 간호사, 사회복지사로, 1967년 영국 시든햄에서 성 크리스토퍼 호스피스를 세운 후 육체와 정신과 환경을 모두 고려하는 전인적 접근을 통해 가정에서 총체적인 간호를 제공하고, 질병과정과 사별과정에서 가족지지 등을 제공하는 완화관리를 시작하였다. 이러한 접근은 곧 영국 전역에서 세계 전역으로 퍼져나가게 되었다. 이후 종말환자에게는 단순히 치료를 제공하는 것만으로 해결되지 못하는 점이 많다는 것이 널리 알려졌고, 이러한 문제를 고려한 전인적인 간호와 관리를 제공하여 '좋은 죽음'을 맞이하는 것이 필요하다는 인식이 널리 퍼졌다.

이 책의 저자인 Michelle Brown은 영국 더비대학교의 교수로, 종양학과 완화의료 및 간호관리를 포함한 임상적 활동을 하는 임상전문가이자, 말기 암 또는 불치병 환자를 위한 간호에 대해 강의하고 연구하는 간호학자이다. 이 책은, 학생과 졸업 후 임상에서 건강관리 전문인으로 일하는 간호사나 완화의료 전문인들에게 도움을 주기 위해 호스피스 완화의료의 핵심을 알기 쉽게 정리하였다. 이러한 저자의 바람대로, 이 번역본이 한국 내 많은 학생, 간호사, 완화의료 전문인들에게 호스피스 완화의료와 간호서비스에 대한 이해를 높여 임상에서의 종말환자의 전인적 간호와 관리에 많은 도움이 되기를 바란다.

이 책은 총 11장으로 구성되어 있다. 1장은 완화의료의 과거, 현재 그리고 미래에 대해 살펴보고, 완화의료 및 지지적 관리의 기본적인 이슈를 살펴본다. 2장은 질병으로 인해 한정된 삶을 사는 사람들을 위한 완화의료에서의 돌봄과 연민에 대해 논의하고, 암 또는 불치병 진단을 받은 사람들의 다양한 요구에 대해 다룬다. 3장은 육체와 정신과 환경 모두를 점검하는 전인적인 사정에 대해 살펴보며, 한정된 삶을 사는 사람들의 전인적 간호가 왜 매우 중요한지에 대해 논의하고, 여러 전문가들이 함께 참여하는 전인적 돌봄에 대한 사정도구들의 유용성에 대해 살펴본

역자서문

다. 4장은 돌봄계획의 수립과 간호요구의 변화를 방법, 주제, 이유 등으로 나누어 상세히 살펴보고, 임종말기 간호과정에서 사용하는 돌봄계획의 일반적인 내용을 논의한다. 5장은 돌봄제공자의 건강에 중요한 영향을 주는 그들의 요구와 지속적인 돌봄제공을 위한 가족이나 돌봄제공자를 지지하는 방법에 대해 다룬다. 6장은 완화돌봄에서 다학제적 전문직 간 업무에 대해 살펴보고, 효과적인 다학제 전문직의 업무에서 나타나는 도전에 대해 설명한다. 7장은 완화의료에서의 의사소통을 살펴보면서, 개인이 자신의 죽음을 대면할 때 의사소통의 중요성과 생의 말기를 맞은 사람들이 건강관리 전문인들로부터 원하는 것이 무엇인지에 대해 논의한다. 8장은 완화의료에서 핵심적인 문제 중 하나인 윤리적 딜레마에 대해 다룬다. 법적인 측면에서 여러 가지 관련 사례를 통해 살펴본다. 9장은 개인이 종말기를 맞이할 때, 환자와 건강관리 전문인들 그리고 돌봄제공자들이 대면하는 생의 종말기에 대한 철학, 어려움, 도전 등을 다룬다. 10장은 죽음과 임종에 대해 살펴본다. 또한 '좋은 죽음'에 대해서도 논의한다. 마지막으로 11장은 임상종사자와 임상전문가에 대한 지지 문제를 살펴보고 있다. 잠재적인 정서적 탈진을 예방하고 열정적 자아를 유지하기 위해 훈련하는 방법 등을 소개한다.

이 책은 학습자들로 하여금 다양한 실제 사례들을 읽고, 성찰하고, 논의하면서 실천적인 감각을 갖도록 하고 있다. 또한 현장에서 전문적으로 개입하여 질 높은 돌봄을 제공하는 다양한 방법을 알려주고 있다. 저자는 전문인들이 단순히 자신의 직업적인 일만 잘 하는 것이 아니라, 삶과 죽음에 대해 사람들이 안전하고 편하게 대면하도록 해주는 것이 수준 높은 완화의료의 돌봄이라고 강조한다.

역자들은 영국의 호스피스 완화의료에 대한 저서를 번역하면서 영국의 건강의료제도가 사회문화적·법률적인 면에서 우리나라와 다른 점이 아주 많다는 것을 더욱 절실하게 느꼈다. 그럼에도 불구하고 원서에 충실하면서도 맥락에 크게 벗어나지 않는 경우, 가능하면 우리나라에서 널리 사용되는 용어로 번역하고자 하였다.

역자서문

이 책을 학습하거나 읽는 중에 의문점이 생긴다면, 언제든지 질문이나 평을 보내주기 바란다. 잘못된 점은 고치고, 한국과 영국의 미묘한 차이를 더 잘 이해하고 반영하는 데 도움이 될 것이다.

끝으로 이 역서가 출판되기까지 아낌없는 지원과 좋은 책을 만들기 위해 열정을 쏟아 주신 정담미디어 김진환 사장님과 권승하 부장님, 안호연 부장님, 김소영 대리님 그리고 모든 직원 분들에게도 깊은 감사를 표한다.

2018년 3월
역자일동

목차

CHAPTER 1 완화의료의 과거, 현재, 미래 _ 1
Palliative care past, present and the future

CHAPTER 2 완화의료에서의 돌봄과 연민 _ 25
Care and compassion in palliative care

CHAPTER 3 전인적 사정 _ 45
Holistic assessment

CHAPTER 4 돌봄계획 수립과 간호요구의 변화 _ 65
Care planning and changing care needs

CHAPTER 5 돌봄제공자와 가족의 지지 _ 89
Supporting carers and families

CHAPTER 6 완화돌봄에서 전문직 간 업무 _ 113
Interprofessional working in palliative care

CHAPTER 7 완화의료에서 의사소통 _ 135
Communication in palliative care

CHAPTER 8 윤리적 딜레마 다루기 _ 159
Dealing with ethical dilemmas

CHAPTER 9 생의 말기 돌봄 _ 177
End of life care

CHAPTER 10 죽음과 임종 _ 205
Death and dying

CHAPTER 11 업무 수행자를 위한 지지 _ 233
Support for the practitioner

찾아보기 _ 257

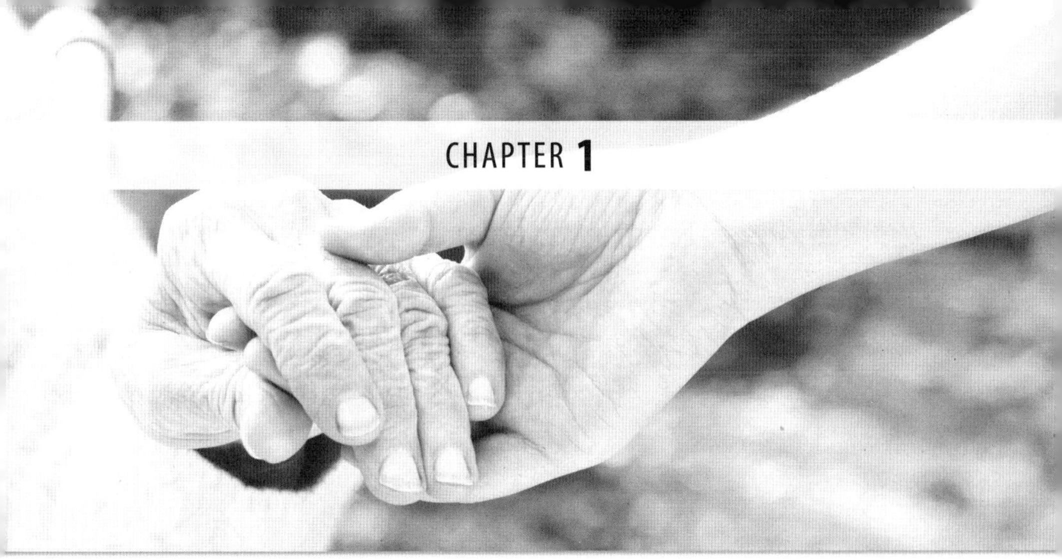

CHAPTER 1

완화의료의 과거, 현재, 미래

Palliative care past, present and the future

학습 내용

- 완화의료의 밑바탕이 되는 철학
- 완화의료 규정이 취한 여정과 현재 우리가 있는 곳
- 시한부 상태에 놓여 있는 환자를 돌보는 데 도움을 줄 수 있는 도구
- 비 암성 진단을 포함하여 시한부 상태에 놓여 있는 환자의 완화의료에 대한 요구

생각해 볼 점

- 완화의료의 의미
- 완화의료 서비스 사정
- 완화의료 수행

완화의료와 그 목표

> 당신은 바로 당신이기 때문에 중요해. 당신은 당신의 마지막 순간까지 중요해. 그리고 우리는 모두 당신이 평화롭게 죽을 수 있도록 도와줄 뿐만 아니라 당신이 죽을 때까지 살아 있을 수 있도록 모든 것을 할거야(Saunders, 1976: 1003~4).

간호사로서, 우리는 환자의 개별적인 돌봄 성취와 증진을 위해 환자와 함께 일한다. 이는 우리가 환자는 일련의 신체적인 증상 혹은 진단이 아니며, 그들은 정신적 · 사회적 · 영적 그리고 정서적 욕구가 있는 신체상태임을 인식하기 때문이다. 또한 환자 개개인에게 중요한 것이 무엇인지 식별하는 것은, 우리가 돌봄에 필요한 우선순위를 정하는 데 도움이 되며, 환자가 사망할 때까지 환자를 지원하고 최상의 삶의 질을 창출하는 데 도움이 된다.

'좋은 죽음'의 개념은 우리 모두 전문가로서 노력하며, 궁극적인 목표이자 실제로 우리의 책임이 되어야 하는 환자 돌봄을 달성하는 것이다.

완화의료의 시작

호스피스 운동은 1960~1970년대에 발달되었다. 이 역동적인 변화의 시작은 핵심적인 운동가 중 한 명인 Cicely Saunders(나중에는 부인이 됨)였다. 그녀는 생의 말기에 놓여 있는 사람들을 돌보는 데 새로운 비전을 창시하였는데, 그들을 신체적인 증상들의 종합세트로 보기보다는 오히려 통합된 환자의 총체적인 관점의 하나로 여겼다. 그녀는 자신이 돌보고 있는 환자 개개인의 소리를 듣고 참여함으로써 이러한 비전을 달성하였다. 또한 그들은 신체적인 증상 그 이상의 것들을 경험하였으며, 이 신체적인 증상들은 정신적 · 정서적 · 사회적 · 영적 요소로 구성되어 있다고 믿었다.

완화의료의 목표는 환자와 그 가족이 가능한 최상의 삶의 질을 성취하도록 하는 데 있다(WHO, 1990). 'Palliatus'는 라틴어로 '은폐하거나 혹은 감추다'라는 의미이다. 그러므로 완화의료는 포괄적인 총체적 사정을 적용하고, 시한부 질병 상태에 놓여 있는 사람들의 삶의 질을 증진하기 위해 적절한 치료전략을 채택하는 것을 포함한다(Claxton-Oldfield et al., 2004). 우리가 시한부 상태의 질병이 있는 환자들을 치료하는 데는 몇 가지 방법들이 있다.

예를 들면, 완화의료는 수명에 필수적으로 영향을 주지 않는 문제 혹은 증상에 대한 적극적인 구조이다. 완화의료는 단순히 약물의 혼합정책만이 아니라(약물치료), 그러한 환자와 돌봄제공자 및 친지들을 돌보고 지지하며 돕기 위한 다양한 중재들을 포함한다. 증상이 다차원직일 수 있다는 것은, 그것들이 단지 신체적인 문제에서 초래된 것이 아님을 의미한다.

심부전이 있는 환자의 경우 자신이 죽어가고 있음을 느낀다. 한 여성 환자는 자신의 남편이 5년 전에 심부전으로 고통을 받다가 사망한 데서 오는 정신적인 문제를 지니고 있을 수도 있다. 게다가 그녀는 현재 건강상태로 인해 친구들과 만남에 부담을 주고 싶지 않아 했기 때문에 친구들과도 접촉이 단절되었다. 이는 그녀가 정서적 · 정신적 · 사회적 문제가 있음을 의미한다. 그래서 단지 신체적인 증상이 모든 문제를 설명하는 것은 아니라는 것이다. 총체적인 사정은 환자의 삶의 질 저하에 기여할 수 있는 문제 또는 측면을 해결하는 열쇠이다.

완화의료: 현재

영국 내에서의 완화의료 규정은 완화와 지지적 돌봄을 증진시키기 위한 역동적인 변화가 있었다. 이러한 변화들은 연구, 제언, 전략과 정책들에 의해 움직여졌다. 핵심은 보건부(Department of Health, DH)의 생의 말기 돌봄 전략(DH, 2008) 입문과 최상의 표준 틀(Thomas 2003; National Health Service, Royal College of General Practitioners 2006) 입문을 포함한다. 이러한 프레임 워크는 다른 여러 간행물과 함께 환자와 그 가족이 생의 말기에 다가갈 때 돌보는 표준을 제안하고 있다. 여기에는 환자 돌봄을 어디서, 어떻게 전달할지 결정하는 기회가 포함된다(NHS, 2014).

선호하는 돌봄 장소(Preferred Place of Care, PPC)는 그들이 선택하는 환경 안에서 돌봄을 허락하는 것으로, 그들의 집이나 병원형 너싱홈 혹은 호스피스(9장과 10장 참조)가 될 수 있다. 국립임상 보건연구원(National Institute for Health and Care Excellence, NICE; 2011b)은 '우리는 생의 말기에 그들이 선호하는 장소에서 적절한 시간을 보내도록 할 것이다.'고 진술하였다. 이를 가능하게 하기 위해서는 개인이 자신의 욕구를 충족시키고 선호하는 돌봄 장소에서 편안함을 느낄 수 있다고 확신할 수 있도록 조율된 양질의 돌봄이 필요하다. 국립임상 보건연구원에는 양질의 생의 말기 돌봄에 도움을 주는 다음과 같은 표준안이 있다. '성인 암환자를 위한 지지와 완화돌봄 증진하기'(2004), '폐암 안내서(2011a)', '생의 말기에서의 돌봄 표준(2011b)', '생의 말기 시 마약제제 사용(2012)' 등이다.

현재 성인 임종자에 대한 돌봄을 포함한 추가적인 지침서 개발이 진행 중이며(NICE, 2015a, b, c), 2018년도까지 성인의 지지와 완화의료 증진이 업데이트 중이고, 2016년에 유아, 아동, 젊은 성인을 위한 생의 말기에 대한 지침이 마련되었다. 추가로 국립호스피스 완화의료연합(National Coaliation for Hospice and Palliative Care, NCHPC), 국립 생의 말기 돌봄정보 네트워크(National End of Life Care Intelligence Network, NEoLCIN), 리버풀 마리퀴리 완화의료연구소(Marie Curie Palliative Care Institute Liverpool, MCPCIL) 등의 국가 보건서비스와 보건부에서 생의 말기에 양질의 완화 서비스를 제공하기 위해 협력하고 있다. 또한 지침을 통해 모든 다학제적 팀 구성원들과 환자 사이에 명확한 의사소통에 대한 인식을 포함하여 일상적인 주제를 받아들일 수 있다. 이에 더해 시한부 상태에 놓여 있는 질병을 가진 개인을 돌보는 직원을 위한 지지와 교육 그리고 환자가 모든 의사결정을 중립적으로 잘 내릴 수 있도록, 강화되고 효과적인 의사소통기술을 이용하는 것이 중요하다.

질병의 완화단계에 있는 사람들을 돌보는 사람들의 교육 및 지식의 부족과 같은 문제들은 세계적인 것으로, 생의 말기에 대한 돌봄은 여전히 중요하며 그 필요성이 증가하고 있다(WHO, 2014). 세계적으로 1천 9백만 명 이상이 완화의료를 필요로 하며, 65세 이상의 69%가 해당되기에(WHO, 2014), 보건 · 사회 전문가들의 일련의 엄청난 과업은 제시된 표준과 철학을 이용하여 이러한 개인들을 위한 돌봄 방법에 대한 어느 정도의 이해가 필요하다(**그림 1.1**).

사람들의 교육적인 욕구를 충족시키지 않고 생의 말기 돌봄제공에 필요한 역량과 자신감 획득을 지원하는 것만으로는 모든 사람이 누릴 자격

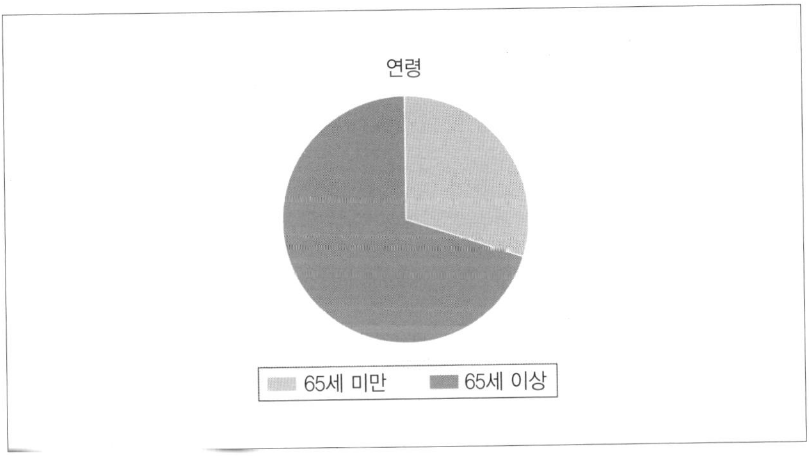

그림 1.1 • 완화의료가 필요한 사람들의 연령(WHO, 2014)

이 있는 완화돌봄을 달성할 수가 없다. 환자가 어디에 있든 간에 그들이 양질의 완화돌봄과 생의 말기 돌봄을 받을 수 있도록 하는 데는 내재적인 어려움이 있다. 급성기 병원에서는 환경 그 자체(즉, 사생활 유지 결핍, 그들이 원한다고 해도 평온과 평화가 지켜지지 않음) 때문에 도전이 될 수도 있다. 생의 말기에 있는 사람들과 시간을 보내고 그들이 필요한 돌봄을 제공함과 동시에 긴급한 관심이 필요한 환자들에게도 시간을 내어야 하는 직원들의 어려움도 도전이다. 모든 이들의 욕구를 충족시키기 위해 노력하는 것 그 자체가 딜레마이다.

완화의료 모델과 도구

도구는 생의 말기 돌봄을 제공하는 모든 분야에서 통합된 양질의 생의 말기 돌봄을 전달하는 데 도움을 주기 위해 설계 및 소개되었다. 1990년대에 소개된 Liverpool Care Pathway가 국립임상 보건연구원과 보건부에 의해 최상의 실무로 채택되었다(Ellershaw et al., 1997; DH, 2008; NICE, 2004). 이는 통합된 돌봄 경로였으며, 생의 마지막 날이나 마지막 주에 있는 환자를 돌보는 사람들을 돕기 위한 도구로 개발되어 왔다. 그것의 철학은 생의 말기 돌봄에 대한 호스피스 접근으로부터 발생했으며, 이는 '최상의 표준'으로 간주된다. 생의 말기에 소수의 사람들만이 호스피스 환경에 접근할 수 있기 때문에 이 도구는 생명 연장 돌봄의 형평성을 돕기 위해 개발되었다(Kinder & Ellershaw, 2003; National Audit Office, 2008).

목표는 건강관리전문가가 의사소통의 필요성을 고려하여 생의 마지막까지 직원과 환자를 안내하며, 양호한 돌봄의 기준을 달성할 수 있도록 하는 것이었다. 이러한 목표에도 불구하고 리버풀 마리퀴리 완화의료연구소와 영국왕립 의사협회(Royal College of Physicians, 2007)는 경로에 배치된 환자들이 받았던 돌봄에 초점을 맞추어 조사를 수행하였다. 최종 보고

서에서 돌봄의 신체적 영역은 경로대로 양호한 이행이 증명되었으나, 영적 · 정신적 영역은 최소한으로 이행되어 건강관리전문가와 환자 사이에 의사소통이 부족했음이 나타났다. Liverpool Care Pathway는 대체로 부정적이었으나, 그 정신에 관한 전제는 긍정적으로 널리 받아들여졌다. 이 도구가 이러한 공개적이고 전문적인 외침을 만들어냈는가에 대해서는 여러 이유가 있을 수 있다. 여기에는 건강전문가들이 그것을 수행하는 과정에서 지식과 교육의 부족으로 인한 오해가 포함되어 있다. Liverpool Care Pathway는 단계적으로 폐지되었고, 「More Care, Less Pathway」라는 간행물에서 생의 말기 계획들에 대한 안내가 많이 소개되었다(Independent Review Panel of the Liverpool Care pathway, 2013). 생의 말기 돌봄에 대한 계획 제안은 독특하고 개별적이어서 선호되고 있다. 그러나 여전히 논쟁이 되고 있는 점 중 하나는, 수행 시 직원이 적절한 훈련을 받았는지 또는 계획에 대한 개발뿐 아니라 생의 말기에 논의할 점을 선정하는 의사소통술과 그 능력에 대한 충분한 지식을 소유하고 있는지이다. 이밖에도 포괄적으로 질병-전문 안내서는 좋은 완화의료의 원칙을 반영하는 매뉴얼과 마찬가지로 소개될 수 있다.

만약 생의 말기단계에서 이 돌봄 전략이 선택된다면, 정보에 근거한 접근법은 열정적이고, 정보에 근거하지 않은 관리보다는 더 많이 생의 말기에 접근하는 사람들에게 채택될 수도 있다. 그러나 이는 모든 관련자에게 적절한 경험이 되지 못하기도 한다.

완화의료 접근법

국제적으로 완화의료가 백여 년간 제공되어 왔다. 그러나 오늘날의 철학은 고도의 표준과 근거중심 돌봄을 달성하기 위해 지식이 있고 기술이 있는 건강관리전문가에 의해 전달되는 환자중심 접근을 증진시키는 것이다.

완화의료는 삶의 질을 최대화하기 위해 증상을 치료하는 것을 포함하는데, 임종을 미루거나 서두르기를 시도하지 않는다(WHO, 1990). 임종과 죽음을 실패라기보다는 정상적인 과정으로 인식하며, 생명과 삶을 지지하지만 삶의 질을 희생시키지는 않는다(National Council for Hospice and Palliative Care Services, 2001). 완화의료를 전달하는 직원은 예를 들면, 영양사, 물리치료사, 사회사업가 등 다양하다.

국립임상 보건연구원 표준(NICE Standards, 2004)과 『생의 말기 돌봄 전략(End of Life Care Strategy)』(DH, 2008) 내에 있는 한 가지 제언은, 실무영역에서 전문가 경험이 있는 사람은 그들의 여정을 통해 환자를 지지할 수 있고, 다른 학문영역에 대한 참조가 필요하므로 고용되어야 한다는 것이다. 이것은 모든 사람들이 접근할 수 있는 것은 아니어서, Skilbeck과 Payne(2005)은 완화의료가 필요한 환자를 위해 제안을 했는데, 이는 적절한 교육과 지원을 받아왔던 직원만이 전달할 수 있다. 그러나 환자 중에는 복합적인 증상을 가지고 있거나, 좀 더 전문적인 투입이 요구되는 욕구의 범주를 지닌 사람도 있다. 따라서 국립임상 보건연구원(NICE, 2004, 2011b)과 보건부(DH, 2008)는, 이 욕구를 반드시 충족시켜주어야 하는 전문가의 투입을 제안하고 있다. 이것은 암성 혹은 비 암성환자 모두에게 이용가능하다. 그러나 이 모든 것이 달성되었는지의 여부를 아는 것은 어렵다. 환자와의 협상에 있어서 돌봄 전달을 협조할 수 있는 상태는 특권이 있는 역할이지만, 끊임없는 전문가적 개발과 고도의 이해력, 확실한 근거기반을 필요로 한다. 국립임상 보건연구원(NICE, 2004)은 이러한 직원 구성원들에게 힘든 여정 동안 환자와 그 가족들을 지지하기 위해 강화된 기술을 보장하기 위한 의사소통 사정을 받도록 제안하였다. 그러나 이 직원들이 전문적인 영역에서 모든 환자들을 돌볼 수는 없기 때문에, 기관들은 직원들이 효율적인 돌봄을 제공하기 위해 생의 말기 환자를 돌보기에 적절한 기술과 지식이 있는지 조사해야 한다.

최근 많은 기틀들이 정교해지고, 생의 말기 돌봄에 대한 표준들을 제안하고 있다(DH, 2008; NICE, 2004, 2011b). 그러나 완화의료는 단지 생의 말기만을 포함하는 것은 아니다. 정의가 확실하게 설명되어야 한다. 완화의료는 치료가 불가능한 환자들에게 총체적인 접근을 통해 다양한 전문가들이 돌봄을 제공하는 것이다. 목표는 환자의 삶의 질과 돌봄제공자의 삶의 질 증진이다(WHO, 2002). 생의 말기 혹은 임종간호는 환자의 안위에 초점을 두고 환자의 생의 마지막 주간, 마지막 날 혹은 시간에 초점을 두고 그들이 바라는 욕구와 소망에 대한 준비를 하는 것이 필수적이다.

사전 동의서는 생의 말기에 접근하는 것으로 환자의 소망을 완수하는 것을 의미한다(8장 참조). 또한 사전 동의서는 환자가 더 이상 치료와 중재에 대한 의사결정을 할 수 없을 때 수행될 수 있다(8장 참조). 국가완화관리위원회(National Council for Palliative Care, 2014)는 생의 말기에 다다른 사람은 그들이 어디에 있든, 어떤 상태이든지 간에 최상의 질적인 돌봄과 지지를 받을 권리가 있으며, 암 이외의 질환으로 시한부 상태에 놓여 있는 환자들도 암환자처럼 양질의 완화의료를 받을 수 있는 평등권이 있음을 제시하고 있다. 이는 새로운 의견은 아니며, 이러한 도전 과제를 해결하는 데는 어느 정도의 시간이 걸렸다. 현재의 접근성에 있어서 대단한 형평성이 있어 보이지만 수준 높은 건강관리전문가를 교육시키는 데는 많은 어려움이 있다.

완화의료를 통해 환자가 생의 마지막까지 여행하는 것과 동의어가 되는 몇 가지 정의에 대해 고려해 보자.

사랑하는 사람이 옆에 있을 수 있는 조용함과 많은 사람들이 지지해준다고 느끼는 환경은 평화로운 죽음과 존엄성을 돕는 데 가장 효과적이다. 또한 이 예제는 암 환자를 관리하는 경우에 확실하다.

사례 시나리오 George

George는 55세로 전립선암 진단을 받아 암 제거 수술을 받았다. 치료가 가능한 단계였으나 수술 8개월 후 암은 재발되었고, 치료 불가능 상태가 되어 호르몬 치료만 가능하였다. 이는 그에게 치료를 하는 것이라기보다 질병의 안정 상태를 유지하기 위한 것이었다. 누군가가 그때 George는 질병의 완화적인 단계에 있고, 그의 질병 혹은 치료와 관련되는 증상들이 연장된 기간이 될 수 있으며, 괴로워할 수 있다고 암시하였다. 그의 삶의 질을 최대화하고 여타의 증상들을 해소시키기 위해 중재가 시행되었다. George는 5년 동안 치료를 계속했으나, 그의 혈액검사 소견에서는 현재 암이 전이되어 요통을 호소하고 있음이 나타났다. 검사상 George는 암이 현재 진행되고 있으며, 증상 치료가 진행속도를 늦추도록 노력하고 있음을 알게 되었다. 또한 방사선 치료와 약물치료를 병행하여 그의 등 통증을 감소시킬 수 있었다.

George는 6개월이 지나면서 점차 악화되었으며, 병이 극도로 진행됨이 확실해졌다. 그는 심한 통증, 오심, 변비, 피곤과 입맛 감소로 고통을 받고 있었다. 그는 일정한 휴식이 필요했고, 그의 혈액 검사소견은 암이 전립선과 골에 전이되었음을 보여주었다. 예후는 좋지 않았고, 그는 현재 남은 시간이 많지 않은 질병의 말기 상태에 들어섰다. 이 시점에서의 돌봄은 George의 안위에 초점을 맞추고, 생의 마지막을 존엄하게 유지하기 위해 약물과 대체 의학치료를 하고 있다.

생각해 볼 점

- 당신은 George의 질병이 어떻게 진행되는지 알 수 있는가?
- 당신은 George의 질병 과정에서 나타날 수 있는 신체적 · 정신적 · 영적 · 사회적 요구가 무엇이라고 생각하는가?

그러나 비 암성 진단을 받은 환자의 경우에는 평화로움과 존엄한 임종을 위한 계획을 마련하는 질병의 상태경과에 대해 예측이 불가능하므로 매우 어려울 수 있다. 신속히 결정을 해야 하고, 환자가 질병의 말기에 들어섰는가에 대한 인식의 결핍이 일반적인 쟁점이다. 질병의 본질(다발성 경화증, 만성 폐쇄성 폐질환, 심부전 등)은 모두 악화와 완화의 기간이 있는데, 문제는 악화가 질병의 말기단계에서 언제 선행되는지를 식별하는 것이다. 악화는 암 진단을 받은 사람들에게 더 명확하고 의미 있는 시점을 가질 수 없게 하므로, 생의 말기 돌봄을 위한 소원을 둘러싼 논의를 시작하는 데 어려움이 있을 수 있다. 전문가 서비스에 대한 접근은 환자가 생의 말기에 다가가고 있음을 인식하는 것과 관련된 시간 제약으로 인해 방해받을 수 있다.

돌봄 전달은 총체적인 철학과 더불어 이루어져야 한다. 모든 사람을 돌보고 그들의 걱정과 두려움을 보장하는 것은 구토나 변비 같은 신체 증상에 대해 좀 더 많은 관심을 두는 것이다.

다음 장에서 질병의 진행과정에 따른 George의 요구를 식별할 수 있는 도움을 받을 수 있다.

완화의료의 국제적 필요성

국제적으로 생의 말기에 있는 환자와 가족들이 가지고 있는 요구는 많은 공통점이 있다. Dy 등(2007)은 생의 말기 돌봄에 대한 만족도에 초점을 맞춘 체계적인 연구를 수행하였다. 만족은 지각된 삶의 질에 중요한 측면이었으며, 이 연구로부터 도출된 핵심 주제는 생의 말기 돌봄 서비스의 접근성과 그러한 서비스 협력이었다(**그림 1.2**). 이 연구에서 국제적인 조망을 제시했음에도, 생의 말기에 완화의료를 받고 있는 많은 사람들에게 일반성이 있는가에 대한 논쟁이 있을 수 있다. 더불어 증상관리, 임종 시 편안함, 의사소통과 '좋은 죽음'에 대한 모든 전제 조건인 영적 · 정서적 지지 같은 교육이 필요하다. 이러한 주제들은 질병 특이성이 아니라 수많

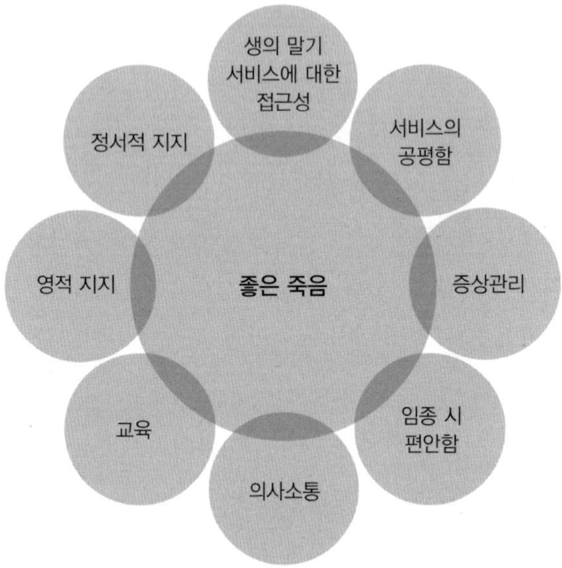

그림 1.2 • '좋은 죽음'에 영향을 미치는 요인들(Dy et al., 2007)

은 상황들 내에서 일반적이다. 영국에서 완화의료의 목표는 조사된 환자와 가족들로부터의 인식에 동의하는 것이다. 양질의 완화의료란 사치품이 아니라, 의미 있는 국제 공중보건 문제로 간주되는 것이다(WHO, 2014; Foley, 2003). 환자와 돌봄제공자가 이러한 목적을 달성하는 데 부인할 수 없는 요청사항은 풍부한 지식과 직원의 열정이다. 만족을 증진시키는 것은 생의 말기에 도달하는 사람들의 경험의 증진을 의미한다(Dy et al., 2007).

지지와 완화의료

완화의료는 지속적인 변화를 겪었으며, 전문 분야에서 '지지와 완화의료'

라는 용어는 그것이 채택하는 중재에 대한 보다 정확한 표현일 수 있음을 인정했다. 환자와 그 가족은 질병 진단 시 신체적 · 정신적 · 정서적 · 사회적 · 영적으로 고통을 받을 수 있다. 전문가 팀은 발생한 문제의 관리능력이 뛰어난 사람일 수 있으나, 완화의료 팀은 질병 전문적인 전문가 팀에서 다루는 대체 영역이 아닌 다른 것을 제공할 수 있다. 너무 초기단계에서 완화의료를 소개하는 것은 생의 말기 돌봄과 같은 완화의료 전문성에 대한 이미지와 신비감을 불식시킬 수도 있다. 그러므로 증상으로 고생하고 있는 사람들이 전문적인 완화의료를 제공받거나, 의뢰 시 덜 불안하고 두려워하도록 격려하여야 한다. 영국에서 완화간호는 전문적인 실무영역으로 비교적 최근에 규정되었다. 환자를 돌보고 서로 사랑하며 팀워크와 협력이 다학제적 접근을 원활히 채택하는 데 필수적이다. 환자들은 간혹 현존하는 신체적인 문제 그 이상의 복합적인 욕구를 가지거나 혹은 어떤 경우에는 신체적인 증상이 나타나지 않을 수도 있다.

Skilbeck 등(2002)의 연구에 의하면, 완화의료팀에게 의뢰된 6백 14건 중 57%에서 정서적 지지를 받은 것으로 나타났다. 이는 많은 수의 환자들이 진단으로 인해 정신적 · 정서적 고통을 받고 있음을 의미한다. 선행연구에도 불구하고 많은 정책들과 표준들은 지난 10년 동안 이러한 우려와 정신, 사회적인 문제들, 의사소통기술이 많은 환자들에게 알려지지 않고 해결되지 않은 채로 남아 있다(Healthcare Commission, 2008). 총제적인 사정이 오히려 신체적인 증상 한 가지보다 모든 사람들을 위한 돌봄의 시작과 기본이 되어야 할 것이다(3장 참조).

장기 상태와 완화의료

전통적으로 완화의료서비스는 암 진단을 받은 환자와 연결된다. 그러나 이는 시한부 질병으로 고통을 받고 있는 비 암성환자들에게 불평등하다는 인식들이 점차 확대되어 왔다. Skilbeck과 Payne(2005)은 만성적인 장기 상태(Long Term Condition, LTC)에 있는 사람들을 위한 생의 말기치료와 완화의료는 불량한 증상 조절, 전문적인 완화의료서비스 접근 제한 등의 단편적인 면만이 이루어지고 있음을 지적했다. 이는 심각한 불평등이 지속적으로 존재함을 보여주며, 어떤 진단을 받았는지와 상관 없이 효과적인 증상조절과 지지가 필요함을 주장할 수 있다.

Skilbeck 등(2002)의 연구에서 그들이 완화의료전문가 팀에게 1년 동안 의뢰한 사례를 조사하였을 때, 3%만이 비 암성 진단 환자로 나타났다. 환자가 시한부 상태에 직면할 경우 자신의 임종과 사망에 대한 불안 조절을 포함한 많은 것을 요구하였다. 또한 Tilden과 Thompson(1999)은 연구를 통해 미국인들은 임종 그 자체보다는 의료기술의 발전으로 시한부 상태인 질병에 대해 적극적인 연명치료를 이끌어내기 때문에 어떻게 죽는지에 대해 더 두려워하고 있음을 검증하였다. 이는 악성질환에 이환되지 않은 환자들의 생의 말기를 확인하기가 어려울 때 악화될 수 있다. 따라서 환자가 실제 생의 말기에 근접해 있을 때 중환자 영역에 입원하는 것은, 환자와 그 가족들이 가지는 높은 기대와 환자가 가장 관심을 가지고 있는 것에 대한 갈등 때문에 직원들이 환자와 가족을 관리하기가 어려울 수 있다. 이러한 딜레마는 Beckstrand 등(2006)이 중환자 간호에서 '좋은 죽음'에 대한 간호사의 인식을 조사한 다원적인 연구에 의해 확인되었다. 생의 말기 돌봄을 제공하는 환경은 해당 돌봄 서비스의 질에 영향을 줄 수 있다. 중환자실에서는 어느 정도의 갈등을 목격할 수 있는데, 이것은 참여자의 반응에서 분명하게 나타났다. 그 반응은 지극히 다양했으며, 갈등 영향요인은 **그림 1.3**에 나타나 있다.

대부분의 직원들이 준비가 되어 있지 않았다고 느꼈던 만큼, 좋은 죽음의 최적화 시기가 언제인지에 대한 지식의 부족이 보고되었다. 이 연구로부터 얻은 결과는, 생의 말기 돌봄에서 좋은 죽음과 양질의 돌봄을 제공하기 위해서는 직원이 상당한 양의 불안을 겪게 된다는 점이다. 이러한 생의 말기 문제와 중재에 대한 준비 부족은 돌봄에 영향을 미친다. 교육과 훈련은 이 연구로부터 얻어진 핵심 메시지가 분명하며, 많은 다른 건강관리 세팅이나 특수 영역과 동일하게 다른 중증 치료 영역으로의 이전이 가능한 것으로 보인다. 이러한 문제들은 이 책을 통해 좀 더 자세히 다룰 예정이다.

최근 완화의료를 필요로 하는 사람들의 윤곽은 건강요구에 변화하는 본질로 인해 변화하고 있다. 65세 이상 성인 수의 증가로 인해 만성적인 장기 상태의 발생률이 증가하고 있다. 즉, 암으로 인한 사망자보다 만성적인 장기 상태로 사망한 수가 더 많다(Office for National Statistics, 2008). 국민건강서비스 예산의 70%가 만성적인 장기 상태 환자의 치료에 소비되는 것으로 추정된다(JCPMH, 2012). 이러한 만성적인 장기 상태는 일반적으로 노인들에게 돌봄과 관리가 좀 더 요구되는 복합적인 다른 병적 상태를 포함한 많은 문제들이 나타날 수 있으므로 환자와 돌봄제공자

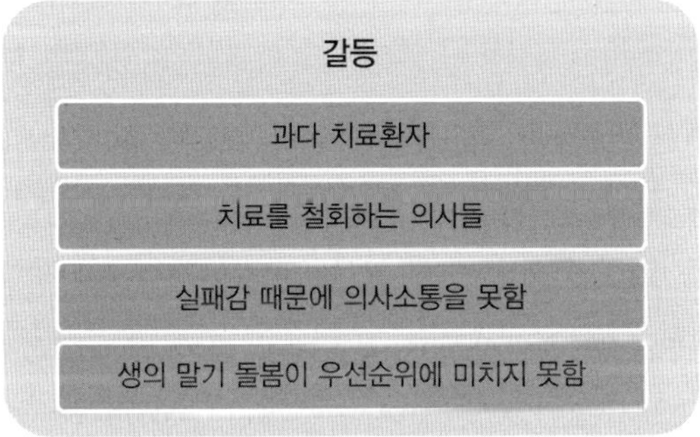

그림 1.3 • 갈등 영향요인(Beckstrand et al., 2006)

에게 많은 어려움을 줄 수 있다(Ridgeway, 2011). 정신건강 공동위원회 패널(Joint Commission Panel for Mental Health, JCPMH; 2012)은 만성적인 장기 상태가 일반적으로 정신적 건강문제와 더 관련이 되므로 그들의 요구를 충족시키기 위해 포괄적이고, 총체적인 사정과 치료가 필요함을 밝혔다. 무수히 많은 정신사회적 · 신체적 · 영적 문제들은 환자의 삶의 질에 부정적인 영향을 미칠뿐 아니라 돌봄제공자에게도 다시 한번 많은 문제점들을 나타낼 수도 있다.

한 가지 예는 기분저하의 발생률이다. 만성적인 장기 상태 환자들은 2~3배나 더 심각한 우울로 고통을 받을 수 있다(Haddad, 2010). 이는 중재를 받고자 하는 그들의 욕구에 영향을 미칠 수 있으며, 그들에게 가치상실감을 유도하고, 사회화의 욕구를 억제하며, 신체적 · 영적 · 사회적 영역에 영향을 줄 수 있다. 우울 발생률과 만성 폐쇄성 폐질환의 진단으로 받는 영향은 심각한 증상이 나타나는 폐암환자가 가지는 것과 동등하다. 만성 폐쇄성 폐질환 환자는 삶의 질이 점진적으로 감소되는 오래된 병을 경험하는 것이 차이점이다(Shuttleworth, 2005). Ahmedzai(2003)는 일정단계에 있는 점진적인 비 악성 폐질환자의 부담감을 조사한 바 있는데, 환자들이 필요로 하는 것은 그들의 지지적인 돌봄이었고, 총체적인 사정은 삶의 질을 극대화하기 위한 간호수행의 기초가 되었음을 확인하였다. 영국 왕립정신의사회(Royal College of Psychiatrists, 2009)는 연구를 통해 신체적인 질병이 있는 환자의 1/4에서 정신질환이 발생함을 확인하였다. 이는 질병의 부담감을 안고 살기 위해 노력하는 사람과 생명 위협의 가능성이 있는 질병을 가진 사람들의 생활에서 더 뚜렷하게 느껴질 수 있다. 또한 이러한 문제들은 만성적인 장기 상태로 고통받고 있는 환자의 요구가 증가함에 따라 이전보다 훨씬 더 완화적이며, 말기 단계의 돌봄을 제공하고 있는 것처럼 보일 수 있어 실무에 영향을 미칠 수 있다. 완화돌봄을 제공하는 것은 우리 자신의 신념, 가치 및 지식과 관련하여 일정 수준의 자기 인식과 명확성을 필요로 한다(Baldwin, 2011). 심각한 고통에 대처하는 것은 우리가 슬픔과 사별을 경험할 때 우리 자신의 웰빙에 장기적인 영향을 미칠 수 있으므로, 이 책의 마지막 장에서 우리 자신의 고통과 부담감을 파악하는 데 이용할 수 있는 방법과 전략들을 조사할 것이다.

영국에서는 현재 시한부 질병을 앓고 있는 환자가 진단에 관계없이 필요한 서비스와 지원을 받을 수 있어야 한다는 인식이 있다. 이것은 고통받고 있는 모든 이에게 공평하고 정당한 규정을 보장해 주었다. 이 적용은 어떠한 질병이 있는 사람들을 위한 공정함뿐 아니라, 소외된 사람(예: 노인, 재소자, 여행객과 다문화 그룹 등)들을 위한 공정함도 포함된다. 이러한 그룹들은 전통적으로 '달성하기 어렵다'며 서비스 접근이 어려울지라도 이들의 욕구 충족을 위해 서비스 제공을 재구성해야 하는 필요성이 커지고 있다. 다시 말하면 접근이 가능할 수도 있지만, 이는 환자가 완화적 혹은 생의 말기 돌봄이 필요한 시점에 있다는 인식에 달려 있다.

의사소통

보건부(DH, 2008)와 국립임상 보건연구원(NICE, 2004)은 모든 사람들에게 접근성을 높이기 위해 전략과 가이드를 안내했으며, 돌봄에 대한 명확한 최소한의 표준을 제안하였다. 그들은 양질의 생의 말기 돌봄을 용이하게 하기 위해 현재 고용된 사람들에 대한 의사소통 전략의 증진과 다학제적 팀 간에 보다 협력적 업무 수행을 제안하였다. 효과적인 의사소통 전략은 이러한 포괄적인 접근법이 환자와 돌봄제공자의 이득과 이를 모든 사람들에게 원활히 전달하도록 보장하기 위해 필요하다. 완화의료를 희망하는 사람들은 복합적인 요구를 가질 수 있다. 결과적으로, 이러한 환자의 다양한 측면의 요구를 충족시키기 위해 건강과 사회적 돌봄제공자가 필요하다. 환자중심 간호, 의사결정과 권한부여에 대한 포괄성은 완화의료 전달의 본질을 통합한다. 환자의 여정을 통틀어 효과적인 의사소통은 이러한 목표를 달성하는 근본이다(DH, 2008).

지식

완화의료는 완화의료 팀에 의해서만 제공되지 않는다. 왕립 리버풀병원(Royal Liverpool Hospital) 완화의료 팀은 병원에서 사망한 환자의 단지 15%와 접촉을 했었다(Kinder & Ellershaw, 2003).

사망자의 65%가 병원에서 발생한다고 간주할 때, 병원에서 사망한 많은 수의 환자는 병실에서 간호사의 돌봄 하에 있었다. 이는 병실 직원이 많은 환자군에게 완화의료를 제공하고 있기 때문에, 이러한 환자들을 돌보는 데 적절한 채비를 하고 지식을 갖추어야 한다는 것을 의미한다. 너싱홈을 포함한 지역사회 환경에서, 많은 지역담당 간호 팀과 너싱홈 직원은 시한부 질병이 있는 환자들에게 훌륭한 간호를 제공하고 있다. 의회 및 건강서비스 옴부즈맨(Parliamentary and Health Service Ombudsman, 2015)은 개개인은 진단에 상관없이 필요 시 완화의료서비스전문가와 접촉해야 하며, 생의 말기에 그와 같은 돌봄을 제공하려면 증상을 설명하고 고통을 방지하는 데 대한 충분한 지식과 신뢰가 필요함을 언급하였다. 이는 완화의료서비스전문가 팀은 좀 더 교육적 역할에 치중해야 하며, 이후 환자가 매우 복합적인 문제들로 고통을 받을 때 중재해야 함을 의미한다. 2008년, 보건부는 유사한 문제들을 확인한 바, 생의 말기 돌봄에 대한 차선책이 국민건강보험 서비스 조항 전반에 걸쳐 중요함을 암시했다. 이는 교육의 기회부족과 빈약한 지식 기반에 기인한다는 것이다. 결과적으로 직원들에 대한 투자는 시한부 상태의 질병이 있는 취약 계층에게 전문 지식을 갖춘 실무자가 근거에 기반을 한 보다 적극적인 돌봄을 보장할 수 있도록 하기 위한 가장 중요한 것으로 간주되었다. 이러한 직원에 대한 지원과 교육이 계속 지속되어야 한다는 점은 인정해야 한다. 간호사는 환자와 돌봄제공자가 근거에 기반한 양질의 간호를 받도록 보장할 책임이 있다(NMC, 2015).

결론

완화의료 수행 시 형평성 제공에 대한 요구는 영국뿐 아니라 세계적으로 중요한 문제로 인식되고 있다. 2005년, 국립 호스피스완화의료협회(National Hospice and Palliative Care Association, PCA)는 제2차 세계 정상 회담에서 인종, 성별, 진단, 성적 취향, 문화와 종교에 상관없이 접근의 형평성이 가장 중요함을 확인하였다. 그 결과, 호스피스 완화의료에 관한 한국 선언이 이루어졌다(International Association for Hospice and Palliative Care, 2005). 영국에서 생의 말기 돌봄 전략의 형평성은 인간의 권리이므로 양질의 완화의료와 생의 말기 돌봄이 필요한 모든 이들에게 촉진되고 제공되도록 요청하고 있다(DH, 2008). 사전등록과 사후등록 모두 적절한 훈련과 교육을 받도록 보장하는 것이 간호사의 책임이다(NMC, 2010). 서비스의 전달은 연민을 가지고 환자, 돌봄제공자, 서비스 이용자와 치료적 관계를 창조해야 한다.

「실무에서의 연민(Compassion in Practice)」(DH, 2012)이라는 Francis의 보고서 결과에 의하면, '6Cs(care, compassion, competence, courage, communication, commitment)'라는 개념이 존재한다. 또한 추가적으로 여기에는 공동의 의사결정과 타인과의 협력 및 우리의 도움을 받는 사람들과의 의사소통을 보장하는 것이 포함되어 있다. 잘 살고 잘 죽는 것이 생의 말기에 놓여 있는 환자의 기본적인 욕구라고 생각할 때, 이는 적절한 목표가 될 수 있다. 이를 통해 우리는 생의 말기에 존엄성과 평온함을 보장하기 위해 필요한 질 높은 돌봄을 행할 수 있다.

생각해 볼 점

- 당신의 생각이 변화하였는가?
- 현재 완화돌봄에 대해 어떻게 이해하고 있는가?
- 다음 시나리오를 읽고 생각해 볼 점을 완성해 본다.

사례 시나리오 Beryl

Beryl은 47세로 폐암진단을 받고 지역담당 간호 팀에게 의뢰되었다. 그녀는 소식을 듣고 주체할 수 없었다. 방안에 많은 전문가들이 있었지만, 그녀는 그 당시 주고받았던 말들을 대부분 기억할 수 없었다. 그녀가 그 소식을 들었을 때 처음 들었던 생각은 자신의 자녀들이었고, 그들에게 무슨 일이 일어날지 걱정되었다.

유일한 기억은 치료가 불가능하다는 것이었고, 그녀는 자신의 증상완화에 도움을 주는 완화적인 치료를 기다려야 했다. 그녀는 싱글맘이며, 풀타임 비서로 일하고 있다. Beryl에게는 두 명의 자녀가 있는데, Thomas는 14세, Jessica는 9세이다. 남편과는 6년 전에 교통사고로 사별했다. 아이들은 사별 후 수개월 간 매우 힘들어했지만, 아버지의 상실을 수용했다. Beryl은 그녀의 어머니와 가끔 만났으나 어머니와는 360km 떨어진 곳에서 살고 있었기 때문에 주로 전화 통화로 대화하였다. 그녀는 친구가 있기는 했으나 자신의 아이들과 시간을 같이 보내는 것을 더 좋아하여 사회성이 높지는 않았다. Beryl은 주택 비용을 대출받아 고군분투하고 있지만, 합리적인 생활 수준을 유지하고 있다. 진단은 매우 큰 충격이었으나 어떤 일이 발생할 것인가에 대한 생각으로 미래에 대한 계획을 세우느라 고심하고 있다. 그녀는 자신이 올바른 생각을 할 수 없는 것처럼 보이는 것에 도움이 필요하다고 느끼고 있다. 현재 그녀의 증상은 통증, 오심, 불면증, 숨 가쁨과 피로이다. 이 불편한 증상은 그녀가 자녀들을 위해 가능한 한 더 적극적이어야 한다는 생각 때문에 오는 피로이다.

생각해 볼 점

- Beryl의 간호에 대해 그녀와 의논할 때 가장 중요한 것은 무엇인가?
- Beryl에게 지지와 돌봄을 줄 수 있는 보건, 사회 돌봄 전문가 리스트를 작성해 본다.
- 어떻게 우리가 Beryl의 아이들을 도울 수 있는가?
- Beryl에게 도움을 줄 수 있는 어떤 기관이 있는가?
- 당신은 왜 그런 결정을 내렸는지 생각해 본다.
- 왜 총체적인 사정이 중요한가?

Suggested reading

Department of Health (2008). End of life care Strategy. London: DH.
Department of Health (2012). Compassion in Practice. London: DH.

Useful websites

National Council for Palliative Care: www.ncpc.org.uk

References

Ahmedzai, S.H. (2003) Terminal Care in Non-malignant, End-stage Disease: How Can We Improve It? Presentation at the Royal College of Physicians of Edinburgh. Edinburgh: RCPE.

Baldwin, M. (2011) 'Hospice movement and evolution of palliative care', in M. Baldwin and J. Woodhouse (eds), Key Concepts in Palliative Care. London: Sage, pp. 92-6.

Beckstrand, R.L., Clark Callister, L. and Kirchhoff, K.T. (2006) 'Providing a "good death": Critical care nurses' suggestions for improving end of life care', American Journal of Critical Care, 15: 38-45.

Claxton-Oldfield, S., Claxton-Oldfield, J. and Rishchynski, G. (2004) 'Understanding of the term "palliative care": A Canadian survey', American Journal of Hospital and Palliative Medicine, 21(2): 105-10.

Department of Health (2008) End of Life Care Strategy. London: DH.

Department of Health (2012) Compassion in Practice. London: DH.

Dy, S.M., Shugarman, L.R., Lorenz, K.A., Mularski, R.A., Lynn, J., for the RAND-Southern California Evidence-Based Practice Centre (2007) 'A systematic review of satisfaction with care at the end of life', Journal of the American Geriatric Society, 56: 1.

Ellershaw, J., Murphy, D., Shea, T., Foster, A. and Overill, S. (1997) 'Developing an integrated care pathway for the dying patient', European Journal of Palliative Care, 4:

203 – 8.

Foley, K. (2003) 'How much palliative care do we need?', European Journal of Palliative Care, 10: 5 – 7.

Haddad, M. (2010) 'Caring for patients with long–term conditions and depression', Nursing Standard, 24(24): 40 – 9.

Healthcare Commission (2008) Spotlight on Complaints: A Report on Second Stage Complaints about the NHS in England. London: Healthcare Commission.

Independent Review of the Liverpool Care Pathway Panel (2013) More Care, Less Pathway: A Review of the Liverpool Care Pathway. London: Crown Copyright.

International Association for Hospice and Palliative Care (2005) 2nd Global Summit of National Hospice and Palliative Care Associations, March, Korea. Accessed at: www. hospicecare.com/newsletter2005/apr05/global.html (accessed 15.7.2015).

Joint Commission Panel for Mental Health (2012) Guidance for Commissioners of Liaison Mental Health Services to Acute Hospitals. Volume II: Practical Mental Health Commissioning. London: JCPMH.

Kinder, C. and Ellershaw, J. (2003) 'How to use Liverpool Care Pathway for the dying patient', in C. Kinder and J. Ellershaw (eds), Care of the Dying, a Pathway to Excellence. Oxford: Oxford University Press, pp. 11 – 41.

Marie Curie Palliative Care Institute Liverpool and the Royal College of Physicians (2007) National Care of the Dying Audit – Hospitals (2007). London: RCP.

National Audit Office (2008) End of Life Care. London: The Stationery Office.

National Council for Hospice and Palliative Care Services (2001) Raising Awareness of Death, Dying and Bereavement. London: NCPC. Available at: www.dyingmatters.org/page/what–palliative–care (accessed 22.4.13).

National Council for Palliative Care (2014) About NCPC. London: NCPC. Available at: www.ncpc.org.uk (accessed 4.6.15).

National Health Service (2014) Actions for End of Life Care 2014 – 2016. London: NHS.

National Health Service, Gold Standards Framework, Royal College of General Practitioners (2006) Prognostic Indicator Guidance: to Aid Identification of Adult Patients with Advanced Disease, in the Last Months/Year of Life, Who Are in Need of Supportive and Palliative Care. Birmingham: Gold Standards Framework National Team, Birmingham. Available at: www.goldstandardsframework.nhs.uk/content/gp_contract/Prognostic%20Indicators%20Guidance20Paper%20v%2025 (accessed 25.11.13).

National Institute for Health and Care Excellence (2004) Guidance on Cancer Services: Improving Supportive and Palliative Care for Adults with Cancer: The Manual. London: NICE.

National Institute for Health and Care Excellence (2011a) CG121 Lung Cancer: The Diagnosis and Treatment of Lung Cancer. London: NICE.

National Institute for Health and Care Excellence (2011b) Quality Standard for End of Life Care for Adults. London: NICE.

National Institute for Health and Care Excellence (2012) Opioids in Palliative Care: Safe and

Effective Prescribing of Strong Opioids for Pain in Palliative Care of Adults. London: NICE.

National Institute for Health and Care Excellence (2015a) Care of the Dying Adult: Guidance In Progress. London: NICE. Available at: www.nice.org.uk/guidance/indevelopment/gidcgwave0694 (accessed 20 August 2015).

National Institute for Health and Care Excellence (2015b) End of Life Care For Infants, Children and Young People. London: NICE. Available at: www.nice.org.uk/guidance/indevelopment/gid-cgwave0730 (accessed 20 August 2015).

National Institute for Health and Care Excellence (2015c) Improving Supportive and Palliative Care in Adults. England, NICE. Available at: www.nice.org.uk/guidance/indevelopment/ gid-cgwave0799 (accessed 20 August 2015).

Nursing and Midwifery Council (2010) Standards for Pre-registration Education. London: NMC.

Nursing and Midwifery Council (2015) The Code: Professional Standards of Practice and Behaviour for Nurses and Midwives. London: NMC.

Office for National Statistics (2008) Mortality Statistics. London: ONS.

Parliamentary and Health Service Ombudsman (2015) Dying without Dignity. Investigations by the Parliamentary and Health Service Ombudsman into Complaints about End of Life Care. London: Parliamentary and Health Service Ombudsman.

Ridgeway, V. (2011) 'Caring for the older person', M. Baldwin and J. Woodhouse (eds), Key Concepts in Palliative Care. London: Sage, pp. 26-30.

Royal College of Psychiatrists (2009) No Health without Mental Health: The Supporting Evidence. Available at: www.rcpsych.ac.uk/pdf/No%20Health%20-%20%20the%20 evidence_%20revised%20May%2010.pdf (accessed 4.6.15).

Saunders, C. (1976) 'Care of the dying', Nursing Times, 72(26): 1003-4.

Shuttleworth, A. (2005) 'Palliative care for people with end stage non-malignant lung disease', Nursing Times, 101(6): 48.

Skilbeck, J., Connor, J., Bath, P., Beech, N., Clark, D., Hughes, P., Douglas, H.R., Halliday, D., Haviland, J., Marples, R., Normand, C., Seymour, J. and Webb, T. (2002) 'A description of the Macmillan Nurse caseload. Part 1: Clinical nurse specialist in palliative care', Palliative Medicine, 16(4): 285-96.

Skilbeck, J.K. and Payne, S. (2005) 'End of life care: A discursive analysis of specialist palliative care nursing', Journal of Advanced Nursing, 51(4): 325-34.

Thomas, K. (2003) Caring for the Dying at Home. Abingdon: Radcliffe Medical Press.

Tilden, V.P. and Thompson, S. (1999) 'Policy issues in end-of-life care', Journal of Professional Nursing, 25(6): 363-8.

World Health Organization (1990) Cancer Pain Relief and Palliative Care: Report of the WHO Expert Committee. Geneva: WHO.

World Health Organization (2002) National Cancer Control Programmes: Policies and Guidelines. Geneva: WHO.

World Health Organization (2014) Global Atlas of Palliative Care at the End of Life. Geneva: WHO.

CHAPTER 2

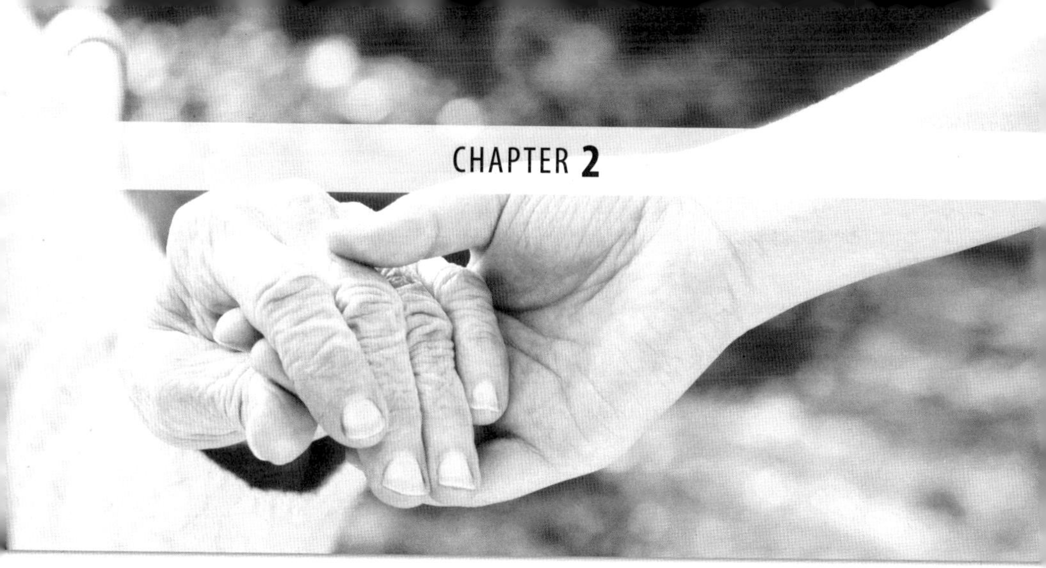

완화의료에서의 돌봄과 연민

Care and compassion in palliative care

학습 내용

- 연민에 초점을 맞춘 돌봄 및 양질의 돌봄 전달
- 돌봄 전달의 핵심인 양질의 돌봄 전달 방안과 연민 보장
- 연민어린 팀 접근
- 동료와 자신을 연민으로 대하는 것이 환자에게 돌봄을 전달할 때 미치는 영향

양질의 돌봄제공

완화적 돌봄은 다양한 의료와 사회적 돌봄의 전문가에 의해 제공될 수 있다. 예를 들어, 성직자, 작업치료사, 약사, 사회복지사, 면대면 그리고 온라인을 기반으로 하는 지지그룹 또한 가능하며, 환자와 돌봄제공자에게 중요한 도움을 줄 수 있다. 돌봄의 요구는 복잡하고 요구도가 높을 수 있기 때문에 팀 내의 다양성은 필수적이다. 우리는 전문가로서 개인을 소중히 여기는 연민과 공감이 담긴 접근법을 통해 환자의 여정과 돌봄제공자의 경험이 통합적일 수 있도록 보장해야 할 책임이 있다. 이 접근법은 환자를 돌보는 데 필요한 모든 것을 뒷받침하며, 동시에 관련된 모든 사람들과의 효과적인 의사소통을 통합하는 철학에 기반을 두어야 한다. 만약 돌봄이 균형적이지 않고 환자와 돌봄제공자가 지속적인 지지를 느끼지 못한다면, 이는 환자와 돌봄제공자의 임종 돌봄 경험에 상당히 좋지 않으며, 우리 동료들에게 부정적인 영향을 줄 수도 있다. 의료인으로서 우리는 팀 구성원과 협력해야 한다. 동시에 환자의 안위를 보장하고 돌봄제공자와 관련자들이 그들 앞에 놓인 스트레스에 대처하는 것을 돕기 위해, 그들이 필요로 하는 도움과 지지가 충분한지 확인하기 위해, 우리는 환자와 그들이 사랑하는 사람들과 의사소통을 해야 한다.

생의 말기에 놓여 있는 환자의 소망은 흔히 사별 돌봄을 하는 동안 그들이 사랑하는 사람들과 돌봄제공자들이 공감과 연민을 담은 지지를 받기를 원하는 것이다(Richardson, 2004).

완화의료에서 양질의 돌봄을 제공하는 방법

'나 없이 나에 대한 결정을 내릴 수 없다'

완화의료의 철학에서 환자가 모든 의사결정의 중심에 있도록 하며, '나 없이 나에 대한 결정을 내릴 수 없다.'는 생각을 촉진하는 것은 중요하다. 중대한 의사결정은 선호하는 돌봄 장소에서부터 어떤 증상이 가장 먼저 조절되기 원하는지 우선순위와 관련된 더 분명한 결정사항까지 다양하다.

'돌봄의 동반자'로 일하는 것은 돌봄 역할에 필수적이므로 이러한 의사결정에 비공식적인 돌봄제공자를 참여시키는 것 또한 중요하다(DH, 2008). 돌봄, 연민, 역량, 의사소통, 용기 그리고 헌신('6Cs'; DH, 2012) 이 6가지는 우리가 돌봄제공자로서 노력하는 돌봄의 우수성을 구체화한다(**그림 2.1**).

2012년 말, 보건부는 보건의료 진료에 있어서 연민에 대한 정책을 문제화하였다. 이 정책은 의료와 사회복지의 우수성을 희망하는 직원, 서비스 이용자 그리고 핵심 권한 위임 조직체(commissioning bodies)에 의해 주도되었다. 그들은 다음에 제시된 6가지 핵심영역을 제시하였다.

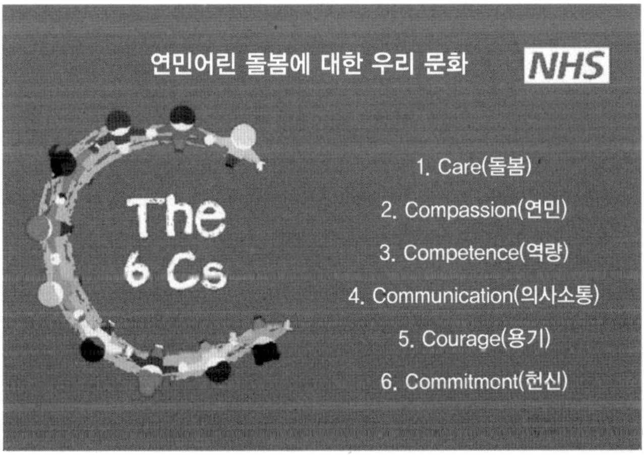

그림 2.1 • 6Cs(Crown copyright)

핵심영역 1: 독립적으로 지내도록 돕고, 행복감을 최대화하며 건강상태를 증진하기

완화의료와 생의 말기 돌봄에서 증상관리가 효과적일 수 있도록 하고, 문제를 통해 받는 고통을 가능한 적게 하며, 신속하고 효과적인 방법으로 해결될 수 있도록 총체적 접근을 통합하는 것은 우리가 전문가로서 노력해야 하는 점이다(Ferrell & Coyle, 2006). 진단이 무엇이든지 간에 가능한 한 많은 독립성을 유지하는 것은 삶의 질을 향상시키는 데 기여한다. 대부분의 사람들이 스스로 자신의 요구를 들어보고 자유롭게 결정을 내리며, 존엄성을 유지할 수 있는 독립성을 지속하기를 원한다고 주장하는 경우도

사례 시나리오 John(첫 번째)

57세 John은 선생님이며, 급성 장 폐색으로 병원에 입원하였다. 그는 수술을 받았고 수술 당시 장루 형성이 필요했다. 그 이후 그는 진행성 결장암으로 진단받았다. 그가 25세 때 50세에 폐암으로 사망한 아버지를 간호했었다. 그는 그의 아버지가 존엄성을 상실한 채 몹시 괴로워하며 죽었다고 느꼈다. John에게 우선순위는 스스로 자신의 장루를 관리하고 직장에 다시 복귀할 수 있는 것을 포함하여 계속해서 삶을 충실히 사는 것이었다. John은 그 어떤 추가적인 치료와 관련하여 스스로 결정을 내릴 필요가 있었다.

생각해 볼 점

- 위 사례에 핵심영역 1의 어떤 원리가 구체화되어 있는가?
- 간호사로서 우리는 John을 어떻게 도울 수 있는가?
- John에게 아버지의 죽음이 그의 질병에 대한 대처능력에 영향을 줄 것이라고 생각하는가?

있다. 말기 진단이 내려지면, 가능한 한 오래 독립성을 유지하려고 노력하는 것은 시간이 얼마 남지 않았을 때 중요하다.

죽음에 대한 불안은 폭넓게 연구되어 논의되어 왔다. 고대 그리스의 철학자 플라톤은 소크라테스의 논쟁을 비판할 때 죽음은 불가피하기 때문에 죽음을 두려워하는 것은 시간 낭비라고 말하였다(Nicol & Nyatanga, 2014). 환자가 죽음에 대해 고통스러운 경험이 있었다면, 이는 환자가 자신의 질병에 대한 진단과 임박한 죽음에 대해 대처하는 방식에 부정적인 영향을 줄 수 있다. 죽음에 대해 이야기하고 죽음의 방식에 대한 두려움에 대해 논의하는 것은 John의 죽음에 대한 걱정 중 일부를 덜어줄 수 있을 것이다.

죽음은 일반적으로 잘못 이해되며 사회에서 금기시되는 주제이다. 'Dying matters'는 죽음에 대한 오해를 줄이고, 사람들이 죽음뿐만 아니라 임종 때 자신의 바람에 대해 고려하고 논의할 수 있도록 죽음에 대한 생각을 나누고자 완화의료협회에 의해 설립된 연합 단체이다(Dying Matters, 2015). 이 단체는 죽음을 두려워하고 자신의 죽음에 대해 고려하거나 계획하지 않는 것은 자신이 원하는 장소에서 임종을 하지 못하며, 생의 말기에 삶의 질뿐만 아니라 죽음 그 자체의 경험에도 큰 영향을 미친다고 시사하였다.

대부분 알고 있듯이 죽음은 불가피하며, 죽음에 대해 말하지 않고 묵살한다고 해서 죽음 그 자체를 미룰수는 없다. 환자들이 생의 말기에 연민어린 돌봄을 받을 수 있도록 주제를 제기하고 환자들의 요구와 바람에 대해 논의하는 것은 수준 높은 돌봄을 용이하게 하며, 여기에는 연민어린 공감적인 접근이 이용될 수 있다.

핵심영역 2: 긍정적인 돌봄의 경험을 제공하기 위해 사람들과 협력하기

시한부 질환을 가진 환자들을 돌볼 때 시간이 얼마 남지 않았다는 것은 거부하기 힘든 사실이다. 또한 부정적 경험을 긍정적 결과로 전환하는 것은 어려운 도전일 수 있으나 이러한 부정적 경험들을 완전히 없애는 것을 제안할 수 있다. 이는 이상적일 수 있으나, 우리 자신의 한계를 인정하고 도움을 요청하는 것은 우리가 의료 및 복지전문가로서 육성해야 할 책임이다. 제공되는 서비스가 다양하고 서비스 간의 소통이 서비스 수혜자들에

사례 시나리오 **John(두 번째)**

John은 더 이상의 치료를 거부하며 증상조절을 받기를 원하고 있다. 그는 현재 간헐적인 통증을 경험하고 있으며, 이로 인해 그의 생활은 다소 제한을 받고 있다. 또한 통증은 그가 신경 쓰지 않으려고 해도 진단명이 계속 떠오르고 있다. John은 입원을 원하지 않으며, 가능하다면 집에서 지내기를 원한다. John의 동반자인 Derek은 John의 생의 말기 선호사항에 대해 기록한 서류를 집에 보관하고 있다. John은 지역사회 간호 팀에 의뢰되었고, 간호 팀은 John의 요구에 대해 총제적으로 사정하였다. 그의 현재 요구뿐만 아니라 생의 말기 요구사항에 대해서도 논의되고 기록하였다.

Derek은 John의 주 보호자로서 John과 Derek은, 모두 이 논의에 참여할 기회를 가졌다. 분명한 것은 통증은 조절되기 어려웠으며 오심과 식욕부진이 매우 심한 상태였다. 다음 방문 때 간호사와 의사는 통증 조절을 회복하기 위해 노력했다.

간호사는 완화의료전문 팀에게 연락하여 의견을 물었다. 몇 차례 방문 후, 완화의료전문 팀은 권장사항을 제시하였고, 추가적인 전문가가 필요할 경우 연락을 취했다. 의료진들은 John의 경과와 관련하여 의사소통을 했고, John이 증상관리에 만족한다고 판단했으며, 중재 결과 John의 삶의 질이 향상되었다고 느꼈다. 돌봄에 관한 협력은 모든 논의와 그 이후의 방문을 통해 용이해졌다. John은 건강관리에 대한 믿음을 새로이 가지게 되었으며 그의 아버지와의 경험을 나눈 후에 더 많은 자율권을 부여받았다고 느꼈다.

생각해 볼 점

- 앞의 사례에는 핵심영역 2의 어떤 원리가 구체화되어 있는가?
- 지역사회 팀은 어떻게 이것을 용이하게 하였는가?
- 앞의 사례에서 어떤 기량과 자질이 뚜렷하게 드러나 있는가?

게 필수적이므로 완화의료에서 있어서 협력은 중요하다. 모두가 공통의 목표를 향해 노력할 때 돌봄이 집중되고 의견충돌이 제한적이기 때문에 완화의료에서의 협력은 돌봄제공자의 믿음을 증진시킨다. 환자가 훌륭한 완화의료와 생의 말기 돌봄을 제공받는다면, 긍정적 경험은 증가될 것이다. 그들은 환자 그리고 돌봄제공자의 요구에 민감하게 반응하는 지식이 풍부한 인력으로부터 돌봄을 받을 수 있다. 동료애와 협력적인 접근이 조성되고, 이는 '좋은 죽음'이 실현될 수 있는 더욱 긍정적인 경험을 가져다준다.

핵심영역 3: 수준 높은 돌봄을 제공하고 돌봄의 효과를 측정하기

수준 높은 돌봄을 제공하기 위해서는 서비스 제공자가 기대할 수 있는 표준과 기대해야 하는 표준들의 차이를 구별해야 할 뿐만 아니라 수준 높은 돌봄을 제공할 수 있는 지식과 기량을 갖춘 인력의 투입이 요구된다. 이 밖에도 이용 가능한 지지체계, 자원 그리고 장비와 전문지식을 이해하고, 환자와 돌봄제공자에 대한 포괄적인 사정을 할 수 있을 뿐만 아니라 주어진 상황을 이해하는 것은 수준 높은 진료를 용이하게 한다(DH, 2008). 돌봄제공자는 돌봄에 중요한 기여를 한다. 돌봄제공자를 소중히 여기고 지지하는 것, 존중과 공감, 친절한 그리고 신뢰의 연민어린 철학을 통합하는 것은 말기 질환을 가진 환자들, 특히 지역사회에서 간호를 받는 사람들의 돌봄에 근본적인 것으로 판명되었다.

사례 시나리오 **John(세 번째)**

지역사회 간호 팀에는 수많은 강의에 참석하며 다른 직원들과 전문지식 그리고 사례 연구를 공유하는 완화의료와 생의 말기 돌봄의 헌신적인 옹호자가 있었다. 그녀는 보수교육을 이수했고, 이론과 임상기술을 접목시키기 위한 석사 수준의 완화의료 교육을 마쳤다. 간호 팀은 John에게 더 지식이 풍부한 실무자가 필요할 것이라고 인식되어, 그녀는 John의 돌봄에 참여하게 되었다. 모든 지역사회 간호 팀은 간호 및 조산사협회의 요건에 부합하는 근거기반간호를 보장하기 위한 전문성 개발에 착수하였다. 치료적 논의에는 John에게 지지 자원에 대한 정보를 제공하고, John과 Derek에게 도움을 줄 수 있는 여러 전문가를 의뢰하는 것이 포함된다(예: 재정적 상담과 지원을 위한 사회복지사, 적절하고 전문적인 사정을 수행하기 위한 작업치료사).

이는 John과 Derek이 집에서 머무르도록 도와주며 John뿐만 아니라 Derek의 안전을 향상시켜주는 장비에 대한 접근성을 허용해준다. 일차적인 목표는 이용가능한 자원에 대해 John과 Derek에게 정보를 제공하는 데 그들에게 정보를 마구잡이로 제공하기보다는 그들이 필요로 하는 것에 대해 생각할 수 있는 시간을 주는 것이다. 지역사회 간호사는 그들이 정신적으로 힘든 시간을 겪고 있으며, 두 사람 그리고 개인으로서 모두 지역사회 간호 팀의 모든 지지와 도움을 필요로 한다는 것을 알게 되었다.

생각해 볼 점

- 위의 사례에는 핵심영역 3의 어떤 원리가 구체화되어 있는가?
- 지역사회 간호 팀은 이를 어떻게 용이하게 하였는가?
- 앞의 사례에서 어떤 기량과 자질이 뚜렷하게 드러나 있는가?
- 지역사회 간호 팀은 John과 Derek의 요구를 어떻게 생각했는가?

핵심영역 4: 리더십을 기르고 강화하기

앞에서는 팀워크에 대해 중점적으로 다루었다. 그러나 리더십도 완화의료의 계획과 제공에 중요한 역할을 한다. 생의 말기 돌봄을 계획함에 있어서 방향과 목표 설정의 중요성을 이해하는지에 따라 환자의 소망을 이루는 단합이 좋은 팀과 이와 반대로 여러 방향을 탐색하다가 시간이 부족하여 아무것도 이루지 못하는 팀 간에 차이가 발생할 수 있다. 간호실무에서의 연민이라는 정책 안에 '감정 노동(DH, 2012)'이라는 용어가 있다.

이것은 취약하고 아픈 사람들이 의료인과 사회복지사에게 줄 수 있는 부담과 고통에 대해 다루고 있다. 또한 이것은 경험의 반영과 공유를 위해

사례 시나리오 John(네 번째)

처음으로 John의 상태를 사정한 지역사회 간호사는 John 그리고 Derek과의 연속성을 유지하기 위해 노력하였다. 그리하여 모든 사람들이 그들의 상황에 대해 잘 알고 있었다. John과 Derek의 동의를 얻은 후에 그녀는 John을 직접 돌보는 간호 팀 그리고 의사와 생의 말기 계획에 대해 논의하였다. 사회복지사, 작업치료사와 같은 다른 의뢰들이 이루어지면서, 간호 팀은 환자 사정에 필요한 정보를 얻었다. 이때 모든 정보를 드러내기보다는 항상 필요한 정보를 기반으로 해야 한다. 방문간호의 횟수가 늘어나면서, 지역사회 간호사는 정서적 긴장을 인식하였고, 이는 Derek과 그녀 자신에게 모두 영향을 주고 있었다.

그녀는 우려되는 사항(돌봄 전반에 걸쳐서 환자의 비밀이 유지되도록 함)에 대해 보고하고 공유하기 위해 관리자에게 미팅을 요청하기로 했다. 미팅을 한 후, 그녀는 정서적으로 지친 상태가 충분히 발생할 수 있으며, 그 점에 대해 당황해서는 안 된다는 것을 알게 되었다. 업무 후 활동에 참가하는 것은 스트레스와 불안을 겪는 사람들에게 도움이 되므로 그녀는 활동에 참가하기로 했다. 또한 그녀는 감정을 공유함으로써 심리적 안정을 느낄 수 있었기 때문에 관리자 미팅에 지속적으로 참석하기로 했다.

생각해 볼 점

- 앞의 사례에는 핵심영역 4의 어떤 원리가 구체화되어 있는가?
- 지역사회 간호 팀은 어떻게 이를 용이하게 했는가?
- 지역사회 간호사의 주요 자질은 무엇이라고 생각하는가?
- 관리자 미팅이 어떻게 도움이 될 것이라고 생각하는가?
  - 지역사회 간호사에게 어떻게 도움이 되는가?
  - John과 Derek에게 어떻게 도움이 되는가?
- John 그리고 Derek에 관하여 지역사회 간호사가 중요하게 고려했던 부분은 무엇인가?

서, 지지를 구하기 위해 그리고 정서적 회복능력을 키우기 위해 개인과 팀에게 '시간과 공간'이 필요함을 제안하고 있다.

핵심영역 5: 적절한 장소에 적절한 직원, 적절한 기량을 확보하기

숙련된 직원은 효과적인 완화의료 전달을 위해 필수적이다. 시한부 상태의 질병 진단뿐만 아니라 삶의 변화로 인해 환자들이 가장 취약한 순간에 환자 개인의 전인적인 요구에 대해 이해하는 것이 중요하다. 주요 사안들을 사정하고 파악한 후에 완화의료 팀은 지식이 풍부하고 효과적인 방식으로 환자의 증상, 문제, 공포 및 불안에 대처하기 위해 환자와 돌봄제공자와의 신뢰를 형성하며 협력해야 한다.

사례 시나리오 John(다섯 번째)

지역사회 간호사는 환자에게 나타나는 증상들이 서로 관련되어 있다고 생각했다. 그러나 시간은 제한적이고 증상관리에 우선순위가 있으므로 간호사는 John에게 완화의료전문 팀에게 의뢰해도 될지 물어보았다. 상담과 추후 관리를 통해 증상들은 서로 관련되어 있고, 모든 증상들을 한꺼번에 치료하기보다 하나하나 개별적으로 치료해야 한다는 것이 분명해졌다. 이것은 각 약물이 투여될 때 발생하는 약물의 상호작용과 약물 반응으로 인한 부담을 최소화할 수 있다. 간호사는 완화의료전문 팀에게 연락을 취했고 전문팀의 중재로부터 많은 것을 얻음으로써 자신의 지식을 더 향상시키기 위해 앞으로 나아갈 수 있다고 느꼈다. John과 Derek은 완화의료전문 팀이 관여하는 것에 대해 극도로 불안해하며, 이점이 시간이 얼마 남지 않음을 의미한다고 생각하였다. 그러나 간호사는 그들에게 증상관리가 완화의료전문 팀의 역할과 전문지식 중의 하나이며, 전문팀을 지속적으로 봐야 하는 것이 아니라 추후 필요한 경우에 보는 것이라고 확실히 말해주었다. 완화의료전문 팀과 면담 초기에는 여전히 불안해했지만, 사정과 면담이 끝났을 때 John은 완화의료전문 팀이 자신의 말에 귀기울여주며, 증상조절을 해결할 수 있을 것이라는 확신을 가지게 되었다.

생각해 볼 점

- 앞의 사례에는 핵심영역 5의 어떤 원리가 구체화되어 있는가?
- 지역사회 간호 팀은 어떻게 이를 용이하게 했는가?
- 앞의 사례에서 어떤 기량과 자질이 뚜렷하게 드러나 있는가?
- 이 상호작용의 결과, 지역사회 간호사는 어떻게 발전하였는가?

핵심영역 6: 긍정적인 직원 경험 지지하기

지지체계가 없는 환경에서의 돌봄은 중요하며, 잠재적으로 해로운 영향은 수준 높은 돌봄과 수준에 훨씬 뒤떨어지는 돌봄 사이의 차이를 의미한다.

Firth 등(1986)이 제안한 바와 같이 직원의 소진은 감정적 경험에서 비롯되는 긴장 그리고 고통을 겪는 사람들과의 지속적인 상호작용에 의해 발생한다. 이러한 소진은 신체적 · 영적 그리고 사회적 증상과 관련하여 심리적 고통을 초래할 수 있다.

사례 시나리오 John(여섯 번째)

지역사회 간호 팀은 서로 지지하며 그들이 필요하다고 느낄 때 경청할 시간을 가지고 있다. 그들은 화합하며 필요시 근무가 아닌 날에도 서로 연락을 주고 받는다. 환자 방문을 가기 전 아침에 그들은 서로를 위한 시간을 가지며, 각 팀원들의 웰빙을 팀원 전체의 일로 여긴다. 동료 간호사는 John의 담당 간호사가 소진되어가고 있다는 것을 인지하였다. John의 담당 간호사는 식사를 잘하지 않으며 업무 외의 만남에 관심이 없는 것처럼 보였다. 간호 팀은 담당 간호사에게 공유할 신호들을 주면서, 그들이 John과 Derek에 대해 어떻게 느끼고 있었는지 조심스럽게 이야기를 나누었다. John의 담당 간호사가 자신의 생각을 공유하기 시작하면서, 간호 팀은 이것이 어려운 상황이며 임상적 모니터링을 구할 수 있다는 것에 동의하였다. John의 담당 간호사가 자신이 감정적으로 소진되어 있었다는 점을 인지하고 팀원들의 지지를 받았음을 아는 것이 중요하다는 점에서 이는 지역사회 간호사에게 중요한 시점이었다.

생각해 볼 점

- 앞의 사례에는 핵심영역 6의 어떤 원리가 구체화되어 있는가?
- 지역사회 간호 팀은 어떻게 이를 용이하게 하였는가?
- 앞의 사례에서 어떤 기량과 자질이 뚜렷하게 드러나 있는가?
- 그들은 어떻게 지역사회 간호사의 요구를 고려했는가?
- 이것은 간호 팀에게 어떻게 도움이 될 수 있는가?

간호실무 향상 방법

주요 목표들을 검토함으로써 정책이 환자, 돌봄제공자, 친지, 의료인, 사회복지사에게 줄 수 있는 영향을 규명할 수 있다. 지금 필요한 것은 이러한 목표들이 어떻게 달성될 수 있는지 명확히 하는 것이다. 현재 진행 중인 하나의 계획은 구체적으로 암 생존자들을 대상으로 하는데, 이 계획은 이해하는 방법을 제공하는 데 도움이 될 수 있다. 암생존자협회는 지역사회를 이용하고, 돌봄의 전략과 유형을 추진함으로써 돌봄의 질 향상을 위해 노력하고 있는 전문가 팀이다. 이는 암 치료와 중재를 필요로 하는 모든 이들을 위해 수준 높은 임상실무의 일관성을 가능하게 하는 체계를 제공한다. 또한 영국 국립임상 보건연구원(National Institute for Health and Care Excellence, NICE)은 탄탄한 연구를 통해 근거기반 지침서를 만들기 위해 노력하고 있다(NICE, 2011; 2012).

완화의료와 생의 말기 돌봄의 분야에는 더 많은 연구가 필요하다. 2004년에 환자 인식과 생의 말기 돌봄은 더 많은 연구와 이해가 필요한 우선적인 주제로 확인되었다. 생의 말기 돌봄 정보 네트워크는 암 진단을 받은 사람들뿐 아니라 시한부 상태의 질병이 있는 환자들에 대해 다룬다. 또한 그들은 다양한 사회적 · 경제적 · 문화적 집단을 위한 완화의료 접근 가능성에 대해 조사하고 있다(NEoLCIN, 2011). 네트워크는 제공되는 돌봄의 수준과 생산성의 향상을 위해 생의 말기에 놓여 있는 성인들에게 의료보험기관, 사회복지 그리고 자원봉사 단체에 의해 제공되는 돌봄의 수준, 양, 비용을 조사하는 것을 목표로 하고 있다(Brown, 2012).

말기 환자의 고통을 덜어주고 큰 지원을 줄 수 있도록 더욱 조직화되며, 연민어린 환자의 요구에 민감하게 반응하는 돌봄 틀을 마련하고자 하는 소수의 정책과 지침서들이 있다. 완화의료와 생의 말기 돌봄의 전략에 있어서 가장 중요하고 반복되는 것은 말기 질환을 다룰 때 환자들이 받는 돌봄이 그들의 요구와 선호사항에 맞춰져야 하며, 연민을 동반한 돌봄이어야 한다는 요건이다. 따라서 우리는 연민이란 무엇이며, 연민을 어떻게 표현해야 하는지에 대해서 분명히 해야 할 필요가 있다.

연민은 사람의 느낌, 감정 그리고 요구를 확인하려고 노력하며 이해하기를 원하는 것이다. 자기연민은 나 자신의 감정, 느낌 그리고 욕구를 이해하고 확인하는 것이다. 우리 자신 또는 다른 사람의 욕구를 인식하지 못하면 우리의 연민 능력에 부정적인 영향을 주게 된다.

먼 거리 운동(distancing exercise)은 우리 자신과 우리가 돌보기로 한 환자들 사이에서 발생하며, 이는 환자와 돌봄제공자의 불신을 유발한다(Doyle & Jefferey, 2000). 연민을 가지기 위해서는 감정이입을 하며, 최선을 다하고, 환자의 안녕에 관심을 가지고 긍정적 영향을 주기를 원하는 마음을 가져야 한다. 이러한 참여와 이해하려는 의지가 없다면, 신뢰, 양질의 돌봄 그리고 세심한 관심과 더불어 연민을 잃게 될지도 모른다. 그 결과, 돌봄을 필요로 하는 사람들에게 부정적인 영향을 주게 될 것이다. 생의 말기에 다다른 환자는 차선의 돌봄보다 더 나은 돌봄을 받을 자격이 있다.

연민어린 돌봄을 실행하는 데 주요한 자질은 유능한 의사소통 능력이다. 효과적으로 소통하는 능력이 없으면 환자와 돌봄제공자와의 관계는 오해로 인해 문제가 생길 수 있다. 돌봄제공자들의 인터뷰에 따르면, 잘못된 의사소통은 환자와 돌봄제공자를 끔찍한 경험으로 몰아넣는다(Lee, 2002). 따라서 의사소통 능력이 향상된다면, 치료적인 관계가 발전될 수 있다. 사람을 판단하지 않으며 조화롭고 지지적인 환경을 보장하기 위해 연민과 더불어 효과적인 의사소통은 우리와 함께 일하는 사람들을 포함하여 우리가 만나는 모든 사람들과 관련되어야 한다.

팀 접근

완화의료는 다양한 경험을 가진 다양한 직원에 의해 수많은 환경에서 제공된다. 어떤 경우에 질병 또는 상황 그 자체가 매우 복잡하여 완화의료 전문가 팀은 완화 및 생의 말기 돌봄에서 그들의 전문지식을 요구받을 수 있다. 또한 팀은 환자와 돌봄제공자의 이익을 위해 협력하는 다양한 전문가들로 구성된다. 이러한 팀 협력에는 돌봄제공에 있어서 서로의 기여에 대해 상호 인정할 뿐만 아니라 다양한 전문지식이 동반된다. 완화의료전문가 팀 의뢰에 대한 근거는 포괄적이며 다면적이다. 그러므로 전문가와 환자, 돌봄제공자들을 지지하기 위해서 화합하는 팀의 존재는 매우 중요하다.

안타깝게도 전문가 팀 의뢰는 불충분함에 따른 결과일 수 있다. 이는 이해의 부족 또는 지식의 부족으로 이어지며 정서적 부담에 대처할 능력이 없거나 준비 부족과 결합될 수 있다. 이러한 부정적 감정을 대처하지 못하면 인식을 악화시키며 환자의 고통을 초래한다(Davies, 2003). 분명한 사실은 완화 및 생의 말기 돌봄에 대한 일관성 있는 접근이 이루어져야 한다는 것이다. 또한 적절한 때에 다학제 팀의 다른 구성원들의 의견을 듣고 그들에게 정보를 제공하며 의뢰하는 것은, 최고의 삶의 질을 지원하며 연민어린 생의 말기 돌봄을 가능하게 한다(Brown, 2012). Davies(2003)는 문헌에서 특히 환자가 고통스러운 증상을 호소할 때, 전문적인 돌봄에 대한 복합적인 반응에 대해 보고하였다. 그녀는 Menzie의 연구(1970)를 언급했는데, 이 연구에 따르면 돌봄의 역할이 아주 많은 감정들과 경험들을 만들어낸다고 한다. 이를 살펴보면 일부 상황은 전문적인 돌봄제공자에게 감정적 충돌을 불러일으킨다(예: 분노 대 연민). Davitz와 Davitz(1975)는 무력감과 불충분한 느낌에 대해 보고한 반면,

Field(1984)는 생의 말기 돌봄에 초점을 맞추었다. Field의 연구 참여자는 생의 말기 돌봄을 제공할 때 보상이 확실했으며, 이상적인 표준 간호를 수행할 기회를 만들었다고 말하였다. 이 연구는 완화의료와 현재의 생의 말기 돌봄 문제에 대해 강조하고 있다. 또한 이 연구는 개인의 기량과 지식을 적용할 기회를 제공하며, 시한부 상태에 놓여 있는 질병을 가진 환자를 돌볼 때 긍정적인 영향을 준다.

돌봄의 비용

완화의료와 생의 말기 돌봄은 고통스러운 경험일 수 있다. 제한된 삶으로 인한 심리적 · 사회적 고통이 뒤따르기 때문이다. 말기 진단이 내려지면서 꿈, 계획 그리고 미래는 더욱 불분명해진다. 이는 무엇을 어떻게 해야 할지 모르거나 자신의 감정을 어떻게 공유할지 모른 채 환자와 그들의 사랑하는 가족들을 힘들게 할 수 있다. 앞으로의 일과 그 결과에 대한 두려움은 주변의 모든 사람들의 고통을 가중시킬 수 있다. 치료는 오래 지속될 수 있고, 환자는 고통스러우며 돌봄제공자와 사랑하는 가족들은 다소 다른 고통을 경험하기도 한다. 이는 무력감, 이해 부족, 불확실성 그리고 불안을 포함한다(Sheldon, 2003). 게다가 친척과 친구들은 상실을 경험하기도 전에 사랑하는 사람을 잃을지도 모른다는 생각으로 힘겨워한다. 그러므로 의료인은 환자뿐만 아니라 환자의 가족과 사랑하는 사람들에게 연민을 가지고 지지해야 한다. 이러한 지지가 없으면, 그들은 앞으로 일어날 일을 대처할 수 없다고 느낄 것이다. 이로 인해 앞으로 있을 임종기 경험에 부정적인 영향을 주게 될 수 있다(돌봄의 부담감에 대한 추가적인 논의는 5장을 참조한다).

연민과 자기연민

Ferrell과 Coyle(2006)은 생의 말기에 있는 환자는 '절묘한 돌봄'을 받아야 한다고 제시하였다. 그러나 이러한 수준의 돌봄은 그 핵심에 연민과 공감을 요구하기 때문에 돌봄제공자에게 상당히 부담이 될 수 있으며, 만약 다시 채워지지 않으면 잠재적으로 해로운 결과를 가져올 수 있다. 모든 사람을 돌보는 위치에 있는 간호사는 이를 힘들게 느끼며 감정적 · 신체적으로 지칠 수 있다. 자기연민과 자신의 스트레스, 걱정에 대해 인지하는 것은 타인의 스트레스와 걱정을 알아채도록 도와준다(11장 참조). 특히 고통스러운 질병에 걸린 환자에게 장기간 돌봄을 제공할 때, 몇 가지 부정적인 영향들이 나타났다. 여기에는 선문인의 연민 피로(professional compassion fatigue), 소진, 축적된 상실 현상이 포함된다(Melvi, 2012). Cole-King과 Gilbert(2011)는 무엇이 연민을 구성하고 있는지 밝히기 위해 노력한 결과 연민이 공감, 온정, 타인에게 친절함 그리고 판단하지 않는 태도로 구성되어 있다고 제시했다. Davision과 Williams(2009)은 연민이 모든 간호에 포함되기를 희망하며, 연민이 어떻게 보이는지, 연민을 어떻게 평가하는지를 포함하여 연민에 대한 명확성을 요구했다.

환자를 돌봄에 있어서는 의심의 여지없이 상당한 이점이 있다. 그것이 지닌 특권은 헤아릴 수 없다. 그러나 고통스러운 상태의 환자를 돌보는 시간이 많아질수록, 개인이 심리적 · 영적 · 신체적 · 정서적 또는 사회적으로 영향을 받을 가능성은 더 많아진다(Showalter, 2010). 의료인과 사회복지사들은 환자, 비공식적인 돌봄제공자 그리고 스스로를 위해 이용 가능한 자원들에 대해 알고 있어야 하며, 그뿐만 아니라 실무를 규정하는 정책이나 체계를 포함한 현재의 근거에 대해서도 알고 있어야 한다. 자신을 관리하지 못하고 타인을 돌보지 못하는 것은 정당화될 수 없는 고통을 초래하며, 관련된 사람들에게 의미 있는 결과를 불러일으킨다(Davies,

2003). Mid Stafford 병원 사건, Winterbourne 병원 학대와 같은 잔혹한 행위가 보고되는 오늘날의 건강 및 사회복지 정책에서, 연민이 어떻게 가능해지는지 질문해야 한다. 간호사가 그들의 갈등에 대처하고 있는가? '무력감' 그리고 '부적절함'이 연민어린 돌봄과 충돌하는가?

연민은 환자를 돌볼 때 매우 중요한 필수적인 요건이며, 자애로운 사람은 자신 스스로에게도 연민을 가질 필요가 있다. 갈등, 부담, 소진은 돌봄에 부정적 영향을 줄 수 있으므로 이 책의 마지막 장에서 자기연민과 어떻게 감정적 갈등과 부담을 인식할 수 있는지에 대해 중점적으로 다룰 것이다. 상황에 대해 깊이 생각하며 도움을 요청할 때를 아는 것은 돌봄을 받는 사람들의 안녕뿐만 아니라 우리 자신과 우리의 동료들을 위해서도 중요하다. 이러한 인식은 나약함이 아니라 강점으로, 매일 우리가 제공하고자 하는 연민어린 돌봄을 계속해서 제공할 수 있도록 할 것이다.

결론

이 장에서는 완화의료와 생의 말기 돌봄을 제공하는 직원들에 대한 교육과 지지에 대한 필요성을 강조하였다. 보건부(DH, 2012)에 의해 확인된 6가지 핵심영역을 실무에 통합시키고 환자의 진단명, 성별, 나이, 문화, 지역 또는 사회경제적 상태와 상관없이 돌봄의 질을 향상시키기 위해서 추가적인 직원 개발과 지지는 필요하다. 환자들이 권한을 가지고 있으며, 환자로 하여금 돌봄을 제공하는 직원들이 그들의 요구에 민감하게 반응한다고 느끼도록 하며, 직업과 돌봄의 장소에 상관없이 모든 직원들에게 투자가 요구된다. 게다가 서로 돌봐주며 함께 일하는 사람들에게 따뜻한 마음을 표현하는 것은 지지적이고 건강한 환경을 제공하기 위해 활용되어야 한다. 의료 자원의 가장 큰 이용자가 될 점차 증가하는 노인 인구와 더불어, 의료서비스에 대한 더 큰 수요가 발생하며, 효과적인 증상관리와 연민과 헌신을 품은 돌봄은 말기 질환 환자들에게 필수적이다. 또한 환자의 소망과 요구의 우선순위를 부여하는 것도 우리 모두가 노력해야 하는 대응 방법이다.

생각해 볼 점

- 연민어린 접근법을 어떻게 가능하게 하였는가?
- 이것이 환자에게 어떻게 도움이 되었는가?
- 이것이 환자의 가족에게 어떻게 도움이 되었는가?
- 어떻게 당신의 동료에 대한 연민을 촉진하였는가?
- 어떻게 당신 자신에게 연민을 베풀 수 있게 되었는가?

Suggested reading

Cole–King, A. and Gilbert, P. (2011) 'Compassionate care: The theory and the reality', Journal of Holistic Healthcare, 8(3): 29–36.

Davies, H. (2003) 'The emotional load of caring: Care for those for whom there is no cure', in B. Nyatanga and M. Astley–Pepper (eds), Hidden Aspects of Palliative Care. London: Quay Books.

Department of Health (2012) Compassion in Practice. London: HMSO.

References

Brown, M. (2012) 'Care and compassion at the end of life', Journal of Care Services Management, 6(2): 69–73.

Caldicott, F. (1997) Report on the Review of Patient–identifiable Information: The Caldicott Committee. London: DH.

Cole–King, A. and Gilbert, P. (2011) 'Compassionate care: The theory and the reality', Journal of Holistic Healthcare, 8(3): 29–36.

Davies, H. (2003) 'The emotional load of caring: Care for those for whom there is no cure', in B. Nyatanga and M. Astley–Pepper (eds), Hidden Aspects of Palliative Care. London: Quay Books.

Davison, N. and Williams, K. (2009) 'Compassion in nursing 1: Defining, identifying and measuring this essential quality', Nursing Times, 14 September.

Davitz, J.R. and Davitz, L.J. (1975) 'How do nurses feel when patients suffer?', American Journal of Nursing, 75(9): 1505 – 10.

Department of Health (2001) National Service Framework for Older People: Executive Summary. London: HMSO.

Department of Health (2008) End of Life Care Strategy. London: HMSO.

Department of Health (2012) Compassion in Practice. London: HMSO.

Doyle, D. and Jeffrey, D. (2000) Palliative Care in the Home. York: Oxford University Press. Dying Matters (2015) Raising Awareness of Dying, Death and Bereavement. Available at: http://dyingmatters.org/overview/about-us (accessed 4.6.15).

Ferrell, B. and Coyle, N. (2006) Oxford Textbook of Palliative Nursing, 2nd edn. New York: Oxford University Press.

Field, D. (1984) "We didn't want him to die on his own": Nurses' accounts of nursing dying patients', Journal of Advanced Nursing, 9: 59 – 70.

Firth, H., McIntee, J., McKeown, P. and Britton, P. (1986) 'Burnout and professional depression: Related concepts?', Journal of Advanced Nursing, 11: 633 – 41.

Lee, E. (2002) In Your Own Time: A Guide for Patients and their Carers Facing a Last Illness at Home. Oxford: Oxford University Press.

Melvin, C. (2012) 'Professional compassion fatigue: What is the true cost of nurses caring for the dying?', International Journal of Palliative Nursing, 18(12): 606 – 11.

Menzies, E.P. (1970) The Functioning of Social Systems as a Defence Against Anxiety. London: Tavistock.

National End of Life Care Intelligence Network (2011) Predicting Death: Estimating the Proportion of Deaths that are 'Unexpected'. Bristol: National End of Life Care Intelligence Network. Available at: www.endoflifecare-intelligence.org.uk/view?rid=116 (accessed 4.6.15).

National Institute for Health and Care Excellence (2011) Quality Standard for End of Life Care for Adults. London: NICE.

National Institute for Health and Care Excellence (2012) Opioids in Palliative Care: Safe and Effective Prescribing of Strong Opioids for Pain in Palliative Care of Adults. London: NICE.

Nicol, J. and Nyatanga, B. (2014) Palliative and End of Life Care in Nursing. London: Sage.

Nursing and Midwifery Council (2015) The Code: Professional Standards of Practice and Behaviour for Nurses and Midwives. London: NMC.

Richardson, A. (2004) 'Creating a culture of compassion: Developing supportive care for people with cancer', European Journal of Oncology, 8: 293 – 305.

Sheldon, F. (2003) 'Social impact of advanced cancer', in M. Lloyd-Williams (ed.), Psychosocial Issues in Palliative Care. Oxford: Oxford University Press.

Showalter, S. (2010) 'Compassion fatigue: What is it? Why does it matter? Recognising the symptoms, acknowledging the impact, developing the tools to prevent compassion fatigue, and strengthen the professional already suffering the effects', American Journal of Hospice and Palliative Medicine, 27(4): 239 – 42.

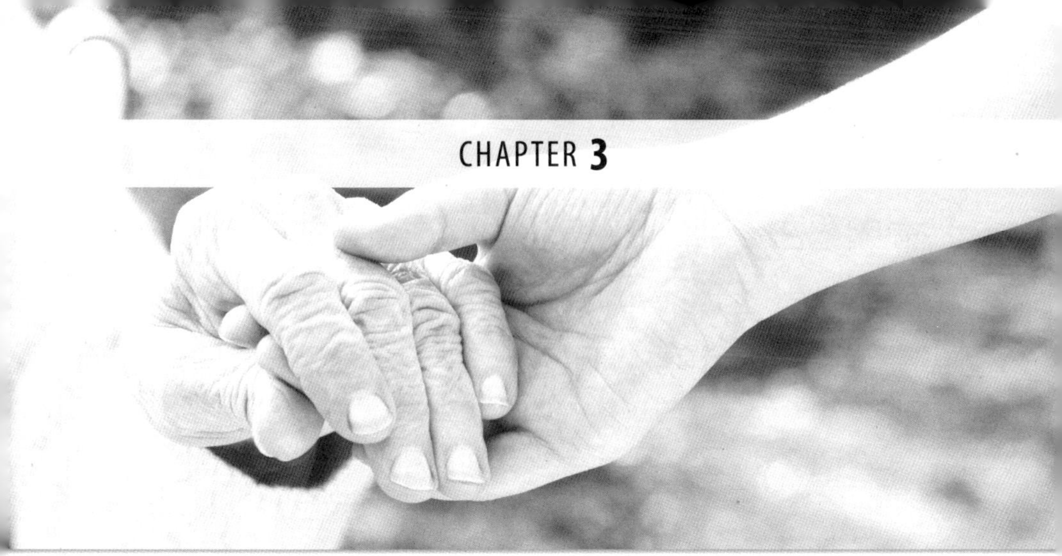

CHAPTER 3

전인적 사정

Holistic assessment

학습 내용

- 전인적 사정과 간호
- 다학제 팀과 팀의 전인적 간호에 대한 기여
- 효과적 전인적 사정과 간호의 필수 요소
- 사정도구와 각 도구의 장단점
- 완화의료를 받고 있는 환자에서 시행하는 연구의 어려움

전인적 접근

보건의료전문인은 환자가 가지고 있는 근본적 필요성을 사정하여 치료계획을 세우고, 이를 적용한 후 재평가하는 숙달된 기능을 갖추고 있어야 한다. 이렇게 함으로써 환자는 효과적인 간호를 받을 수 있을 뿐 아니라, 인간으로서의 존엄성을 유지하고, 환자로서의 경험이 즐거운 추억으로 남아 있게 된다.

완화의료를 받고 있는 환자의 간호요구를 사정함에 있어, 보여지거나 나타나는 증상뿐 아니라, 일상생활의 모든 면을 살펴보면서 하나씩 사정해야 한다(Payne et al., 2008). 이것을 전인적 접근이라 부른다. 전인적 간호는 환자에 적극적 간호를 제공하는 것으로, 평가자는 환자의 기능적 측면을 살펴볼 뿐 아니라, 환자의 신체적 · 사회적 · 정신적 · 정서적 · 영성적 필요성 등 아주 자세한 평가를 통해 환자 개개인별로 맞춤 간호를 제공함을 가리킨다(**그림 3.1**).

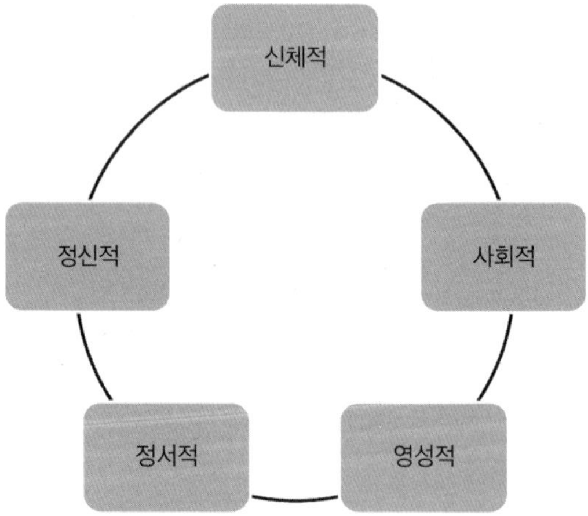

그림 3.1 • 전인적 간호

보건부(DH, 2008; 2009)는 간호를 정의함에 있어 Payne 등(2008)이 제시한 전인적 영역을 넘어서, 문화적 · 환경적 · 경제적 측면까지 포함해야 한다고 하였다. 이러한 영역들이 전인적 사정과 전인적 간호에 필수적이지만, 이것들이 환자에게 어떻게 영향을 미치는지 그리고 평가자로서 이러한 여러 요소들을 어떻게 개별 치료에 적용할 수 있는지를 정확하게 아는 것은 매우 중요하다. 전국 암 활동팀(National Cancer Action Team, NCAT)은 전인적 사정의 장점을 이미 잘 알고 있었으며, 이를 통해 환자의 경험과 결과를 호전시킬 수 있음을 시사하였다. 이는 환자 치료에 있어서 선제적이므로 전인적 사정을 하고 대응법을 적절히 사용했기에 가능하였다. Henoch 등(2011)은 암환자에서 정신건강이 삶의 질에 지대한 영향을 미치는 것을 확인하였으며, 이에 따라 단순한 신체적 치료만으로는 환자의 불편을 전부 해소하지 못함을 확인하였다(**그림 3.2**).

영국 국립임상 보건연구원(National Institute for Health and Care Excellence guidance, NICE)에 의하면, 생의 말기에 있는 환자의 신체적 · 정신적 요구를 모두 맞추어야 하며, 동시에 어떤 종류의 증상이나 문제점도 적극적으로 치료하고, 환자의 편안을 도모하는 것이 좋다고 한다(NICE, 2011).

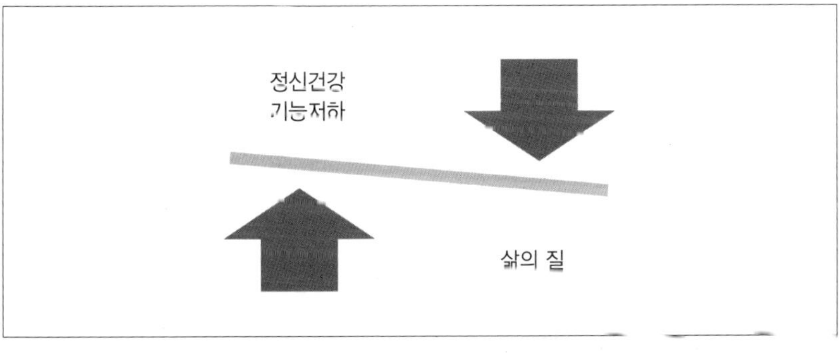

그림 3.2 • 암환자의 삶의 질(Henoch et al., 2011)

환자의 여정에서 발생하는 문제는 아주 다양하며, 외부적이거나, 내부적 또는 복합적일 수 있으며, 이러한 문제는 환자 여정의 어느 시점에서 영향을 미치게 된다. 그러므로 어떤 영역에서나 부정적 요소에 대한 적절한 대처는 환자의 삶의 질을 높일 수 있다. 어떤 환자에게는 전혀 문제를 일으키지 않는 것이 다른 환자에게는 불안과 두려움의 대상이 될 수 있으며, 이로 인해 다른 문제에 대한 대처 능력까지 영향을 주어 문제는 더욱 악화된다.

환자중심

전인적 사정은 환자중심으로 이루어져야 하며, 평가자가 환자의 신뢰를 얻기 위해 환자와 충분한 시간을 가지는 것이 중요하다. 이렇게 신뢰가 쌓임으로써 환자는 자신의 요구나 걱정을 말할 수 있게 된다(NCAT, 2012; 2015). 이러한 관계 설정을 통해 환자는 앞으로의 치료에 대해 어느 정도 결정을 할 수 있게 되고, 자신이 선호하는 생의 말기 돌봄을 선택할 수 있게 된다(자세한 내용은 8장과 9장에 있다.)(NHS, 2004; NEoLCP, 2015; NICE, 2004).

전인적 사정으로 돌보는 환자는 항상 최신의 근거중심치료에 근거하여야 하며, 평가자는 환자와 보호자의 걱정 모두를 협조적으로 처리하여야 한다. 환자와 보호자가 여러 문제를 중요성에 따라 우선순위를 정할 때, 평가자는 이러한 문제가 어떻게 해결될 수 있을지 솔직한 자세로 환자 및 보호자와 같이 상의하여야 한다. 이러한 우선순위, 선택 또는 결정은 환자의 경험이나 상황에 따라, 환자가 치료 여정을 통해 항상 변할 수 있음을 잘 알고 있어야 한다(DH, 2008; 2009). 환자가 생의 말기에 거의 다다를 즈음에 환자의 돌봄이나 임종의 장소가 집에서 병원이나 호스피스로 바뀔 수 있으며, 이것은 두려움과 지지 가능 여부에 따라 결정된다.

사례 시나리오 Adam

Adam은 60세이며, 말기 만성 폐쇄성 폐질환을 가지고 있다. 그는 이미 가족과 전문 간호사와 상의하여 집에서 임종을 맞기로 하였다. 그러던 중 증세가 악화되고, 폐염을 앓게 되어 병원에 입원 및 치료를 받았으며, 입원한 지 얼마 되지 않아 임종단계임을 알게 되었다. 현재 그는 호흡이 아주 어렵고 산소를 지속적으로 사용하고 있다. 그는 숨쉬기가 힘들어 두려워하고 있으며, 증상이 호전된다 하더라도 집에서 치료받지 않기로 결정하였다. 집에 있는 것보다는 병원에 있는 것이 안전하다고 느꼈으며, 집에서 사망하여, 가족들에게 부담을 주지 않는 것이 더 좋다고 느꼈기 때문이다.

생각해 볼 점

- 그의 생각이 진심인 것을 어떻게 알 수 있는가?
- Adam을 생각해 보고, 그의 입장에서 그가 어떻게 느낄지 생각해 본다.
  그가 생각을 바꾼 이유를 설명할 수 있는가?
- 그를 위해 좀 더 해 줄 수 있는 일은 없는가?
- 그의 호흡곤란과 마지막 숨이 될지 모른다는 두려움을 어떻게 지지해 줄 수 있는가?

환자가 오늘 원하는 것이 내일 원하는 것이 아닐 수 있으므로, 전인적 간호는 정기적으로 사정, 계획, 실천, 평가가 필요하다. 이렇게 함으로써 환자의 변화하는 요구에 맞추어 환자간호를 현재의 요구에 맞출 수 있게 된다(NCAT, 2012). 호흡곤란은 아주 괴로운 증상이므로 간호사는 환자가 적절하게 지지를 받고, 모든 가능한 치료가 시행되고 있는지를 확인하여야 한다. 예를 들면, 호흡곤란의 어려움을 솔직하게 인정하거나 또는 이완요법 등을 통해 정신적 지지를 제공하고, 선풍기 요법(fan therapy), 체위조절, 기관지 확장제 또는 말기 단계에서는 아주 소량의 마약 수행 등을 들 수 있다(Twycross & Wilcock, 2001).

전인적 사정과 환자의 이해

세계보건기구의 보고서들이 인정한 것과 같이 전인적 간호는 생의 말기에서, 영국뿐 아니라 전 세계적으로 시행되고 있다(WHO, 2007; 2014). Pederson과 Emmers-Sommer(2012)는 환자들이 전인적 간호를 잘 이해하지 못하고 있다고 보고하였다. 이 연구에서 연구자들은 호스피스나 집에서 치료를 받고 있는 10명의 중증환자를 대상으로 면담을 하였다. 이들 10명 모두 시행되고 있는 의료적 치료는 잘 이해하고 있었으나, 그들의 여러 요구가 전인적 간호의 틀 속에서 이루어지고 있다는 것은 거의 알지 못하였다. 이러한 무지는 환자에게 좋지 않은 영향을 줄 수 있으며, 이는 의료적 치료 이외의 불안이나 다른 문제들은 고려대상이 아니라는 느낌을 줄 수 있기 때문이다. 이 연구의 주된 성과는 건강관리전문인(health care professional)이 환자간호에서 어떤 접근법을 고려해야 할지에 대한 중요한 의문을 제시해주고 있다. 우리가 환자를 '전인(whole person)'으로 생각하는가? 환자들은 우리가 의미하는 '전인'을 이해하고 있는가 아니면 따로 설명해 주어야 하는가? 만약 건강관리전문인이 전인치료에 관련하여 신체적 요구와 동시에 다른 모든 요구도 고려대상임을 환자들에게 주지시킨다면, 환자들의 안전감은 증진될 것이며, 자신들의 모든 요구가 의료인에게 전달되었음에 안심할 것이다. 이와 동시에 환자는 의료적 문제 이외에 다른 문제도 의료진과 기꺼이 상의할 수 있게 될 것이다.

증상과 전인적 접근

전인적 간호는 문제를 단순히 신체적 또는 정신적 증상이라고 규정하는 것은 아니다. 예를 들면, 위암환자에서의 피로증상을 들 수 있다. 피로증상은 식욕부진과 영양 결핍 등 신체적 원인일 수 있으나 동시에 환자의 정서적 · 정신적 문제에 의해 영향받을 수 있다. 환자는 장래에 대해 앞으로 발생할 수 있는 여러 증상 등을 걱정할 수 있으며, 이런 환자에서 흔히 보는 기분저하 역시 나타날 수 있기 때문이다. 따라서 이런 환자에서는 문제의 복잡성을 고려하여 다면적 접근을 하는 것이 아주 중요하다 (DH, 2010).

Johnsen 등(2009)은 말기 암환자를 대상으로 전문가에 의한 완화의료와 전인적 사정이 미치는 영향을 관찰하였다. 이 결과, 각 영역이 서로 중복되는 것을 알게 되었으며, 또한 이혼이나 사별한 환자가 결혼하지 않았거나 결혼한 환자에 비해 식욕저하가 심한 것을 발견하였다. 즉, 신체 증상인 식욕부진이 사회적 · 정신적 요소에 의해 영향받는 것을 증명하였다.

전인적 사정은 전인적 간호와 아주 밀접하게 연관되어 있다. 왜냐하면 적절하게 중재를 제공하는 것이 사정 못지 않게 중요하기 때문이다. 전인적 간호는 일상생활의 거의 모든 면을 포함하고 있어, 목욕, 옷 입기, 식사, 대화, 경청해주기, 여러 가지 임상적 치료, 투약 등이 모두 포함된다. 따라서 전인적 간호는 증상을 완화시키기 위한 여러 약제를 적절하게 투약하는 것만을 말하는 것이 아니고, 환자의 다양한 요구를 충족시키기 위한 수 많은 중재와 치료를 제공할 수 있는 능력과 자질을 말한다. 완화의료나 전인적 간호는 지속적으로 발전하고 있음을 잘 알고 있어야 한다. 가장 최신의 치료 지침과 근거에 의거한 지식에 기반을 두는 것은 건강관리 전문가나 환자 모두에게 아주 중요하다(DH, 2010). 현재 사회는 점차 노령화하고 있으며, 생명을 위협하는 여러 만성 폐쇄성 폐질환, 심부전, 신경질환, 암 등에도 불구하고 수명은 연장되고 있다(Kaspers et al., 2012). 여러 복합적인 치료를 통해, 중증 환자의 수명이 연장되고 있기 때문이다

(Kaspers et al., 2012). 현재는 환자들이 완화의료를 받으면서, 증상이 조절되지 않거나 삶의 질이 아주 나빠지는 경우는 흔하지 않을 정도로 치료가 발전하였다(Duffy, 2011). 이러한 여러 중재를 시행하기 위해서는 다양한 전문가로 구성된 팀이 필수적이다(**그림 3.3**).

이 팀에는 물리치료사, 작업치료사, 재정자문관, 보조요법사, 가족/조의 지지팀(family/bereavement support teams), 음악/예술치료사, 주간

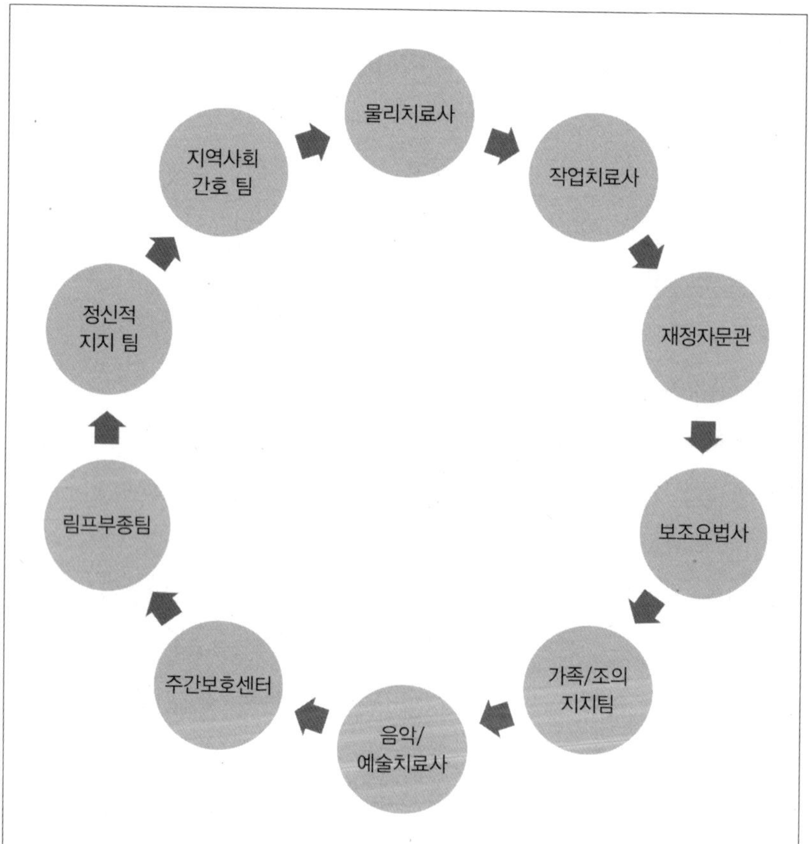

그림 3.3 • 전문가팀

보호센터, 림프부종 팀, 정신적 지지 팀, 지역사회 간호 팀(community nursing team) 등이 포함될 수 있다. 이러한 다양한 자원들이 환자와 보호자에게 커다란 영향을 줄 수 있다. 물리치료사나 작업치료사에 의뢰함으로써 여러 보조기구 등을 통해 환자가 움직일 수 있게 되면, 환자의 독립성이 확보되고, 자존감을 회복할 수 있게 된다. 이런 과정 중에 환자 보호자는 약간의 여유를 가질 수 있고, 환자간호의 과중한 부담에서도 벗어날 수 있게 된다. 즉, 전인적 접근은 환자의 신체적 필요성뿐 아니라 환자의 정신적 측면도 고려해야 하며, 환자 보호자의 사회심리학적 측면까지도 고려해야 한다. 전인적 사정과 중재는 정확하게 알아듣는 기술이 필요하며, 환자가 말하는 것을 정확하게 이해할 수 있어야 한다. 환자의 말에 경청하는 기술을 통해 치료 효과를 증진시킬 수 있게 된다. 이렇게 치료과정에서 좋은 관계를 가지면, 환자는 건강관리전문가를 더욱 신뢰하게 된다.

건강의 여러 측면 사이의 연관성

건강관리전문인력이 각 환자에게 어떤 증상은 다른 증상에 영향을 주며, 또한 환자 일상의 한 측면에 영향을 미치게 됨을 이해함으로써, 모든 증상은 결국 환자의 정서적 · 사회적 상태에 영향을 미치게 되는 것을 점차 알게 된다. 완화의료의 많은 연구에서 정신적 간호는 사회적 간호환경에서 다루어지나, 일상생활의 영역에도 영향을 미치는 것을 알 수 있다(Johnston & Smith, 2006). 일부 연구에서 암환자에게 정신적 치료는 별로 영향을 주지 못한다는 결론을 내리고 있다. 그 이유는 진행된 암인지, 치료 가능한 암인지 간에 암 진단을 받으면, 모두 우울을 동반하기 때문이다(Massie, 2004). 이러한 소견은 다소 비판의 소지도 있으나, 환자간호의 최종 목표는 삶의 질 향상과 좋은 죽음을 맞이하기 위한 것이다. 환자의 정신적 편안감은 적절한 관심을 통해 가능하고, 정신사정은 전인적 관점에서 환자에게 최선의 결과를 가져올 수 있도록 행해야 한다. 암이나 다른 중증질환을 가진 경우, 환자의 정신적 지지가 필요함은 여러 지침서에서 반복적으로 강조되고 있으나, 이를 성공적으로 수행하기 위해서는 의사소통이 가장 중요한 요소가 된다. 효과적인 의사소통을 통해 완화의료를 받는 환자들의 전인적 평가가 가능해진다.

지식의 필요성

전인적 사정을 위해 필요한 지식은 생명을 위협하는 질환을 가진 환자가 보여줄 수 있는 여러 증상뿐 아니라 여러 증상들이 어떻게 서로 중복되고, 일상생활에 어떻게 영향을 줄 수 있는지이다. 전인적 사정과 간호는 다학제 팀에 의해 시행되어야 하는데, 이는 환자에게 가능한 모든 접근 방법과 선택사항이 제공되어야 하기 때문이다(NCAT, 2012). 이를 위해 의사소통 기술이 필요한데, 팀 사이의 효과적 의사소통을 통해서 환자에게 완벽하고 빈틈없는 접근이 가능하기 때문이다(6장 참조).

영성간호

다학제 팀을 구성할 때 영성가나 목사 등을 포함시키는 것이 매우 중요하다. 그러나 지금까지 환자가 어떤 특정 종교에 신앙심이 깊은 경우를 제외하고는 영적 필요성에 대해 큰 관심을 두지 않았다. 환자의 영적 필요성을 제고하기 위해 영적 측면을 적극적으로 다룬 일부 연구도 있지만, 대부분 연구에서는 영적 측면을 목사 등에게 일임하였다(DH, 2010). 그러나 영성은 종교적 신념 이상의 것이다. 우리는 하나의 인간으로서 우리가 무엇인지 느끼고 있으며, 또한 생명을 위협하는 질환으로 인해 위기에 봉착하게 되었을 때 질환과 합병증 등에 의해 자신의 역할과 책임을 더 이상 제대로 수행할 수 없게 되기 때문이다. 그러므로 영적 측면은 환자의 여정에서 중요하며, 전인적 사정에 꼭 필요한 항목이 된다. 이러한 측면은 장차 환자의 간호 요구에 중요한 요소가 되며, 이들을 돌보는 건강관리전문가들의 역할에도 중요한 요소가 된다.

정직함과 의사결정

전인적 간호를 위해서 임상의는 질환의 경과를 예측하여, 이를 전인적 사정에 포함시켜야 한다(Sallnow et al., 2012). 만약 이를 소홀히 하면, 환자의 인생 여정에 중요한 영향을 줄 수 있으며, 때로는 예후 판단을 잘못하여 환자와 가족이 죽음에 이르기까지 계속 투쟁하도록 내버려두는 잘못을 범하게 된다. 따라서 앞으로의 치료를 상의할 때에는 아주 세심한 주의가 필요하다. 왜냐하면 만약 어떤 방법도 없다고 말했을 경우 정신적 충격을 받아 삶의 질이 나빠질 수 있기 때문이다. 이와 동시에 환자가 양질의 삶을 살게 하고, 자신의 치료를 자신이 결정하기 위해서 건강관리전문가는 열린 마음으로 가장 정직하게 환자를 대하여야 한다. 이것이 어떤 의미에서는 정확한 예후에 상응하기 때문이다. 또한 이러한 태도를 가짐으로써, 환자는 불필요하게 침습적인 치료를 요구하지 않게 된다. 과다한 치료는 효과가 별로 없고 삶의 질을 저하시킬 수 있다(Ahlner-Elmqvist et al., 2009). 환자는 어떤 특정 치료를 요구할 수 없기는 하나, 만약 환자가 비현실적으로 커다란 기대를 하고 있으면 여러 곳으로 자문을 하게 되고, 이에 따라 모든 관계자와 가족들이 곤란에 처하게 된다. 열린 대화를 통해 환자는 장래에 대한 대비를 하고, 필요한 결정을 잘 할 수 있게 된다. 가족의 견해 차이는 서로를 소원하게 만들 수 있으므로, 모든 비밀과 예후는 서로 공유하여야 한다.

효과적인 토의

전인성을 유지하는 몇 가지 원칙이 있는데, 이것을 잘 이해하면 건강관리 전문가는 전인적 사정을 잘 할 수 있게 된다. 우선 건강관리전문가는 환자의 안녕에 중요한 영향을 주는 여러 측면에 대해 잘 알고 있어야 한다. 이러한 측면으로 신체적 · 정신적 · 영적 · 사회적 · 문화적 · 환경적 그리고 경제적 요소가 있다. 또한 환자에 영향을 줄 수 있는 내적 · 외적 요소도 있다. 이러한 예로 서비스 제공, 가용성 자원, 과거 경험, 현재의 관계 또는 지지기전 등을 들 수 있다. 이러한 지식과 환자의 일상활동(예: 식사, 배설, 세탁, 옷 입기 등)을 종합하면 환자가 현재 가지고 있는 문제 외에도 앞으로 발생 가능한 다른 문제에 대해서도 상의할 수 있게 된다(NCAT, 2012). 또한 건강관리전문가는 다른 전문가 집단과 대화를 잘 할 수 있어야 한다. 한 영역이 다른 영역과 어떤 연관이 있는지를 아는 것은 타과 의뢰 등을 통해 환자 요구를 충족시키는 데 아주 중요하다. 질환의 경과를 숙지함으로써 환자와 치료계획의 수립을 좀 더 합리적으로 할 수 있다. 환자에게 열린 마음으로 진실을 말함으로써 환자는 자신이 스스로 결정할 수 있게 되고, 신뢰를 쌓을 수 있게 된다. 단순 간호의 '사정, 계획, 수행, 평가'에 위를 합하면 전인적 사정이 될 수 있으며, 이를 근거로 전인적 간호를 할 수 있게 된다. 생의 말기에서 완화의료를 받고 있는 환자는 계속 변화하는 문제를 가지며, 기분이나 불안의 정도, 현재의 상태 등에 따라 문제가 바뀔 수 있다. 이렇게 변화하는 문제는 건강관리전문가로 하여금 다시 환자를 사정하고 평가 치료하는 과정을 되풀이 하게 한다.

이러한 지식을 완화치료를 받고 있는 환자에 적용하면 포괄적인(comprehensive) 전인적 사정이 될 수 있으며, 이를 이용하여 전인적 간호를 수행할 수 있게 된다. 이러한 기술은 다른 사람에게 쉽게 가르칠 수 있으며, 또한 이 기술을 모든 내과적 치료를 받는 환자에게 적용하는 것이 좋다고 권고하고 있다(Sallnow et al., 2012). 이러한 기술을 계속 훈련함으로써 어느 환자에게나 적용할 수 있게 된다. 다음 사례에서 어떻게 평가할 수 있을까?

이러한 것이 모두 이상적으로 보일지라도, 우리는 항상 이를 달성하기 위해 노력하여야 한다. 전인적 사정에 장애가 될 수 있는 요소들로, 보건의료전문가나 사회사업전문가가 어떻게 활동하고 있는지에 대한 무지, 언제 임종 단계에 도달할지에 대한 예측 불능(이렇게 되면 임종단계의 여러 가지 요구를 처리할 시간이 거의 없음) 등을 들 수 있다. 전인적 간호를 수행하는 데 어려움은 여러 가지가 있다. 먼저 자신의 한계를 아는 것이

사례 시나리오 Jane

Jane은 45세이며, 간에 전이된 난소암환자이다. 그녀는 헌신적인 가족이 있어 모두들 치료에 참여하기를 원하고 있다. 그녀는 아주 말라 있었고, 영양 부족 상태였으나, 양쪽 다리는 부종이 있었다. 부종은 하반신으로 갈수록 점점 심해지고 있었다. 그녀가 호소하는 증상은 오심, 구토와 걸을 때 호흡곤란이었다.

생각해 볼 점

- Jane의 현재 상태로 보아 어떤 문제를 가지고 있을 가능성이 예상되는가?
- Jane과 가족에게 어떤 간호나 이리를 시행할 수 있는가?
- 어떻게 진인직 간호를 시행할 수 있는가?
- 전인적 간호가 고통받고 있던 환자에게 도움이 되었던 상황이 있었는지 생각해 본다.
- 치료를 잘 하기 위해 어떠한 기술이 필요한지 생각해 본다.

가장 중요하며, 한계를 인식함으로써 다른 전문가의 교육을 받거나 교육 기회를 가질 수 있게 된다. 임종단계에 이르렀을 때 이를 인식하지 못하면, 이 시기에 필요한 여러 가지 문제에 대한 전인적 사정의 기회를 놓칠 뿐 아니라, 중재 또한 시행할 수 없게 된다. 이런 때에는 흔히 총체적이고 포괄적인 사정이 필요하기는 하나 환자가 위중하여 시행할 수 없는 상황에 빠져 이러지도 저러지도 못하는 상태에 빠질 수 있다. 이 경우, 문제점들을 중요 순서에 따라 처리할 수밖에 없게 되고, 전인적 사정이나 치료는 나중으로 미루게 된다. 사실 전인적 사정을 마무리 못했다 하더라도, 아예 하지 않는 것보다 낫다는 것은 사실이다.

사정의 가이드라인과 도구

전인적 사정과 간호를 위해 몇 가지 평가도구를 이용할 수 있다. 그러나 이 도구들은 대부분 포괄적이어서 완화의료에는 맞지 않을 수 있다. 환자를 평가하거나 또는 어떤 특정한 간호가 필요한지를 알기 위한 세 가지 주요 도구는 디스트레스 온도계(NCCN, 2013)와, 펩시콜라보조제(Thomas, 2003) 그리고 셰필드 파일(Ahmedzai & Noble, 2007) 등이 있다.

디스트레스 온도계는 표시할 수 있는 항목 목록과 함께 온도계가 그려져 있다. 환자는 자신이 필요한 항목을 표시하고 우선 순위에 따라 중요한 순서대로 온도계에 나열하면 된다. 이렇게 함으로써 모든 항목을 표시할 수 있고, 또한 갑자기 악화하는 증상 등 우선적으로 다루어져야 할 항목을 알 수 있어 편리하다. 펩시콜라보조제는 평가자가 환자의 일상생활을 쉽게 평가할 수 있는 장점이 있으며, 셰필드 파일 도구는 환자가 필요한 전문가 의뢰 요구를 쉽게 알 수 있다. 완화의료를 제공하는 기관은 보건체계의 한 구성요소로 생각되고 있으며, 이들이 서로 동등하다고 보기에는 무리가 있다.

디스트레스 온도계

디스트레스 온도계(distress thermometer)는 환자가 기록을 하여야 하며, 입원환자의 경우에도 쉽게 적용할 수 있다. 이 디스트레스 온도계는 몇 가지 변형이 있어서, 여러 다른 상황에서도 사용할 수 있음을 보여주고 있다. 이 기구는 다른 것과 달리 환자 자신의 평가를 이용하지 않고, 건강관리전문가가 병원에서 사용하기에 편리하다.

펩시콜라보조제

펩시콜라보조제(PEPSI COLA aide memoire)는 다음 영문의 머리 글자를 따서 명명되었다. 즉, 신체적(physical), 정서적(emotional), 개인적(personal), 사회적 지지(social support), 정보/의사소통(information/communication), 통제(control), 시간 외(out of hours), 자신의 질병과 같이 살기(living with your illness)와 요양 돌봄(after care)으로 구성되어 있다. 이러한 글자 구성으로 평가자는 환자 전체를 평가할 수 있고, 문제가 될 수 있는 모든 곳을 살펴볼 수 있게 되며, 이에 따라 적절한 간호계획을 세울 수 있다.

셰필드 파일

셰필드 파일(Sheffield Profile for Assessment and Referral for Care, SPARC)은 이것을 설명하는 구절에 이어 45개의 질문으로 구성되어 있다. 환자 요구의 7개 측면을 다루는 설문은 지난 달에 질환에 의한 증상 때문에 각 항목이 얼마나 영향을 받았는지 점수를 매긴다.

도구의 장단점

앞서 말한 세 가지 도구는 전인적 사정을 하는 데 있어서 유용한 도구이기는 하나 각각 장단점이 있다. 예를 들면, 셰필드 파일은 셰필드에서 개발되었으며, 모든 생명을 위협하는 질환에 흔히 사용될 수 있다. 그러나 이것은 이런 환자들의 전인적 사정과 치료 계획을 위해 만들어졌다기보다는 다른 전문가 집단에 의뢰하는 것이 좋은지를 판단하기 위해 도입되었다.

각 도구를 적절히 사용하여 환자에게 긍정적 효과를 나타내기 위해서는 평가자와 환자 모두 준비가 되어 있어야 한다. 평가자는 도구를 어떻게 사용하는지, 도구의 효과는 무엇인지를 알아야 하고, 환자는 이 도구를 사용할 수 있는 능력을 갖추고, 이 도구를 끝까지 수행할 수 있는 힘이 있어야 한다(NCAT, 2012; 2015). 사실 평가자가 도구나 설명서 없이 전인적 사정을 수행할 기술과 지식을 갖추는 것은 아주 중요한 일이 된다. 위의 세 가지 도구는 생명을 위협하는 질환의 전인적 사정을 위해 만들어진 것이다. 질환이 아주 심해져 완화의료만이 가능한 시기에는 이 사정도구가 항상 적절한 것은 아니다.

완화의료 단계와 연구

완화의료 단계에서는 여러 사정도구의 유용성에 대해 논란이 있으며, 대표적인 것이 통증 점수와 섬망 평가이다. 완화의료를 받고 있는 환자에게 사정도구를 사용하는 것은 윤리적 이유로 인하여 적절하지 않을 수 있다. 이러한 단계에서 연구를 수행하는 것은 아주 어렵다. 우선 환자의 상태가 더욱 나빠지면 연구 종료 단계까지 가지 못할 수 있고, 충분한 표본 집단을 구하기도 어려울 뿐 아니라, 윤리적으로도 죽음을 앞둔 환자에게 설문이라는 또 다른 부담을 주는 것이 옳은지에 대한 문제도 있다. 따라서 이런 상태에 적합한 적절한 사정도구가 있는지 자문해 보게 된다. 필요에 따라 연구가 허용되기도 하며, 이러한 근거는 연구를 통해 좋은 치료가 발견되면 앞으로 더 많은 다수에 긍정적 효과를 가져올 수 있기 때문이다(Stevens et al., 2003; Dean & McClement, 2002). 만약 연구가 수행되면 사정도구는 가능한 한 단순하고 사용자가 편리하게 사용할 수 있어야 한다(Dean & McClement, 2002). 임종을 앞둔 환자에서 연구가 필요한지에 대한 선입견에 대해 Alexander(2010)는 다음과 같이 논의하였다. 임종을 앞둔 환자에게 연구를 수행하는 것은 환자에게 해를 주거나 환자를 귀찮게 한다는 증거는 없다. 오히려 이러한 연구를 통해 치료에 전이가 있으면 손익비교에서 이익이 훨씬 많다고 주장하였다. 이런 연구를 함에 있어 미리 확인하여야 할 것은 환자가 어떤 연구를 시행하는지 잘 이해할 수 있는 능력이 있어야 하며, 자신의 역할과 하여야 할 일이 무엇인지 정확하게 알려주는 일이다.

결론

이 장에서는 생명을 위협하는 질환을 가진 환자의 완화의료 단계에서, 전인적 사정을 어떻게 수행하는지 살펴보았다. 일상적으로 수행하는 간호에서 이러한 전인성(holism)을 어떻게 적용할지에 대한 기초적 토대를 제공하였으며, 또한 독자들이 이를 좀더 공부하도록 권유하고자 노력하였다. 전인적 사정을 하는 도구들에 대해 간단히 살펴보았으며, 이를 사용함에 있어 평가자는 능숙한 의사소통 기술을 갖추어야 하고, 일상생활의 모든 영역에 대한 충분한 지식을 쌓음으로써 좀 더 포괄적인 전인적 사정이 가능해짐을 설명하였다. 이렇게 함으로써 결국은 환자의 요구를 완전하게 충족시킬 수 있게 된다.

Suggested reading

Duffy, S. (2011) Dying with Dignity: Applying Personalisation to End of Life Care. London: Centre for Welfare Reform. Available at: www.centreforwelfarereform.org/uploads/ attachment/296/dying-with-dignity.pdf (accessed 4.6.15).

National Cancer Action Team (2012) Holistic Needs Assessment for People with Cancer: A Practical Guide for Healthcare Professionals. London: NCAT. Available at: www.ncsi.org.uk/wp-content/uploads/The_holistic_needs_assessment_for_people_with_cancer_A_ practical_Guide_NCAT.pdf (accessed 4.6.15).

National Institute for Health and Care Excellence (2011) Quality Standard for End of Life Care in Adults. London: NICE. Available at: www.nice.org.uk/guidance/qs13/chapter/ quality-statement-5-holistic-support-social-practical-and-emotional (accessed 4.6.15).

References

Ahlner-Elmqvist, M., Bjordal, K., Jordhey, M.S., Kaasa, S. and Jannert, M. (2009) 'Characteristics and implications of attrition in health-related quality of life studies in palliative care', Palliative Medicine, 23(5): 432–40.

Ahmedzai, S. and Noble, B. (2007) Sheffield Profile for Assessment and Referral for Care. Available at: www.ncsi.org.uk/wp-content/uploads/SPARC-Assessment-Tool.pdf (accessed 4.6.15).

Alexander, S.J. (2010) 'As long as it helps somebody: Why vulnerable people participate in research', International Journal of Palliative Nursing, 16(4): 174–9.

Dean, R.A. and McClement, S.E. (2002) 'Palliative care research: Methodological and ethical challenges', International Journal of Palliative Nursing, 8(8): 246–380.

Department of Health (2008) End of Life Care Strategy: Promoting High Quality Care for all Adults at the End of Life. London: HMSO.

Department of Health (2009) End of Life Care Strategy: Quality Markers and Measures for End of Life Care. London: HMSO.

Department of Health (2010) Improving Outcomes: A Strategy for Cancer. London: HMSO.

Duffy, S. (2011) Dying with Dignity: Applying Personalisation to End of Life Care. London: Centre for Welfare Reform. Available at: www.centreforwelfarereform.org/uploads/ attachment/296/dying-with-dignity.pdf (accessed 4.6.15).

Henoch, I., Lövgren, M., Wilde-Larsson, B. and Tishelman, C. (2011) 'Perception of quality of life: Comparison of the views of patients with lung cancer and their family members', Journal of Clinical Nursing, 21: 585–94.

Johnsen, A.T., Petersen, M.A., Pedersen, L. and Groenvold, M. (2009) 'Symptoms and problems in a nationally representative sample of advanced cancer patients', Palliative Medicine, 23: 491–501.

Johnston, B. and Smith, L.N. (2006) 'Nurses' and patients' perceptions of expert palliative nursing care', Journal of Advanced Nursing, 54(6): 700–9.

Kaspers, P.J., Pasman, W., Roeline, H., Onwuteaka-Philipsen, B.D. and Deeg, J.H.D. (2012) 'Changes over a decade in end-of-life care and transfers during the last three months of life: A repeated survey among proxies of deceased older people', Palliative Medicine, 27(6): 544 - 52.

Massie, M.J. (2004) 'Prevalence of depression in patients with cancer', Oxford Journals, 32: 57 - 71.

National Cancer Action Team (2012) Holistic Needs Assessment for People with Cancer: A Practical Guide for Healthcare Professionals. London: NCAT. Available at: www.ncsi.org.uk/wp-content/uploads/The_holistic_needs_assessment_for_people_with_cancer_A_ practical_Guide_NCAT.pdf (accessed 4.6.15).

National Cancer Action Team (2015) A Practical Guide to Holistic Needs Assessment. London: NCAT. Available at: http://webarchive.nationalarchives.gov.uk/20130513211237/http://www.ncat.nhs.uk/our-work/living-beyond-cancer/holistic-needs-assessment# (accessed 15.7.2015).

National Comprehensive Cancer Network (2013) NCCN Distress Thermometer for Patients. Fort Washington, PA: NCCN. Available at: www.nccn.org/patients/resources/life_with_cancer/pdf/nccn_distress_thermometer.pdf (accessed 4.6.15).

National End of Life Care Programme (2015) What's Important To Me: A Review of Choice in End of Life Care. Available at: www.gov.uk/government/uploads/system/uploads/attachment_ data/file/407244/CHOICE_REVIEW_FINAL_for_web.pdf (accessed 15.7.2015).

National Health Service (2004) Improving Supportive and Palliative Care for Adults with Cancer: The Manual. London: NICE.

National Institute for Health and Care Excellence (2004) Guidance on Cancer Services Improving Supportive and Palliative Care for Adults with Cancer: The Manual. London: NICE. Available at: www.nice.org.uk/guidance/csgsp/resources/supportive-and-palliativecare-the-manual-2 (accessed 4.6.15).

National Institute for Health and Care Excellence (2011) Quality Standard for End of life Care in Adults. London: NICE. Available at: www.nice.org.uk/guidance/qs13/chapter/ quality-statement-5-holistic-support-social-practical-and-emotional (accessed 4.6.15).

Payne, S., Seymour J. and Ingleton, I. (2008) Palliative Care Nursing Principles and Evidence for Practice, 2nd edn. Maidenhead: Open University Press.

Pederson, S.N. and Emmers-Sommer, T.M. (2012) '"I'm not trying to be cured, so there's not much he can do for me?": Hospice patients' constructions of hospice holistic care approach in a biomedical culture', Death Studies, 36: 419 - 46.

Sallnow, L., Kumar, S. and Kellehear, A. (2012) International Perspectives on Public Health and Palliative Care. London: Routledge.

Stevens, T., Wilde, D., Paz, S., Ahmedzai, S.H., Rawson, A. and Wragg, D. (2003) 'Palliative care research protocols: A special case for ethical review?', Palliative Medicine, 17(6): 482 - 90.

Thomas, K. (2003) Caring for the Dying at Home: Companions in the Journey. Abingdon: Radcliffe Medical Press.

Twycross, R. and Wilcock, A. (2001) Symptom Management in Advanced Cancer, 3rd edn. Oxen: Routledge.

World Health Organization (2007) Cancer Control, Knowledge into Action. WHO Guide for Effective Programmes. Geneva: WHO. Available at: http://whqlibdoc.who.int/ publications/2007/9241547345_eng.pdf?ua=1 (accessed 15.7.2015).

World Health Organization (2014) Global Atlas on Palliative Care at the End of Life. Geneva: WHO. Available at: www.thewhpca.org/resources/global-atlas-on-end-of-lifecare (accessed 15.7.2015).

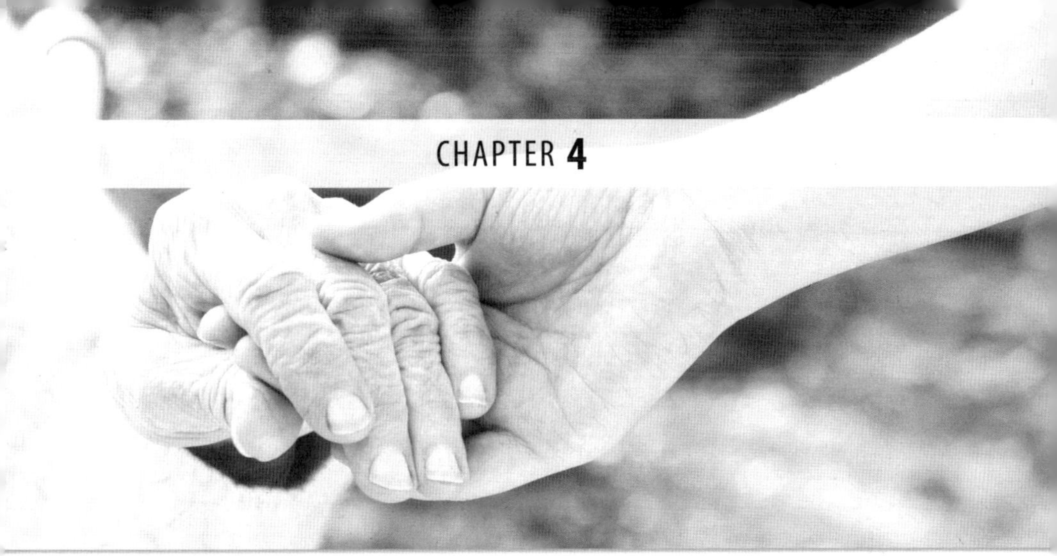

CHAPTER 4

돌봄계획 수립과 간호요구의 변화

Care planning and changing care needs

학습 내용

- 돌봄계획 수립의 배경 철학
- 돌봄계획 수립과 이것이 돌봄을 계획하고 전달하는 일을 촉진하는 데 도움이 되는 방식
- 돌봄계획 과정에서 환자의 역할
- 논의과정으로서의 돌봄계획
- 돌봄계획의 우선순위 설정
- 생의 말기에 다다른 환자의 돌봄계획(복잡성)

돌봄계획의 배경 철학

돌봄계획의 수립은 돌봄계획에 관련되는 일련의 활동들을 포함하며 간호중재를 위한 필수영역이다. 돌봄계획은 간호사가 환자와 함께 환자의 요구를 확인하고 특정 목표를 향해 일할 수 있도록 해준다. 많은 요인들이 환자와 함께 효과적이고 철저하게 계획을 수립하는 능력에 영향을 미친다. 일차적인 요인은 경험과 지식이다. 환자는 유능한 건강관리전문가로부터 간호를 받아야 하며, 환자의 존엄성은 늘 유지되어야 한다(NMC, 2015). 효과적인 돌봄계획을 수립하기 위해서는 돌봄계획이 무엇이며, 이것이 신체 간호와 더불어 어떻게 작동하는지를 이해해야 한다(사전의료의향서 작성은 9장에서 논의될 것이다).

돌봄계획의 기본 측면

돌봄계획은 서류나 컴퓨터 프로그램에 기록된 문서이며 환자와 협동하여 작성해야 한다(NMC, 2015). 돌봄계획은 간호사가 특정 환자에 대하여 실시한 건강사정에 준하여 작성한 개별화된 계획일 수도 있고, 핵심문제나 환자가 선택한 건강관리경로를 따라 진행하는 pathway와 같이 표준화된 계획일 수도 있다. 여러 가지 돌봄계획 양식을 취할 수는 있으나, 공통적인 원칙은 구체적인 돌봄 요구와 필수적인 간호를 제공하는 목표 그리고 그 방향을 제공하는 것이다. Dorothy Orem(1980)은 돌봄계획에 환자와 함께 확인한 문제와 목표를 포함하여 기록할 것을 권장하였다(Coldwell Foster & Benett, 2002). 이 과정은 실질적인 목표성취 방식을 포함하여 추가적인 정보가 필요하다. 따라서 환자의 진행상황을 정기적으로 재평가하고 돌봄계획을 재검토하여 필요시 재수립해야 한다. 돌봄계획을 통합할 때 간호사들은 영국 간호조산사국(Nursing and Midwifery Council,

NMC)에서 제시한 표준을 실천해야 하고 간호 질 개선위원회(Care Quality Commission, CQC)의 표준을 참고해야 한다. 간호 질 개선위원회의 질 성과는 다음을 포함한다.

성과1: 서비스 이용자에 대한 존중과 참여. 서비스 이용자는 존중받아야 하며, 자신의 간호와 치료에 관한 논의에 참여해야 하고, 자신의 서비스가 어떻게 진행되는가에 영향을 미칠 수 있다.

성과2: 간호와 치료에 동의. 모든 검진, 간호, 치료 혹은 지원을 실행하기 전에 환자들이 이에 동의하는지를 반드시 문의해야 한다.

성과3: 서비스를 이용하는 사람들의 돌봄과 복지. 서비스 이용자는 그들의 권리를 지켜 수고 요구를 충족할 안진하고 적절한 돌봄을 받아야 한다.

성과4: 영양요구 충족. 음식과 음료는 서비스 이용자 개별 요구를 충족해야 한다.

성과5: 다른 제공자와 협동. 서비스 이용자는 다른 서비스로 이동할 때 안전하고 잘 조율된 돌봄을 받아야 한다.

성과6: 서비스 이용자를 학대로부터 보호. 서비스 이용자는 학대로부터 보호받아야 하며 직원은 그들의 인권을 존중해야 한다.

위의 성과는 영국 간호조산사국의 실무윤리강령(NMC, 2015)에서 간호사에게 요구하는 표준들을 반영하고 있다. 따라서 우리의 책임을 인식하고 있다면, 환자의 안전은 유지될 것이고 간호의 질은 높아질 것이다.

사례 시나리오 Jacob

신경근 질병을 진단받은 40세 Jacob은 의사소통이 어려운 상태이며, 먹고 마시는 데 많은 어려움을 겪고 있다. 그는 간호 팀으로부터 욕창관리를 받고 있다. 그의 어머니가 Jacob을 돌보고 있는데, 이제까지 다른 사람의 도움을 거절해왔다.

생각해 볼 점

- 이 시나리오에 간호 질 개선위원회의 질 성과를 적용해 본다.
- 영국 간호조산사국(NMC, 2015) 코드에서 필요한 요소들을 찾아 도안을 구성해 본다.
- 간호 질 개선위원회의 성과와 영국 간호조산사국 표준을 어떻게 충족할 것인가?
- 어느 전문가들이 Jacob을 도울 수 있을 것인가?
- 그의 돌봄계획을 수립하기 전에 우리는 무엇을 고려해야 하는가?
- 우리는 Jacob이 자신이 바라는 것을 의논할 수 있는 한도 내에서 무엇을 그와 의논해야 하는가?

Jacob은 가장 우선적인 완화돌봄 대상이다. 그러므로 질병의 진행(의사소통과 연하문제)과 예후에 관하여 무엇을 원하는지 확인하고, 그의 미래를 고려하여 함께 돌봄계획을 수립해야 한다. 윤리적 · 법적 그리고 임종 관련 쟁점들을 의논해야 한다. 예를 들어, Jacob이 심장정지 상황에 처했을 때 심폐소생술을 적용하기를 원하는지, 더 이상 삼킬 수 없게 되었을 때 인공영양공급이나 보조영양식과 수액치료를 원하는지 등을 의논한다. 환자는 자신의 상태가 악화되었을 때 무엇을 원하고, 무엇을 원하지 않는지를 결정할 기회를 가져야 한다(8, 9장의 임종과 완화돌봄에 대한 결정에 관한 구체적 논의 참조).

의사소통은 점차 더 어려워질 것이므로 Jacob이 가급적 오랜 동안 선택을 주도하고 역량을 강화할 수 있도록 그림판 등의 다른 의사소통 전략들을 확보해야 한다. 다른 전문분야들도 개입하여 그에 대한 돌봄계획과 어떻게 이를 검토할 것인지 생각해야 한다. 돌봄의 목적과 목표를 달성하기 위해 돌봄 요구를 충족하는 데 있어서 어떤 전문가가 도움을 줄 수 있는지를 생각해 보아야 한다(예: 영양사, 완화간호 전문가 팀).

이 성과들은 다음과 같은 환자중심의 총체적 돌봄계획 수립에 필수적이다.

- 환자와 함께 구성해야 하며 환자는 언제든 가능한 계획수립에 충분히 개입해야 한다.
- 환자의 개인적 선택, 문화 그리고 다양성을 충분히 고려하여 그들의 요구를 반영한다.

돌봄과정

Barret 등(2012)은 돌봄계획에 대한 체계적 접근에 사정, 체계적 간호진단, 계획, 수행, 평가(정보 기록과 동시에 실시)를 포함할 것을 제안하였다(**그림 4.1**). Barret 등은 이 과정을 과거의 '간호과정(Assessment, Planning, Implementation and Evaluation, APIE)'의 새로운 버전으로 간주하기보다는 간호사가 사용해야 할 문제해결 요소들을 반영한 문제해결 과정으로 보는 것이 더 적합하다고 주장하였다. 또한 Barrett(2012) 등은 새로운 과정에 추가된 요소는 진단적 추론과 실시된 간호수행의 적절성 여부를 확보하는 수단인 재점검에 대한 책임이 간호사에게 있음을 강조

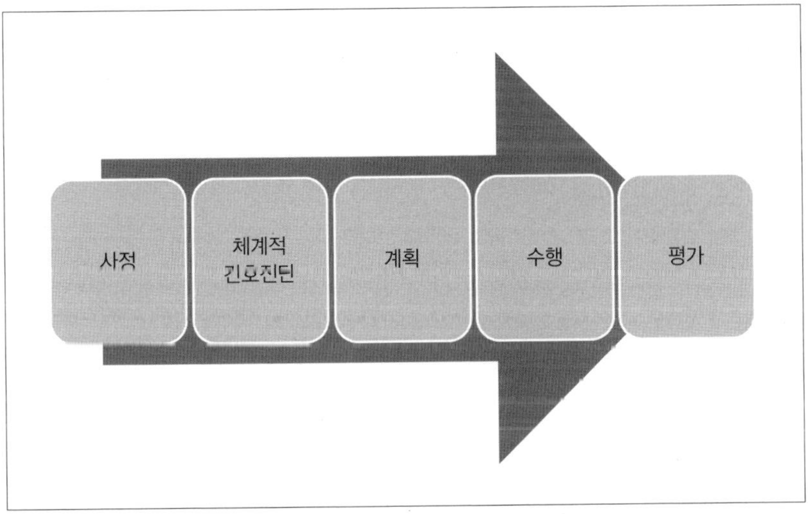

그림 4.1 • 돌봄과정(Barrett et al., 2012)

한다.

여기서 핵심은 어느 한 요소가 다른 요소보다 더 중요한 것은 아니라 이 과정의 모든 측면들이 동일하게 중요하다는 것이다. 모든 요소들을 진지하게 고려하지 않으면, 불충분하거나 환자의 요구를 충족하지 못하는 돌봄계획이 된다(Lloyd, 2010).

지식과 능력

돌봄계획 수립의 첫 단계는 환자와 가족 그리고 환자의 의무기록을 통해 모든 관련 정보들을 수집하는 일이다. 이 일은 환자와의 지적인 논의를 포함하며 환자가 자신의 바람, 공포, 근심과 관심을 표현할 수 있게 한다. 간호사는 환자와 함께 총체적인 사정(3장 참조)을 실시하여 '환자와 더불어 개발한 인간중심의 체계적이고 포괄적인 개별화된 돌봄계획'을 확보해야 한다(NMC, 2010; ESC 9.12). 영국 간호조산사국(NMC, 2010)은 간호교육 프로그램에 돌봄계획 수립이 포함되어 있으므로, 간호사는 자신이 돌봄계획 수립과 관련된 지식과 기술에서 어떤 결함이 있는지를 파악해야 한다고 강조한다.

공인된 건강사정모델을 적용하면 돌봄계획 과정에 도움이 될 수 있으나, 가장 중요한 점은 간호진단을 포함하여 견고한 사정이 이루어졌고 돌봄계획이 최신의 지식을 근거로 하여 수립되었음을 증명하는 것이다(Barnett et al., 2012). 돌봄계획 수립의 기본적인 측면은 학부과정의 교육에서 이론과 실무를 통합한 근거기반 학습을 제공하는 것이다. 이론적 요소는 전 세계적으로 성공적인 간호교육과 실무의 틀로 이용되고 있는(Holland et al., 2009) Roper–Logan–Tierney(RLT)의 일상생활활동 간호모델(Roper et al., 2000)을 근거로 한다. Orem(1959)의 자가간호 결핍모델(Coldwell Fiost & Benner, 2002)이나 1970년대에 개발된 간호를 위한

Neuman(1982)의 건강관리체계모델(George, 2002) 등의 다양한 모델을 돌봄계획 수립에 이용하기도 하지만, RLT모델을 가장 많이 적용한다. 그렇기는 하지만 환자의 요구나 전문가의 요구를 충족하기 위하여 자신들만의 돌봄계획 작성방법을 개발하여 사용하는 경우도 흔히 발견된다(Pearson et al., 2005). 어느 모델인지가 중요한 것이 아니라 환자의 요구를 반영한 모델을 활용하여 환자의 안전을 확보하는 데 우선순위를 두어야 하며, 돌봄계획 과정이 투명하고 선명해야 한다(Barrnett et al., 2012). 일반적으로 한 개인이 아닌 간호 팀이 돌봄을 제공하기 때문에 일관성 있게 돌봄을 제공하고 모든 직원이 동일한 목표와 계획을 가지고 일할 수 있도록 팀의 모든 구성원이 돌봄계획에 접근하여 계획을 실천할 수 있어야 한다.

Roper-Logan-Tierney모델

실무중심 환경에서 간호의 기초는 질 확보, 안전, 환자돌봄이라는 동일한 원칙에 초점을 두지만, 기록 양식이나 정책은 다를 수 있으므로 간호사가 속한 기관의 구체적인 정책을 알고 있어야 한다. RLT모델은 환자의 일상생활과 간호에서의 12가지 핵심활동을 지정해준다. 이 모델은 효과적인 돌봄계획을 개발하는 구조적 틀을 제공한다(**그림 4.2**).

이 모델을 사용할 때 목표는 환자의 독립 수준을 개선하는 실질적인 것이어야 하고 환자의존도와 대처능력을 고려해야 한다(Pearso et al., 2005). 아울러 돌봄계획 수립과정은 이 환자의 안전위험 영역을 확인하는 데 도움이 되어야 한다. 유럽연합의 구성원들이 건강관리에서 환자안전을 위해 협동할 수 있도록 환자안전과 돌봄의 질을 위한 유럽연합체(EU Network for Patient Safety and Quality of Care)를 구성하였다(NHS, 2014). 이 조직은 지식, 전문성, 경험을 공유하여 환자안전을 높이고, 환자와 보호자에게 제공한 돌봄의 질을 향상하는 데 목적을 둔다.

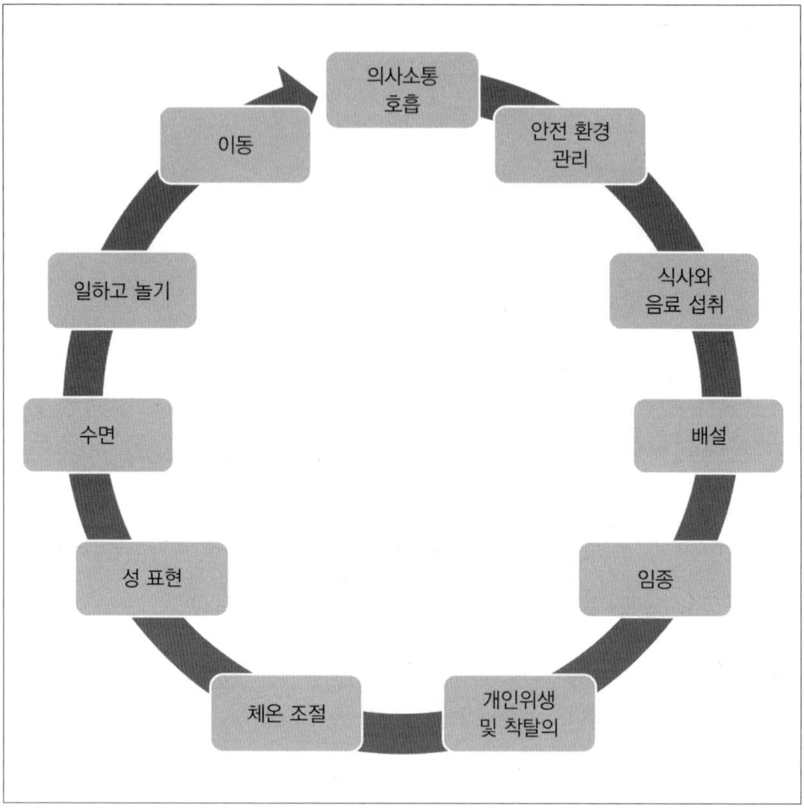

그림 4.2 • 12가지 핵심 일상생활활동(Roper et al., 2000)

환자가 주요 문제를 확인하여 건강관리 요구가 발생하게 된다면, 자신에게 다소 순위가 낮거나 자신의 돌봄에 관련성이 낮은 것으로 인식하는 다른 문제들을 논의하기 시작할 것이다. 이 부차적인 문제에 대한 논의를 허용하는 것이 중요하다. 그러나 Gulanick과 Mayer(2011)가 주장했듯이 사람들의 건강관리 자원에 대한 요구는 증가하는 반면, 가용자원의 제약이 심각한 수준에 이르렀기 때문에 부차적인 돌봄에 드라마틱한 영향을 미쳤다. 이는 환자가 자신의 문제에 대한 정보를 제공하지 못하게 만들었고, 이로 인하여 환자돌봄과 안전에 부정적인 영향을 미치게 되었다.

돌봄계획 수립과 건강사정 과정

돌봄계획에서 기본적인 요소는 건강관리전문가와 환자 상호 간의 환자의 요구에 대한 논의이다. 이는 환자가 자신의 관심을 표현하게 만들고 건강관리전문가가 총체적인 사정을 가능하게 한다. 팀 접근의 건강관리에서 다른 전문가들도 환자와 접촉하기는 하지만, 대부분의 경우 건강사정을 실시하는 전문가는 간호사이다. 간호 팀의 일차적인 책임은 건강사정, 계획, 간호적용과 평가이다(Gulanick & Myers, 2011). 건강사정 과정은 돌봄계획의 필수요소로 간호진단을 선정할 수 있게 한다(Gulanick & Myers, 2011). 건강사정 과정은 주로 언어적 의사소통을 적용하지만, 환자 및 신체 기능에 대한 관찰기술도 적합한 돌봄계획과 목표 설정에서 유용하게 활용된다. 이러한 총체적인 사정이 없다면 필수적인 정보를 놓치게 되고 불충분한 혹은 부적절한 돌봄계획을 수립하게 된다. 이는 환자의 여정에 중대한 영향을 미친다. 제공된 간호에 대한 평가 역시 환자와 환자의 여정에 대한 방향 설정에 기여한다.

완화돌봄계획

총체적 건강사정은 환자와 간호사가 밝혀내야 하는 기존의 모든 문제들을 확인할 수 있게 한다. 환자가 문제의 우선순위를 정하고 구체화해야 하며, 가능한 성과를 고려해야 한다(NICE, 2011; NHS, 2011). 일반적인 성인을 위한 돌봄계획은 단기·중기 및 장기성과를 충족해야 한다. 그러나 완화돌봄에서의 목표는 환자가 자신의 삶의 질에 중대한 영향을 미치는 것으로 인식하고 있는 문제에 초점을 두고, 그 다음으로 그들에게 동일하게 중요할 수 있는 쟁점들을 다루어야 한다. 일반적인 진단을 받은 환자들과 마찬가지로 생의 말기 진단을 받은 환자의 돌봄계획도 정기적으로 재검토해야 한다. 임종에 가까워지면 환자의 상태가 급격히 변화되어 의사소통이 지극히 제한되거나 어려워진다는 점을 염두에 두어야 한다. 환자의 상태가 악화되거나 약물을 필요로 하게 될 때, 환자는 인지기능이 저하되어 자신이 원하는 것을 표현하는 데 지장을 받는다. 환자의 문제나 증상이 복잡해지면 전문가 팀이 돌봄계획과정에 참여하게 되고(NICE, 2011), 이때 명확하고 분명한 돌봄계획에 덧붙여 명확한 의사소통 전략을 포함시켜야 한다.

사례 시나리오 — Mary

진행기 유방암을 앓고 있는 72세 독거노인 Mary는 집에서 낙상하여 병원에 입원하였다. 혼동과 초조행동을 보이며, 구강과 피부가 건조하고 약하다. 요실금이 있고 옷과 머리가 깔끔하지 않고 더럽다. 가족은 그녀가 평소 독립적으로 생활하였으나 자주 잊어버리곤 하는데, 지난 수 주 동안 "이상한 말과 행동을 했다."고 한다.

분명한 것은 짧은 기간에 Mary의 상태가 변화된 것과 돌봄계획의 초점을 Mary의 혼동과 초조행동, 구강건조, 피부건조, 요실금에 두어야 한다는 것이다. Mary는 자신의 진행된 질병을 관리하기 위해 고군분투해왔음을 알 수 있다. 이렇게 확인된 문제에 대하여 돌봄계획을 기술하고 문제를 명확하게 진술해야 한다. 문제를 어떻게 관리할 것인지, 문제의 원인과 가능한 치료절차들을 확인하기 위해 적합한 조사를 실시하고 기록해야 한다. 의료 팀은 모든 의료중재를 실시해야 하고, 간호사는 허용되는 술기를 적용해야 한다.

생각해 볼 점

- Mary의 사례 시나리오를 읽고 간호계획수립에 대하여 당신이 이미 알고 있는 것이 무엇이고, 효과적인 돌봄계획을 개발하기 위해 어느 영역에 초점을 두어야 할 것인지를 생각해 본다.

Mary의 상태가 악화된 원인은 요로감염일 수 있으므로, 항생제를 투여하여 증상을 해결할 수 있다. 그러나 그녀의 건강상태 악화가 질병과정의 결과일 수도 있다. 진행기의 암이나 완화치료 결과로 위장계 합병증이 흔히 발생한다(Hamling, 2011). Mary의 일상생활활동 수준이 저조한 것으로 드러났으므로, 돌봄계획에서 모든 일상생활활동에 초점을 두어야 한다. Mary의 건강상태가 심각하여 돌봄계획에 동참하기 어려울 수 있으므로, 가족과 의무기록을 통해 적극 참여할 능력이 있는지를 파악하거나 건강사정을 통해 간호진단과 단기성과를 확인한다. Mary의 상태가 점차 악화될 가능성이 있으므로 임종이 임박했을 때를 대비하여 조기에 사전의료의향서를 작성하도록 해야 한다[Brown & Vaughan, 2013; Brown, 2012; NHS, 2011(사전의료의향서 관련 내용은 9장 참조)].

효과적인 돌봄계획의 문제점

혼동이 있는 환자는 이해 수준과 자신의 바람을 표현하는 능력이 제한되므로, 이러한 환자와 돌봄계획을 수립하는 일은 어느 건강관리 전문가에게나 어렵다. 즉시 혼동을 해결하기 위한 의학 중재(감염이나 저칼슘혈증 치료 등)를 시작하여 일단 회복이 되면, 환자는 자신이 원하는 것을 충분히 표현할 수 있게 된다. 그러나 치매환자는 자신의 바람을 표현하거나, 의학중재 및 간호중재에 동의하는 능력이 회복되지 않는다(Sampson et al., 2010). Sampson 등(2010)이 실시한 무작위실험연구에서 완화돌봄을 필요로 하는 치매환자에 대한 건강사정에 대하여 분석하였다. 이 연구에서 환자는 심각한 의사소통 장애가 있으며, 돌봄제공자들은 간호계획에 참여하기를 꺼려하지만 기꺼이 건강전문가에게 환자의 건강력을 제공하는 것으로 나타났다. 중요한 것은, 치매환자는 그들의 요구와 목표에 부합하는 효과적인 완화돌봄을 받아야 한다는 것이다. 이는 사전의료의향서가 있을 때만 가능하다. 돌봄계획수립에서 접하게 되는 또 다른 심각한 난제는, 환자가 심각한 복합적인 증상과 합병증을 지니고 있어 학제 간 혹은 다양한 전문가로부터 중재를 받아야 하는 상황에서 발생한다. 오늘날 많은 사람들이 2~3가지 이상의 장기 혹은 만성질환을 지닌 상태에서 임종을 맞이하기 때문에 진단과 증상조절이 더욱 복잡해지고 있다(Seymour & Horme, 2013). 복합적인 합병증과 관련된 또 다른 쟁점은 심장전문가, 호흡기 전문가, 위장계 전문가 등이 개인에 대하여 부분적으로 접근하면서 발생한다(Skilbeck & Payne, 2003). 다른 전문가 팀을 방문하는 일만으로도 환자에게는 부담이 되고 압도당하는 느낌을 받게 된다. 의회 및 건강서비스 옴부즈맨(Paliamentry and Health Service Ombudsmen, PHSO)의 'Dying without Dignity' 보고서(2015)에서 생의 말기에 이른 사람들의 요구를 확인하고 연계하는데 실패하였고, 한 곳 이상의 시설이나 전문가에게 여러 가지 서비스를 통해 건강관리를 받은 경우 이 현상이 가중되었다고 보고하였다(PHSO, 2015). 돌봄계획을 수립할 때 이러한 문제들을 염두에 두어야 하며, 환자의 여정이 중단 없이 이어지고 특정 질병이나 질환이 아닌 환자의 요구에 초점을 두는 총체적인 접근을 만들어 내도록 노력해야 한다. 환자에게 전달되는 돌봄의 질을 극대화하기 위해 필요한 경우 전문가 팀이나 다른 전문가들이 환자를 적정 서비스에 의뢰하는 것이 환자에게 이득이 되기도 한다. 그러나 이때 환자나 보호자가 자신의 돌봄에 개입하는 많은 전문가들로 인해 범람한다는 느낌을 받지 않도록 유의해야 한다. 응집된 팀 접근과 개방된 의사소통 과정이 없다면, 환자는 그 서비스가 결합되어 있지 않고 위험하다고 느끼게 된다. 다음 사례의 시나리오를 참고하여 돌봄계획을 어떻게 준비할 것인지 생각해 본다.

사례 시나리오 **Joe(첫 번째)**

Joe는 88세의 식도암환자이다. 그는 암이 진행되어 종괴로 인해 목의 피부가 붉어져 있다. 또한 그는 경피위관(Percutaneous Endoscopic Gastrostomy, PEG)을 스스로 관리하고 있다. 영양사에게 보조음료를 처방받아서 섭취하고 있고, 자신이 위관세척을 실시한다. 종양의 침윤과 통증으로 인해 그의 구강상태는 불량하다. Joe는 얼굴과 목의 통증을 조절하지 못한다.

생각해 볼 점

- Joe의 증상을 고려하여 어떤 돌봄이 필요할지 생각해 본다(예: 그는 통증이 있고 구강간호가 필요하다). 영양불균형 환자는 다른 위험요인들이 존재한다. 이에 대하여 생각해 보고 이를 돌봄계획에 포함해 본다.

완화돌봄에서의 돌봄계획

먼저 일반적인 돌봄계획과 완화돌봄에서의 돌봄계획의 차이를 이해하기 위해 완화돌봄의 목적을 상기하는 것이 중요하다. 완화돌봄은 암환자뿐 아니라 생명이 제한된 건강문제를 지닌 모든 사람을 돌본다. 삶의 질을 개선하고 고통을 예방하기 위해 질병관련 증상을 관리한다(Cameron-Taylor, 2012). 완화돌봄은 '생의 말기 간호', '지지적 간호', '호스피스 간호'라고도 하며 독특한 간호접근이다. 오로지 삶의 질 차원과 임종과정을 정상적인 과정으로 간주하고 치료중심의 의학적 관리는 적용하지 않는다(Cameron-Taylor, 2012).

완화돌봄에서의 돌봄계획은 완화돌봄 요구를 지니지 않은 환자의 돌봄계획과 본질적으로 유사한 접근이다. 그러나 여기에 참여하는 건강관리 전문가들은 일차적인 목적이 환자의 삶의 질이고, 불필요한 생명연장을 하지 않는다는 점을 고려해야 한다(DH, 2008). 건강관리전문가는 적정 의사소통기술, 지식, 돌봄을 계획하는 과정에서 논의될 민감한 쟁점에 대한 이해를 지니고 있어야 한다. 예를 들어, 질병이 완화돌봄을 필요로 하는 단계에 도달한 환자는 이미 질병관리 여정의 첫 단계를 거쳐 왔고, 일차적으로 신체적 · 정서적 기능에서의 여러 변화에 적응해왔다. 여러 단계에서 질병진단, 치료, 지속적 감시가 이루어졌다. 마지막 두 단계는 질병 악화기와 생의 말기 돌봄이다. 마지막 두 단계의 전환기가 너무 빨리 진행되지 않도록, 그리고 상처와 고통의 시간이 되지 않도록 환자와 그가 사랑하는 사람들의 요구를 충족하는 데 있어 완화돌봄이 필수적이다.

Joe에 대하여 다시 한 번 생각해 본다. 그는 당신의 간호를 받아왔음에도 건강상태가 변화되었다. 그래서 당신은 그의 돌봄계획을 다시금 검토하고 재평가해야 한다. 돌봄계획과 위험평가를 정기적으로 실시하면서 환

사례 시나리오 　 Joe(두 번째)

Joe는 일주일 동안 당신의 간호를 받아왔다. 하지는 더 약해졌고, 목의 작은 종양결절이 피부를 뚫고 터져 나왔으며 섭식 시 음식물을 흘리기 시작했다. 그는 여전히 경피위관을 통해 영양관리를 스스로 할 수 있다. 그러나 다른 건강관리 팀원이 Joe가 섭식이 어려운 시점에 이르렀고 주사기를 이용해야 한다고 보고하였다.

생각해 볼 점

- 당신은 Joe의 돌봄계획을 변경할 것인가?
- 변경이 필요하다고 결정하였다면 무엇을 변경할 것인가?
- 어떤 일이 발생할 것이라 생각하는가?
- 무엇을 논의할 것인가?

자상태의 변화에 반응해야 한다(NMC, 2010).

Joe는 이제 도움이 필요하며 학제 간 팀에게 의뢰하는 일을 포함하여 그에 대한 돌봄을 검토할 필요가 있다. 영양사가 Joe의 영양섭취를 개선하기 위해 보조영양의 필요 여부를 재사정해야 한다. 두경부 전문가와 의료팀은 Joe의 출혈에 대하여 집중적으로 논의하여 위협적인 출혈을 예방하고, 질병의 진행을 보다 적극적으로 관리할 계획을 세워야 한다. Joe의 질병은 악화되고 있으므로 모든 구체적인 문제들에 대하여 논의해야 하는데, 간호사는 미리 그가 무엇을 원하는지를 의논하고 계획을 세워야 한다.

완화돌봄 단계에 들어선 환자는 신체적 · 심리사회적 · 영적 요구가 급속히 변화하기 때문에 정기적인 검토가 필요하고 돌봄계획 역시 현실적인 요구에 초점을 두고 수정해야 한다. 앞서 환자와 더불어 돌봄계획을 검토할 것을 제안하였으나, 환자의 상태가 악화되면 환자의 협조 및 결정능력을 고려해야 한다. 앞서 논했던 내용이 이 단계의 돌봄계획 수립에도 도움이 될 수 있으며, 환자와 지인(사랑하는 사람)의 부담을 덜어줄 것이다. 개방되고 현실적인 의사소통은 악화단계에 놓인 환자들의 바람에 대한 이해와 관련지식에 근거한 돌봄계획을 세우는 데 도움이 된다(NICE, 2011). 돌봄목표는 이 단계에서도 '통증완화를 통한 안위유지' 등의 현실적이고 실현가능한 것이어야 한다.

돌봄계획과 평가는 지속되고 학제 간 팀이 유지되어야 한다. 환자의 상태가 악화되면, 적합하고 효과적인 돌봄을 제공하기 위해서 이전에 계획했던 중재에 대해 의문을 가지고 검토해야 한다. 예를 들어, 환자가 생의 말기에 도달했을 때 물리치료를 실시하는 것이 적절한지에 의문을 가져야 한다. 다음 Joe의 세 번째 사례를 읽어본다.

이제 우리는 침상에서 간호를 받아야 하는 Joe에게 어떤 위험이 발생할 것인지를 고려해야 하고, 이 위험에 초점을 두고 돌봄을 계획해야 한다.

사례 시나리오 **Joe(세 번째)**

영양사가 Joe의 상태를 검토했고, 간헐적 위관영양을 중단하고 지속적 주입방식으로 변경하도록 처방하였다. Joe는 더 이상 위관세척을 하지 않아도 되고 간호사가 위관영양을 해주는 것에 대하여 만족해 한다. 의료 팀과 물리치료사도 Joe의 상태를 검토하였고, Joe와 간호사는 Joe가 극단적으로 피로하여 서있을 수 없으므로 침대에 누워 지내기로 하였다.

이후 Joe는 더 이상 반응할 수 없었고 생의 말기에 접어들었다. 종양에서 출혈이 있어 정기적인 구강간호가 필요해졌고 투약과 식이는 경피위관을 통해 지속적으로 투여하였다.

생각해 볼 점

- 이 상황에서 Joe의 요구에 적합한 간호를 받을 수 있도록 돌봄계획을 어떻게 수정할 것인지 고려해 본다.

환자의 바람에 대한 논의

사전의료의향서를 통해 이 상황과 완화돌봄을 둘러싼 많은 윤리적 딜레마를 해소할 수 있다. 또한 사전의료의향서는 환자가 더 이상 자신이 원하는 바를 표현할 수 없을 때를 대비하여 미래의 의학적 중재에 대하여 원하는 바를 제시해준다. 이 과정은 의료인이나 비의료인 누구든 주도할 수 있고, 환자가 임종단계에 들어서기 전에 시행해야 한다(Burge et al., 2013). Liverpool Care Pathway에 관한 쟁점을 논의한 패널의 의장이었던 Neuberger 등(2013)은 보고된 사건의 상당수가 의료진과 보호자 및 돌봄 담당자 간의 의사소통이 부족하여 상호이해가 부족하게 되고, 환자가 받은 치료와 간호에 대하여 불행하게 느끼는 데 그 원인이 있음을 제시하였다.

Gott 등(2009)이 의사들은 환자의 예후에 대하여 거의 언급하지 않는다고 주장했듯이, 생의 말기에 대한 논의에는 심각한 장벽이 있다. 다시 말해서 미래에 대한 바람을 표현할 수 있는 중요한 시간을 허비하여 환자가 자신의 생의 말기 간호요구를 의논할 기회를 갖지 못하게 되는 것이다. 의회 및 건강서비스 옴부즈맨(PHSO, 2015)은 생의 말기에서의 의사소통에 관한 쟁점을 논의하면서, 환자들은 자신이 임종단계에 있다는 것과 심지어는 진단조차 듣지 못하였음을 확인하였고, 이로 인해 상당수의 환자가 부적절한 완화간호를 받게 되었다고 주장하였다. 많은 환자들이 진단 초기에 예후에 대해 알기를 원하지 않고, 의료인의 입장에서는 이런 환자와 가족의 희망을 꺾기를 두려워하기 때문에 이와 같은 딜레마는 드물지 않게 일어난다.

생의 말기를 위한 돌봄계획이나 사전의료의향서 작성과정은 노련한 의사소통기술과 신뢰관계가 필수적이다. 누가 정보를 전달할 것인지 혹은 누가 의논할 것인지에 관한 지침은 없으나, 지역사회 간호사나 맥밀런 간호사 또는 전문간호사 등의 간호 팀에 의해 이루어지기도 한다(Bowler et al., 2009). 이러한 완화돌봄기술은 모든 간호 분야에서 중요하다. 지역사회에서 환자의 복합적인 요구를 충족하는 일은 지역사회 간호 팀에게 큰 도전임이 알려져 있다. 간호사들이 임상기술, 생의 말기 처방과 간호에 능숙하지만 생의 말기 이전에 환자에게 개입하여 신뢰관계를 맺으면 생의 말기에 환자가 원하는 것에 관한 대화를 촉진시킬 수 있다(Bowler et al., 2009). 그러나 신뢰관계를 구축하여 충분한 논의가 이루어질 시간을 허용하기 위해서는 팀에게 의뢰하는 시기가 적절해야 한다. 개인이 원하는 것이 명확하지 않으면, 환자와 가족 돌봄제공자 그리고 직원 모두에게 무가치한 결과를 가져다준다. 간호사들이 환자에게 최선을 다해야 한다는 것에 압도당하여 환자의 우선순위에 대한 어떠한 지식도 없이 일한다면, 환자는 불확실하고 불만족스럽다는 느낌을 갖게 된다.

생의 말기의 영양 요구

식욕부진은 가족과 환자에게 고통을 주는 또 다른 증상이다. 이 문제는 완화돌봄 요구를 지닌 환자의 돌봄계획과정을 복잡하게 만들 수 있다. Raijmakers 등(2013)은 생의 말기에 완화돌봄을 받는 환자의 39~82%가 구강섭취 문제로 고통을 받고 있음을 확인하였다. 이 문제는 연구대상자들에게 가장 문제가 되는 증상이었다. 영양사에게 의뢰하더라도 간호사는 돌봄계획에 소량의 음식을 자주 제공하는 일을 포함하고 환자를 전인체로 간주하여 이 증상에 기여하는 심리적 · 영적 · 사회적 요구나 문제들 혹은 식욕부진이 그들의 삶의 질에 어떻게 영향을 미칠 것인지에 관심을 두어야 한다(영양과 탈수에 관한 논의는 10장 참조). 이러한 이유로 체중감소에만 초점을 둔다면, 영양간호는 완전하지 못하다. 다소 다른 시각을 지니고 있는 Watson 등(2010)은, 환자는 당황할 것이 두려워 정기적인 체중측정을 꺼려하고 건강관리전문가들도 체중상실에 대하여 불안해하는데, 생의 말기 환자의 이러한 행동은 수용할만하지만, 질병 초기에는 영양사에게 의뢰하여 삶의 질에 긍정적인 영향을 미칠 수 있도록 보다 적극적으로 관리할 것을 제안하였다.

환자와 함께 영양요구에 대한 돌봄을 계획하는 일은 어렵다. Raijmakers 등(2013)은 식욕감퇴는 영양적 지표 이상의 심리사회적 압박을 비롯한 다양한 요인에 의한 결과임을 밝혀내었다. 그러므로 최적의 의사소통기술이 필요하다. 이 연구에서 영양결핍은 환자와 지인들에게 주목할 만한 심각한 변화를 가져왔다. 환자의 지인들은 환자가 음식을 먹고 음료를 마시면 정상이라는 의미로, 먹고 마시는 것이 줄어들면 일부는 이를 정상 임종과정으로 또 일부는 질병에 저항하기를 포기한 것으로 받아들였다.

연구자들은 건강관리전문가들이 건강사정과정에서 무엇이 예상되는지 그리고 환자의 식욕저하에 관한 실질적인 목표에 대하여 거의 의논하지 않는다고 결론지었다.

완화진단을 받은 환자와 일반진단 환자의 간호계획

완화진단을 받은 환자의 요구사정은 생명이 위급하지 않은 진단을 받은 환자와는 다르다. 예를 들어, 이동장애 문제를 지닌 환자의 돌봄계획과 대조해 보자. 암이나 여타의 생명을 위협하는 건강문제는 궁극적으로 신체기능을 저하시키고, 질병의 예후와 관련되는 다른 증상들이 흔히 발생한다. 앞서 논했듯이 영양관리계획은 복잡해지고 환자의 이동기능에도 연관된다. Jordhoy 등(2007)이 제시한 바 있는 악액질, 피로, 심리사회적 위축이 초래되어 돌봄계획을 복잡하게 만든다. 환자의 진단을 숙지하고 있으면 종양의 척수전이, 척추압박(척추가 염전되어 척수를 압박하고 이로 인해 신경결손이 진행된), 고관절 골부위로의 종양전이에 의한 병리적 골절 등의 국소 증상에 의한 이동장애 원인들을 고려할 수 있다(Jordhoy et al., 2007). 환자의 심리적 상태 또한 움직이고자 하는 의지와 태도에 중대한 영향을 미치게 된다. 건강상태가 호전되지 않으면 환자의 기능은 더 황폐화되고, 가족에게 짐이 된다는 생각을 갖게 한다. 부담감은 환자가 죽고 싶다는 표현을 하게 되는 중요한 이유가 되며, 심리적으로 더욱 황폐화시킨다(Jordhoy et al., 2007).

결론

최상의 계획된 완화돌봄을 제공하기 위해서 포괄적이고 개별화된 건강사정이 반드시 필요하다. 아울러 완화진단을 받은 환자와 생명이 위협적이지 않는 진단을 받은 환자의 돌봄계획은 중요한 차이가 있다. 모든 돌봄계획에서 총체적 접근을 취해야 한다. 그러나 말기진단을 받아 그 증상이 복합적이고, 신체적 요구뿐 아니라 심리적 · 영적 · 사회적 요구를 고려해야 하는 생의 말기에 놓인 환자에게는 총체적 접근이 더욱 필수적이다. 아울러 환자가 급속히 황폐화되기 때문에 보호적 접근이 필요하며, 환자들은

돌봄계획 예시

돌봄계획의 목적: 완화적 · 지지적 간호

돌봄계획의 목표: 필요에 따라 불안과 증상에 초점을 두고 임종 여정 전 과정에서 존엄성을 유지한다.

계획안	날짜와 서명	재검토일
건강상태에 대한 환자의 이해를 확고히 하고 중재에 대해 상담한다.		
중재에 대하여 상담할 때 환자의 정신능력을 사정한다.		
심폐소생술에 대한 환자의 의견을 확인한다.		
회복이 불가능한 건강상태에서의 입원에 대한 환자의 의견을 확인한다.		
올바른 돌봄계획을 확보하기 위해 의료전문가와 연계한다.		
환자가 선호하는 돌봄 장소를 확인한다.		
환자의 바람과 이 바람을 어떻게 충족할 것인지에 대해 의논한다.		
현 건강상태에 근거하여 정기적으로 환자상태를 점검하고 의료 팀과 논의한다.		
환자의 심리적 · 영적 요구를 사정하고 필요한 지원을 제공한다.		
환자의 영양과 수분섭취 상태를 사정하고 안위 확보 안을 확립한다.		
환자의 배설 요구를 사정하고 불안을 감소시키고 안위를 유지할 방안을 확보한다.		
고통을 유발하는 증상을 사정하고 관리방법에 대하여 의사와 논의한다.		
환자가 충분히 설명을 듣고 결정할 수 있도록 각 중재의 이점과 부담에 대하여 논의한다.		
환자가 걱정이나 불안을 표현할 수 있도록 충분한 시간을 허용한다.		
환자의 선호도에 맞추어 생의 말기 돌봄계획을 실천한다.		

그림 4.3 • 돌봄계획 예시

자신에게 펼쳐질 생의 여정에 대하여 준비해야 한다. 즉, 질병의 궤도에 대하여 잘 알고 모든 근심거리에 의한 고통경험을 예방할 수 있도록 대화에 참여하는 능력을 갖추도록 해야 한다.

Suggested reading

Barrett, D., Wilson, B. and Woollands, A. (2012) Care Planning: A Guide for Nurses, 2nd edn. Abingdon: Pearson.

Brown, M. (2012) 'Care and compassion at the end of life', Journal of Care Services Management, 6(2): 69–73.

National Health Service (2011) Capacity, Care Planning and Advance Care Planning in Life Limiting Illness: A Guide for Health and Social Care Staff. Leicester: National End of Life Care Programme.

Neuberger, J., Aaronovitch, D. and Bonser, T. (2013) More Care, Less Pathway: A Review of the Liverpool Care Pathway. London: DH.

References

Barrett, D., Wilson, B. and Woollands, A. (2012) Care Planning: A Guide for Nurses. 2nd edn. Abingdon: Pearson.

Bowler, M., Mayne, G. and Gramlin, R. (2009) 'Recognizing the importance of palliative care skills for community matrons', International Journal of Palliative Nursing, 15(2): 94–100.

Brown, M. (2012) 'Care and compassion at the end of life', Journal of Care Services Management, 6(2): 69–73.

Brown, M. and Vaughan, C. (2013) 'Care at the end of life: How policy and the law support practice', British Journal of Nursing, 22(10): 580–3.

Burge, A.T., Lee, A., Nicholes, M., Purcell, S., Miller, B., Norris, N., McArdle, S., Sandilands, S. and Holland, A.E. (2013) 'Advance care planning education in pulmonary rehabilitation: A qualitative study exploring participant perspectives', Palliative Medicine, 27(6): 508–15.

Cameron–Taylor, E. (2012) The Palliative Approach: A Resource for Healthcare Workers. Cunbria: M&K.

Coldwell Foster, P. and Bennett, A.M. (2002) 'Self–care deficit nursing theory', in J.B. George (ed.), Nursing Theories. The Base for Professional Nursing Practice, 5th edn. Upper Saddle River, NJ: Prentice Hall.

Department of Health (2008) The End of Life Care Strategy. London: DH.

George, J.B. (2002) Nursing Theories. The Base for Professional Nursing Practice, 5th edn. New Jersey, NJ: Prentice Hall. Gott, M., Gardiner, C., Small, N., Payne, S., Seamark, D., Barnes, S., Halpin, D. and Ruse, C. (2009) 'Barriers to advance care planning in chronic obstructive pulmonary disease', Palliative Medicine, 23(7): 642-8.

Gulanick, M. and Myers, L.J. (2011) Nursing Care Plans Diagnosis, Interventions and Outcomes, 7th edn. Philadelphia, PA: Elsevier Mosby.

Hamling, K. (2011) 'The management of nausea and vomiting in advanced cancer', International Journal of Palliative Nursing, 17(7): 321-7.

Holland, K., Jenkins, J., Soloman, J. and Whittam, S. (2009) Applying the Roper, Logan, Tierney Model in Practice, 2nd edn. Philadelphia, PA: Churchill Livingstone Elsevier.

Jordhoy, S.M., Ringdal, G.I., Helbosted, J.L., Oldervoll, L., Havard Loge, J. and Kaasa, S. (2007) 'Assessing physical functioning: A systematic review of quality life measures developed for use in palliative care', Palliative Medicine, 21(8): 673-82.

Lloyd, M. (2010) A Practical Guide to Care Planning in Health and Social Care. Maidenhead: Open University Press.

National Health Service (2011) Capacity, Care Planning and Advance Care Planning in Life Limiting Illness: A Guide for Health and Social Care Staff. Leicester: National End of Life Care Programme.

National Health Service (2014) EU Network for Patient Safety and Quality of Care. London: NHS. Available at: www.england.nhs.uk/ourwork/patientsafety/ (accessed 4.6.15).

National Institute for Health and Care Excellence (2011) Quality Standard for End of Life Care for Adults. London: NICE.

Neuberger, J., Aaronovitch, D. and Bonser, T. (2013) More Care, Less Pathway: A Review of the Liverpool Care Pathway. London: DH.

Neuman B. (1982) The Neuman Systems Model. Norwalk, CT: Appleton-Century-Crofts. Cited by J.B. George (ed.) (2002) Nursing Theories: The Base for Professional Nursing Practice, 5th edn. Upper Saddle River, NJ: Prentice Hall.

Nursing and Midwifery Council (2010) Standards for Pre-registration Education. London: NMC.

Nursing and Midwifery Council (2015) The Code: Professional Standards of Practice and Behaviour for Nurses and Midwives. London: NMC.

Orem, D. (1959) 'Guides for developing curricula for the education of practical nurses', cited in J.B. George (ed.), (2002) Nursing Theories: The Base for Professional Nursing Practice. Upper Saddle River, NJ: Prentice Hall.

Orem, D. (1980) Nursing: Concepts of Practice. New York: McGraw-Hill.

Parliamentary and Health Service Ombudsman (2015) Dying without Dignity: Investigations by the Parliamentary and Health Service Ombudsman into Complaints about End of Life Care. London: Parliamentary and Health Service Ombudsman.

Payne, S., Seymour, J. and Ingleton, C. (2008) Palliative Care Nursing Principles and Evidence for Practice, 2nd edn. Maidenhead: Open University Press.

Pearson, A., Vaughan, B. and FitzGerald, M. (2005) Nursing Models for Practice, 3rd edn. London: Butterwoth Heinemann.

Raijmakers, N.J.H., Clark, J.B., Zuylen, L. van, Allan, S.G. and Heide, A. van der (2013) 'Bereaved relatives' perspective of the patient's oral intake towards the end of life: A qualitative study', Palliative Medicine, 27(7): 655 - 72.

Roper, N., Logan, W.W. and Tierney, A.J. (2000) The Roper Logan Tierney Model of Nursing. London: Churchill Livingstone.

Sampson, E.L., Jones, L., Thune–Boyle, C.V.I., Kukkastenvehmas, R., King, M., Leurent, B., Tookman, A. and Blanchard, M.R. (2010) 'Palliative assessment and advance care planning in severe dementia: An exploratory randomized controlled trial of complex intervention', Palliative Medicine, 25(3): 197 - 209.

Seymour, J. and Horne, G. (2013) 'The withdrawal of the Liverpool Care Pathway in England: implications for clinical practice and policy', International Journal of Palliative Nursing, 19(8): 369 - 71.

Skilbeck, J. and Payne, S. (2003) 'Emotional support and the role of the clinical nurse specialist in palliative care', Journal of Advanced Nursing, 43(5): 521 - 30.

Watson, M., Coulter, S., McLoughlin, C., Kelt, S., Wilkinson, P., McPherson, A., Wilson, R. and Eatock, M. (2010) 'Attitudes towards weight and weight assessment in oncology patients: Survey of hospice staff and patients with advanced cancer', Palliative Medicine, 25(6): 623 - 9.

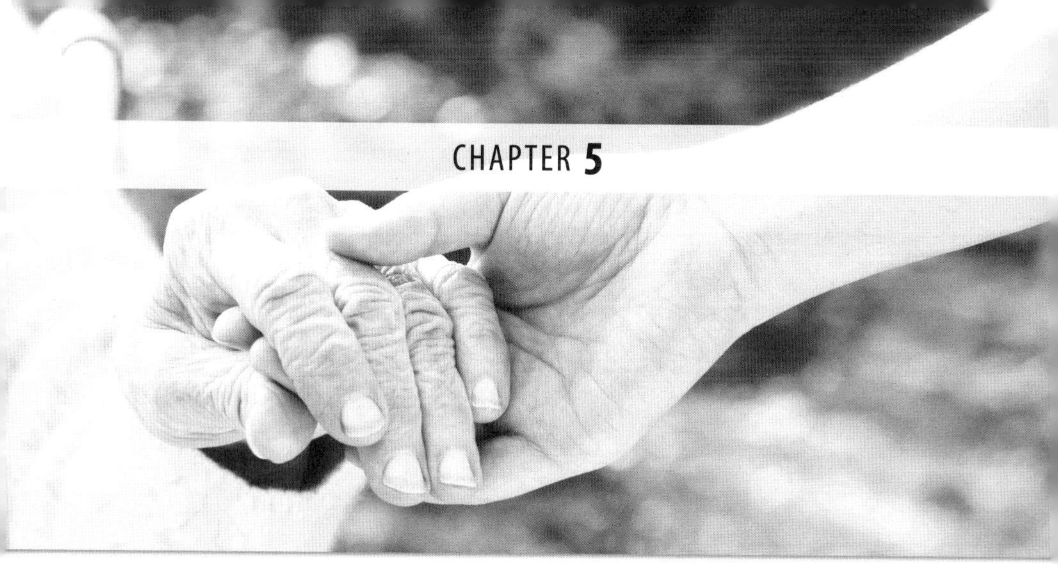

CHAPTER 5

돌봄제공자와 가족의 지지

Supporting carers and families

학습 내용

- 돌봄의 필요성
- 돌봄제공자 지지 방법
- 돌봄제공자가 직면하는 도전
- 돌봄제공자와 건강전문가와의 협력

돌봄의 필요성

돌봄은 돌봄제공자에게 스트레스를 느끼게 하고, 공포감과 죄책감 같은 정서적 부담감을 갖게 한다. 돌봄제공자는 대상자의 생의 말기 돌봄에 관련된 선택[예: 선호하는 돌봄 장소(Preferred Place of Care, PPC)로 환자의 돌봄을 집에서 제공하는 것]을 촉진할 수 있는 사람으로 이들을 돌보는 것이 우선순위라는 인식이 증가하고 있다[자세한 내용은 9장 참조(Davies, 2003; Grande et al., 1998)]. 노인인구(65세 이상)가 증가함에 따라 비공식 돌봄제공자가 돌봄 역할을 맡아야 할 필요성은 의심의 여지없이 증가할 것이다. 노약자는 연령에 따라 증가하는데, 65세 이상에서는 노인인구 중 10~11%, 85세 이상에서는 25~50%로 증가한다(NHS England, 2014). 이것은 65세 이상의 모든 노인이 보살핌을 필요로 한다는 의미는 아니지만, 상당수의 사람들이 쇠약하게 만드는 질병이나 생명을 위협하는 질병을 갖고 있어 잠재적으로 돌봄을 더 많이 필요로 하는 인구가 늘어나고 있음을 의미한다. 또한 이러한 도전은 전 세계적인 추세로, 전문적인 생의 말기간호가 필요하다는 인식이 증가하고 있음을 보여준다(USCB, 2008; Anderson & Hussey, 2000). 현재 돌봄의 많은 부분이 환자의 친구, 가족, 환자의 배우자에 의해 제공되고 있으며, 이러한 비공식적 돌봄제공자 또한 비례적으로 증가하게 될 것이다.

전문인력의 필요성 대한 인식이 커지고 있는 만큼 풍부한 지식을 갖추고 있고 충분히 지원을 받는 비공식 돌봄제공자에 대한 필요성도 고려되어야 한다. 그리고 돌봄은 돌봄제공자의 삶의 질에 중요한 영향을 미친다는 증거가 있다(DH, 2008a; Gaugler et al., 2005; Nijboer et al., Stroebe et al., Barrow & Harrison, 2005).

돌봄제공자가 제공한 총 돌봄시간에 대하여 비용을 지불한다면, 이 비용은 영국의 국민건강보험(National Health Service)의 지불비용을 훨씬 능가할 것이다(Buckner & Yeandle, 2007). 보건부(Department of Health, 2008a)는 돌봄제공자가 건강관리 영역에 미치는 영향력이 크다는 것을 인정하고 돌봄제공자들도 돌봄을 받아야 하며, 지지 요구사정에 이들을 포함시켜야 한다고 하였다. 이들은 사회적 · 정보적 · 정서적 지원 등 많은 측면에서 지원이 요구된다. 돌봄제공자의 건강을 정기적으로 사정해야 하는데, 이는 돌봄제공자가 건강을 유지해야 환자를 위해 선택했던 돌봄 장소에서 돌봄을 유지시킬 수 있기 때문이다. 돌봄제공자가 신체적 · 정신적 · 사회적 · 정서적 돌봄 업무를 수행하기 위해 그 수를 증가시켜야 할 경우 이들의 지원 구조에 대한 투자는 필수적이다. Maguire(1985)는 슬픔과 고통에 대한 장기간의 노출이 돌봄제공자의 안녕에 부정적인 영향을 줄 수 있음을 확인하였다. 또한 돌봄제공자의 건강 유지가 가장 우선되어야 하며, 돌봄제공자는 주변의 전문가들로부터 고립되고, 쉽게 상처받고, 지원받지 못한다는 느낌을 가질 수 있다. 여기에는 다음을 포함하여 많은 이유가 있을 수 있다. 이용 가능한 자원에 관한 정보 부족(재정, 장비 포함), 정보는 제공받았으나 돌봄제공자가 스트레스 상황 때문에 이해를 하지 못해 스스로 해결 방법을 발견하지 못하는 것 또는 전문 용어의 사용 등이다.

돌봄제공자에게 필요한 돌봄

『생의 말기 돌봄 전략(End of Life Care Strategy)』(DH, 2008b)에서 돌봄제공자의 요구가 해결되어야 한다고 밝혔음에도, 오랜 시간 동안 돌봄제공자를 지지하는 서비스는 부족하였다. 생의 말기에 선호하는 돌봄 장소(Preferred Place of Care, PPC)에서 죽음을 맞게 하기 위한 서비스는 잘 진행되고 있지만, 돌봄제공자는 거의 혹은 전혀 지원을 받지 못하는 상태에서 몇 주, 몇 달 또는 몇 년간을 사랑하는 사람을 돌보게 된다(Schultz et al., 2003). 이 길고 긴 기간은 Maguire(1985)가 언급했던 내용과 정확히 일치된다.

환자가 치료적 처치를 받을 때부터 삶의 마지막 날까지의 기간은 돌봄제공자에게는 상실감이나 고립감을 느끼는 기간이다. 『생의 말기 돌봄 전략』에서 강조한 바 있는 버밍햄 지역의 '가교 지원 서비스(Bridges Support Services)'는 돌봄제공자 지원을 위한 신호등이다(DH, 2008b). 이 서비스 참가자들을 대상으로 실시한 연구 결과에서 돌봄 요구는 심리적 지원에서부터 보살핌이나 재정적 조언 등의 실질적인 지원에 이르기까지 매우 다양한 형태로 나타날 수 있다고 하였다. 포괄적 지지 방법은 비공식적 돌봄 역할을 수행하는 사람과 다른 사람으로부터 조언을 구할 수 없는 사람들에게 큰 혜택을 줄 수 있다. 불행히도 이러한 서비스도 부족하며 도움을 구하는 방법을 알지 못하는 많은 돌봄제공자들이 계속해서 홀로 환자를 돌보면서 고군분투하게 된다.

돌봄제공자는 돌봄에 더 많은 시간을 할애해야 하므로 친구나 가족과의 접촉이 끊길 수도 있다. 그들은 돌보는 역할을 완수하기 위해 다른 책임과 취미 또는 심지어 직업을 포기해야 할 수도 있다. Carers UK(2015, 2014년)가 제시한 YouGov 설문조사에 따르면, 230만 명의 성인이 사랑하는 사람을 돌보기 위해 직장을 그만 두었다고 한다. 정확히 말하면, 이는 영국의 2백31만 5천 4백 33명의 성인에 해당된다. 많은 사람들이 정규 근무시간을 줄이거나 혹은 단축했던 근무시간을 보충하고 돌보는 데 필요한 비용을 충당하기 위해 유급 초과 근무를 해야 했다. 돌봄제공자가 돌봄을 제공하기 위해 일을 중단해야 하는 경우, 본인이나 그가 부양하던 다른 가족에게도 상당한 재정적 부담을 줄 수 있다. 또한 더 이상 사랑하는 사람을 혼자 남겨놓을 수 없어 일을 그만 두어야 한다면, 사회적 지지 역시 줄어들 수도 있다. 이것은 신체 건강뿐만 아니라 감정적 · 심리적 및 사회적 안녕에도 상당한 부담이 될 수 있다. 이러한 부정적인 경험은 문헌에 널리 알려져 있고 다음을 포함한다.

- 일단 직장을 그만두면 사랑하는 사람을 혼자 두려하지 않는다. 이로 인해 외부의 다른 사람과의 사회활동을 제한하여 사회적 고립이 심각해진다.
- 재정적 부담과 일을 지속함으로써 오는 스트레스에 의한 부담이 가중된다.
- 직장에 있어야 하기 때문에 사랑하는 사람을 홀로 또는 낯선 사람에게 남겨두는 것과 관련된 죄책감이 든다.

불행히도 모든 돌봄제공자들은 정당한 사유를 근거로 하여 돌보는 역할을 선택하는 것이 아니라 선택의 여지가 없어서 돌보는 일을 떠맡게 될 수 있다. 책임감이나 죄책감은 선택의 동기 또는 이유일 수 있다. 그 결과, 책임감에 대한 인식과 후회의 감정 간에 내적인 갈등이 있을 수 있다. 이 갈등 상황에서 '옳은 일'을 하기로 선택할 수 있지만, 이를 위해 자신이 이전에 살아왔던 삶을 철회하여 결과적으로 고립이 되는 것이다. 앞서 확인된 바와 같이, 이러한 고립은 돌봄제공자에게 중요한 문제가 될 수 있으며, 그들의 심리적 건강과 신체 건강에 영향을 줄 수 있다.

돌봄제공자 지지

양로원이든지, 자신의 집이든지 간에 자신의 가정과 같은 환경에서 마지막 삶을 보내기를 원하는 사람이 증가하고 있지만, 사망자의 58% 이상이 병원에서 사망한다(DH, 2008b). 이 데이터는 생의 말기에는 선호하는 돌봄 장소에 있어야 한다고 제안한다(DH, 2008b). 이것은 단지 영국민의 현상은 아니다. 전 세계적으로 생의 말기에 이르기까지 1년간의 돌봄은 대부분 환자 본인의 집에서 이루어지고 있다(Robbins, 1998; Palliative Care Australia, 1999). 그러므로 상황이 복잡해지거나 대처가 어려울 때만 병원에 입원하는 것이 돌봄제공자 혹은 환자의 선택이 될 수 있다.

돌봄 과제 자체가 돌봄제공자에게 불확실성, 부적절함과 자신감 결핍을 야기할 수 있다(Beaver et al., 2000; Harding & Higginson, 2003; Rutten et al., 2005). 지지를 포함하여 이러한 충족되지 않은 요구는 부적절한 감정과 잘못된 것을 수행하는 것에 대한 두려움을 더할 수 있다. Bee 등(2008)은 돌봄제공자의 실질적인 요구(예: 신체 돌봄, 약물의 투여 및 영양 돌봄을 제공하는 방법)에 관한 체계적 문헌 고찰 연구를 실시하였다. 그 결과, 효과적이고 개방적인 의사소통을 통한 정서적 · 실질적 지지에 대한 정보가 돌봄제공자에게 압도적으로 필요함을 보여주었다. Singer 등(2005)은 정보제공과 이에 따른 의사소통에 대한 건강전문인의 지각과 돌봄제공자의 만족도에 대해 조사하였다. 돌봄제공자의 74%가 질병과 관련된 정보를 제공받았지만, 그중 35%는 정보제공 방법, 정보제공 시기, 정보의 내용에 만족하지 않았다. 이러한 결과로부터 개별적인 요구에 준해 해결해야 하는 일련의 문제가 확인되었다. 전달 속도, 깊이 그리고 시기에 대한 포괄적인 사정이 필요하고, 돌봄제공자와 환자의 요구에 대한 이해가 필요하다.

일반적으로 주변의 도움, 처방된 약물의 투여, 재정적 지지와 신체 돌봄 안내에 대한 정보가 없는 가정환경에서의 돌봄제공자와 환자의 취약성이 과소평가되어서는 안 된다. 위탁 돌봄은 돌봄제공자가 사랑하는 사람을 계속해서 돌볼 수 있도록 돌봄제공자를 지지하는 데 도움이 될 수 있다. 시한부의 질병을 앓고 있는 환자를 돌보는 것은 질병의 특성상 돌보는 일 이외에 정리된 삶을 선택할 기회가 주어지지 않는 상황일 수 있다. 힘들고 고통스러운 경험은 환자가 사망한 후 오랫동안 지속될 것이며, 돌봄제공자는 장기간 죄책감으로 인한 상처와 정서적 소진감이 장기간 지속될 수 있다(Davies, 2003).

사례 시나리오 Janet

Janet은 42세이며 빵집에서 정규직으로 일하고 있다. 그녀에게는 13세인 아들, Tim이 있다. 그들은 요크셔에 살고 있고, 그녀의 엄마는 노섬버랜드에 살고 있다. 그녀는 주말에는 대부분 엄마를 방문하여 돌보고, 주중에는 아들의 학교생활을 채근하면서 직장생활을 하고 있다. 그녀는 아들 Tim이 2세 때부터 Tim의 아버지로부터 아무런 소식을 듣지 못해 오로지 어머니만 곁에 있었다. 그녀는 어머니를 돌보겠다고 약속을 했기 때문에 자신을 위한 자유시간은 거의 없다. 그녀의 엄마는 유방암 치료를 받고 있다. 수술과 화학요법을 받고 잘 회복되었다. Janet은 엄마가 체중 감량에 시달리며 전신적으로 쑤시고 통증을 호소하면서부터 엄마의 건강에 대해 걱정하기 시작했다. Janet은 엄마에게 와서 자신과 함께 살면서 자신이 엄마를 돌볼 수 있었으면 좋겠다고 말했다. Janet에게는 남자 형제가 있지만 그는 뉴질랜드에 살고 있으며, 왕래가 거의 없는 편이다. 그녀의 엄마는 잠깐 동안만 있기로 동의하였고, 따라서 집안에 모든 가구를 그냥 두고 판매를 하지 않았다. Janet은 엄마도 자신이 괜찮다고 생각하는 것은 무엇이라도 자신의 의견과 동일하게 처리할 것이라며 엄마에게 대수롭지 않게 말했다.

이사 후 엄마는 잘 정착하는 것처럼 보였다. 그러나 며칠이 지나자 엄마는 점점 힘들어했고 통증이 심해졌다. 엄마가 음식을 거부하여 Janet은 엄마를 의사에게 데려가게 되었고 추가적인 검사 후, 엄마는 간과 뇌로 암이 전이된 진행성 유방암으로 진단받았다. 앞날은 암담했으며, Janet은 선택의 여지없이 엄마를 하루 종일 돌보기 위해 직장을 그만두게 되었다.

Tim은 이 상황에 대처하기 위해 고투하고 있었지만, 할머니나 엄마 누구라도 화나게 하고 싶지 않았기 때문에 자신의 감정을 엄마나 할머니에게 이야기할 수 없었다. Janet은 재정적인 도움을 받기 위해 고군분투하였지만, 그녀의 엄마는 영주권자가 아니기 때문에 어떠한 지원이나 지지를 얻기는 어려웠다. Janet은 엄마가 편안하게 지낼 수 있도록 애를 썼지만, 엄마를 움직일 수 있게 도울 때 오히려 엄마는 통증을 더 심하게 느끼는 것 같았다. Janet은 고립된 느낌이었고, 미래와 관련된 모든 것에 대해 매우 힘들어 했다

생각해 볼 점

- Janet이 겪고 있는 어려움은 무엇이라고 생각되는가?
- 왜 우리는 Janet에 대해 염려해야 하는가?
- 관련된 모든 사람들에게 필요한 지원의 유형을 확인해 본다.
- 재정적 지원에 관한 지역 및 국가 정보는 무엇인가?

Janet은 그녀가 이용할 수 있는 자원만으로 어머니를 돌보느라 고군분투하고 있다. 그녀 자신의 요구는 그녀에게 중요하지 않다. 그녀는 고립감과 지원받지 못한다고 느낄 수 있는데, 이 어려운 시기에 도움을 요청하는 것이 엄마를 돌보는 데 필요한 것이다. Janet이 혼자 엄마를 돌보면서 어떠한 장비 없이 엄마를 이동시켜야 한다면 신체적 부상을 입을 수 있고, 결국 엄마에게 상처를 입힐 수도 있다. Janet이 자신의 재정 상태에 대해 걱정할 수 있기 때문에 그녀의 사회적 · 심리적 안녕 또한 관심을 두어야 한다. 그녀는 여전히 돌봐야 할 성장기의 아들이 있고, 그녀를 필요로 하는 사람은 누구이며, 누구를 더 많이 사랑해야 하는지, 두 사람 사이에서 시간을 곡예하듯이 보낼 수밖에 없는 상황에서 죄책감을 느낄 것이다. Janet과 그녀의 아들은 삶의 끝을 향하여 가는 사랑하는 사람에 대한 스트레스와 불안을 다루는 데 도움이 되는 다양한 지원이 필요하다.

돌봄제공자의 요구와 돌봄의 결과

이전에 확인된 바와 같이 돌봄제공자는 고유한 요구사항을 갖고 있으며, 그들과 환자를 지지하기 위해 개인적 요구를 사정하고 파악해야 한다. Barrow와 Harrison(2005)은 가정에서 사랑하는 사람을 돌보는 개인의 전반적인 건강에 대해 조사하였다. 그들은 이 그룹과 가정에서 떨어진 곳에서 돌봄을 제공하는 사람 그리고 비 돌봄제공자와 비교하였다. 자신의 가정에서 돌보는 돌봄제공자들은 좀 더 심각한 정신질환 이환율, 신체 통증 및 비만으로 인해 사망률이 증가하였다. 가정에서 떨어진 곳에서 돌보는 사람들도 여전히 비 돌봄제공자보다 좀 더 심각한 심리적 문제, 신체적 통증과 비만을 갖고 있었다. 이것은 돌봄제공자의 나쁜 건강결과를 고려해야 함을 보여주는 것으로, 특히 가정에서 돌보는 돌봄제공자에게 좀 더 많은 배려를 해야 할 것이다. 이 사람들이 돌봄의 희생자가 되지 않도록 건강을 증진시키는 것은 매우 중요하다. 또한 젊은 연령층의 돌봄에 대한 대응에는 차이가 있으며, 젊은 돌봄제공자는 더 많은 고통을 보고한다. 그리고 자료를 통해 살펴보면 고령세대(60세 이상)는 더 긴 시간의 신체 돌봄이 필요하다고 제안하고 있지만(Milne et al., 2001; Buckner & Yeandle, 2007), 완화돌봄 서비스에서 제공되는 지지는 덜 받고 있다(Grande et al., 2006). 고령의 돌봄제공자들은 젊은 돌봄제공자들보다 재정적 도움이 좀 더 제한적이며(Seymour et al., 2005), 사회적 지지는 빈약하다(European Federation of Older People, 2004). 또한 사람들이 나이가 들어감에 따라 친구나 친척이 허약해지거나 자신이 아파서 제공받을 수 있는 지지가 제한되기 때문에 사회적 네트워크가 더 제한적이 될 수 있다. 이밖에도 이 연령그룹의 돌봄제공자의 이환율과 사망률이 젊은 돌봄제공자의 사망률보다 현저히 높다는 것은 걱정거리이다(Gaugler et al., 2005; Nijboer et al., 1998; Stroebe et al., 2007). 따라서 이에 대한 사정을 지속적으로 진행해야 할 필요성과 추가적인 지지를 해야 하는 문제가 있다. 추가하여 나이가 돌봄제공자의 경험에 미치는 차이점 외에도 성별 및 문화 또한 그 경험에 있어 중요한 역할을 할 수 있는데, 아직 현재까지 진행된 연구가 제한적이므로 추가 조사가 필요하다. 더 많은 증거가 나오기 전까지는 이러한 포괄적인 사정 전략을 활용하고, 라포를 형성하고 신뢰감을 쌓으며, 사랑하는 사람을 돌보는 사람들과 치료적 관계를 유지함으로써 이러한 차이를 보완할 수 있을 것이다.

공동작업

보건부(DH, 2008a)가 옹호한 공동작업 접근법은 많은 이점을 가지고 있다. 이는 돌봄제공자가 아픈 사람의 돌봄과 안녕에 기여하는 팀 멤버라는 인식을 촉진시킨다. 이 접근은 파트너십을 제안하는데, 이는 돌봄제공자와 전문인 간의 평등 철학에 기초한다. 파트너십은 매우 어려운 역할을 진행함에 있어 돌봄제공자의 가치를 인정받고 지지받고 있다는 느낌을 넘어 더 큰 조화를 창출할 수 있다. 그러나 이것은 건강 및 사회복지전문가 주도의 접근을 가정하고 있다. 일반적으로 대부분의 돌봄 접근 방식에는 단점이 있듯이, 이 팀 접근 방식에서 최선의 의도에도 불구하고 돌봄제공자들이 '관심을 받지' 못할 수 있다. 그들은 '망가지고' 소진될 때까지 계속해서 자신의 돌보는 역할의 '물결'에 떠밀려가면서 다른 구성원들과 같이 행동할 것을 기대한다(Grande et al., 2009). 이러한 문제가 돌봄 환경에서 분명해지고 있는지를 확인하기 위해서는 청취기술을 강화하는 등 개인의 요구에 대한 주의와 관심이 필요하다. 환자는 개인이며 인간 자체의 존재로 존경받아야 함을 배웠듯이, 한 개인이나 한 돌봄제공자에게 적합한 것이 모든 돌봄제공자에게 적합한 것은 아닌 것이다(NMC, 2015).

영국 돌봄제공자조직(Carers UK)은 돌봄제공자의 건강과 권리를 위해 싸우는 조직이다. 그들은 돌봄제공자가 자신의 건강과 안녕을 희생하면서 사회에 기여한 것에 대해 인정받도록 하기 위해 노력하기도 한다. 연구의 결과와 영국 돌봄제공자조직이 발족하여 진행하는 캠페인의 직접적인 결과로 입법안의 여러 가지 변경 사항이 발표되었는데, 이는 다음을 포함한다. 돌봄제공자를 위한 유연 근무 권리, 평등 법안에 따른 차별로부터의 보호 그리고 새로운 연금 권리(Buckner et al., 2011)이다. 이러한 것은 유급 고용을 지속적으로 원하는 사람에게 더 많은 유연성을 허용해야 한다는 것이다. 더 중요한 것은 돌봄제공자의 재정 부담을 줄이는 데 도움이 될 수 있다는 것이다. 돌봄제공자는 막대한 부담을 짊어짐과 동시에 재정적 걱정까지 추가로 하게 되는데, 이는 돌봄의 지속 가능성에 대해 더 큰 불확실성을 갖게 한다.

돌봄제공자를 위한 도움

2014년도에 제정된 영국의 돌봄제공자 규정(Carers Act)은 2015년 4월부터 발효되었는데, 이는 영국 내의 많은 돌봄제공자들의 삶을 변화시키는 데 도움이 되었다(DH, 2014). 전제 조건은 모든 돌봄제공자는 평가에 대한 권한을 갖게 되며 다양한 지원 서비스에 대해 접근 가능할 수 있도록 하는 것이다. 불행히도 이러한 서비스의 범위는 일부 장소로 제한되지만, 사람들의 요구와 그 요구에 부응하고자 하는 노력은 올바른 방향으로 진행되었다. 영국의 국민건강보험은 돌봄제공자의 요구를 확인하는 데 도움이 되는 도구를 제작하였다(NHS, 2015). 위원들은 추후 진행되는 미팅에서 돌봄제공자의 요구를 충족시키는 데 도움이 될만한 추가적인 도구가 가까운 미래에 소개될 것으로 예상하고 있는데, 이것은 모든 건강과 복지 관련 직원들이 사정, 확인, 계획과 더불어 모든 돌봄제공자들이 안전하고 지지적인 환경에서 돌봄을 제공할 수 있도록 하는 실시전략에 도움이 된다.

결론

돌봄제공자에 대한 사회적 인식이 변화하고 제안되고 있음에도 불구하고, 대처하기 위해 투쟁하고 있는 많은 돌봄제공자들이 지원을 받지 못하고 있다. 또한 건강과 사회복지 서비스를 통해 도움을 받는 것이 매우 복잡하기 때문에, 이들이 필요로 하는 전문가의 도움을 충분히 받지 못하고 있다. 돌봄제공자가 자신의 역할을 잘 유지하기 위해서는, 돌봄제공자의 요구와 지원이 가장 중요한 열쇠가 된다. 이 장에서는, 경제적 관점에서 비공식 돌봄제공자들의 돌봄 역할 없이 영국의 국민건강보험공단이 기능할 수 없는 이유들을 확인하였다. 사회 내에서 비공식적 돌봄제공자에 대한 필요성 증가, 돌봄으로 인한 소진으로 돌봄제공자의 유병율과 조기 사망의 위험 증가, 고용 종료로 인한 재정적 부담, 돌봄을 책임지기 위한 고용 중단 등은 돌봄제공자가 돌봄 역할에 대해 가능한 많이 준비되고 지지를 받아야 하는 이유이다. 그리고 이는 돌봄제공자를 위한 정보와 교육제공으로 구성된 준비된 프로그램으로 시작된다. 돌봄제공자가 계속해서 일하기를 원하는지 혹은 돌보기를 원하는지의 여부를 선택할 수 있도록 입법을 변경함으로써, 선택의 여지가 없는 강제적인 결정보다는 선택을 할 수 있게 하여야 한다. 향후 10년 동안 계획은 돌봄제공자의 사회와 사랑하는 사람의 안녕에 대한 기여에 대해 인정받고 지지받는 것이 보장되어야 한다. 그러나 재정상의 제약이 커지면 이러한 계획은 점점 더 어려워질 수 있다.

돌봄제공자의 이야기

다음 사례를 읽고 생각해 본다. 딸의 몸부림과 엄마의 여정이 모든 것을 말해주고 있기 때문에 더 고민하며 생각해야 할 점은 많지 않다. 기밀유지를 위해 이름을 변경하였다(NMC, 2015).

우리 엄마, 에밀리

엄마를 잃으면서 겪었던 생각과 감정을 기술해 줄 것을 요청받았을 때 나의 첫 반응은 "그래, 나는 할 수 있어, 나는 늘 괜찮아."였다. 그러나 진실은 다소 달랐다. 나는 5개월 전에 엄마를 잃었고, 엄마가 내 생각에서 하루도 중요하지 않았던 날은 없었다. 라디오에서 흐르는 Shirley Bassey의 노래, 라일락과 프리지어, 빵과 촉촉한 샌드위치, 이런 작은 것들이 바보 같이 내 감정을 불러 일으켰고 그리고 내 딸아이의 입에서 나오는 말들이 엄마가 자주 이야기했던 것과 흡사해서 가슴이 미어졌다. 나는 교과서에서 언급되는 슬픔과 딱 맞았는데, 즉 부정, 분노, 교섭, 우울, 수용 등을 반복하며, 여전히 엄마를 위해 엄마가 좋아하는 꽃을 사고 있다는 것을 알게 되었다. 심지어 언니는 엄마의 우유가 떨어질 것을 대비하여 우유를 많이 사고 있다.

엄마는 2014년 3월 10일에 82세의 나이로 돌아가셨다. 엄마는 사망하기 몇 년 전부터 건강 상태가 좋지 않았고 만성 폐쇄성 폐질환(COPD), 협심증, 갑상선 기능 저하와 기동성 문제로 고생했다. 엄마는 마지막 지난 1년 동안 지역 병원에 세 차례 입원했는데, 우리는 그냥 만성 폐쇄성 폐질환이 악화된 것으로 믿었다. 이것이 문제의 시작이었으며 '닭이 먼저냐, 달걀이 먼저냐'의 질문과 같은 것이었다. 이런 상황의 나는 딸인가 간호사인가? 물론 나는 딸이지만 그러나 기본적으로 도움이 되는 간호사의 양육과 옹호 역할을 배제할 수는 없었다. 나는 이 글이 내가 속한 전문직의 수준에서 깊게 파헤치고자 하는 것이 아니고, 비전문적인 사람들의 과장된 이야기가 되지도 않기를 원한다. 나를 위해서 글을 쓰는 것 자체로 카타르시스를 느끼지만 만일 글을 통해 교훈을 얻는다면 그것 또한 족하다.

엄마의 건강은 2014년 3월부터 현저하게 악화되었다. 많은 의사의 방문, 병원 약속과 지역사회 전문간호사의 방문이 계속되었다. 엄마는 항상 자신이 그들에게 귀찮은 존재처럼 느껴진다고 하였고, 엄마가 말하는 것을 믿지 않는다고 말했다. 엄마는 삶의 이유를 잃은 것처럼 느껴지고 그냥 죽기를 기다리고 있다고 하였다. 나는 엄마가 직면한 어려움이 실제가 아니라고 말해야만 했고, 그 분야에 '전문가'가 방문했을 때 의사소통에 무언가를 추가하려고 노력하지 않았다. 나는 직접 엄마의 만성 폐쇄성 폐질환을 목격했고, 우리는 우리가 할 수 있는 모든 일을 하였는데, 이렇게 사람들은 자신의 태도를 통해 살아가는 것을 배우게 된다. 수많은 간호사/환자 의사의 개입시현이 있은 후에, 엄마는 마침내 82번째 생일을 맞이하게 되었다. 그리고 4일 후 엄마가 숨 쉬기를 어려워해서 의사에게 전화를 걸었다. 전문간호사가 방문하였고, 그녀는 언니와 나에게 구급차를 호출했다고 알리면서, 검사 결과 폐와 복부가 더 커졌고 병원에서 의사진료를 받는 것이 더 낫겠나고 하였다.

나는 엄마가 숨을 쉬기 위해 고군분투함에도 불구하고 매우 침착했던 모습을 기억한다. 엄마는 언니와 나에게 자신은 모든 것을 오래 전부터 알고 있었다고 말하였고, 단지 의료진이 이를 수용해서 엄마를 믿어주기까지 너무 오랜기간이 걸렸다는 것이 슬플 뿐이라고 하였다. 나는 제정신이 아니었고 혼비백산하여, "엄마를 빨리 병원으로 네리고 가자. 나는 구급차보다 더 빨리 엄마를 병원으로 모시고 갈 수 있어."라고 했다. 우리는 어리석게도 '더 나은 곳으로 가자' 모드로 진입했던 것이다. 우리는 간호 스테이션에 도착했고 바쁜 그들은 우리에게 눈을 마주치지 않았다. 우리가 맞이한 상황에 분노를 느끼면서 엄마가 숨을 쉬기 위해 고군분투함에도 불구하고 우리는 참을성 있게 기다렸다. 우리는 대기 장소를 안내받았고 거기서 기다리라고 하였다. 어떤 형태의 사정도 진행되지 않아 너무 화가 났다. 나는 자격을 갖춘 의료진이 와서 일련의 관찰을 수행해 줄 것을 요청하였고, 엄마는 산소를 공급받게 되었다. 당시 상황을 회고해 보면 나는 그때 당시 엄마가 가장 우선이었고, 간호사가 그 상황에서 겪는 압박감에 대해서는 깨닫지 못했다. 다른 친척이나 환자처럼 나의 판단은 편파적이었다. 간호사들은 책상에 앉아 있었는데, 내 생각으로는 적어도 우리가 얼마나 불안해하는지를 알려고 해야 했고, 관찰을 수행해야 했다. 언니와 나는 다 알고 있다는 듯이 서로를 바라보며, "아무말도 하지 않고 의료진에게 알아서 하도록 맡기자. 우리가 어떻게 관리할 수 있는 상황은 아니다, 그대로 진행을 지켜보자."라고 하였다. 엄마를 위해 조용히 기다렸으며 그 다음 3시간을 대기, 대기, 대기하였다. 우리는 엄마의 약을 모두 가방에 놔두고 우리가 했던 방법으로 통증을 완화시켰다. 우리는 간호사의 말을 따라야만 했는데, 간호사는 빈 침상이 날 때까지 기다리라고 했고, 의사를 볼 때까지 엄마에게 아무 것도 줄 수 없다고 말했다. 결국 의사를 만난 후 약을 처방받게 되었다. 정책을 준수하는 것은 좋은 것이다. 그러나 이 상황에서 우리 모두가 하고 싶었던 것은 비명을 지르는 것이었으며, 많은 질문을 했지만 대답을 얻지는 못했다. 답변을 얻기 위해서는 병원을 방문해야만 한다는 말과, 불편하고 개인 프라이버시가 하나도 없는 복잡한 곳에서 오로지 기다리라는 말만 듣게 되었다.

내가 그곳에 앉았을 때 나는 엄마에게 쓸데없는 말을 했던 것을 기억한다. 침묵은 생각할 여지를 갖게 한다. 드라마 'Eastenders'에 관한 대화는 현실 세계에 대한 것이 아니었고, 나의 관심은 두려움과 관련된 소식에 집중되었다. 언니는 커피를 사러 로비에 갔다(기억이 너무 선명할 수 있다는 것이 얼마나 이상한지). 내가 어제 차를 먹었는지 나에게 물었을 때는 기억을 해내려고 애써야 했지만, 엄마의 마지막 식사가 무엇인지를 물었을 때는 엄마가 죽기 4일 전에 언니가 토마토 수프를 먹였다고 말할 수 있었다(추가적으로 이야기하자면 토마토 수프는 그 이후로 우리 집에는 없는 메뉴가 되었다). 언니가 돌아왔을 때 한 행정직원이 엄마에 대하여 몇 가지를 확인했고 우리에게 물어볼 것이 있는지 질문했다. 진단이 무엇인지, 얼마나 오랫동안 앓고 계셨는지(의사로부터 말을 듣는 것은 통과 의례와 같았다), 예후는 어떠하며, 스캔을 볼 수 있는지? 뒤돌아봤을 때 우리 중 아무도 마음 속 올바른 틀을 갖고 있는 사람은 없었던 것 같다(언제는 우리가 그랬는지?). 우리는 낙담하였고, 나의 질문이 논쟁적이었다는 것을 인정한다(두렵고, 화가 난 사람을 상대하는 간호사 입장에서의 여러 경험을 기억해 보건데, 그들이 원하는 것은 단지 명확하고 간결하며 정직한 정보였다. 나는 이러한 문제가 잘 관리되기를 희망했었다. 나는 그렇게 했다고 생각하지만 '가진 사람의 눈으로 본 아름다움'이라는 속담이 적절한 비유일 것 같다. 더 나은 비유가 있으리라 확신하지만, 나는 간호사로서 효과적으로 의사소통하기 위해 최선을 다했다).

나는 가끔 내가 그 의사에게 공정했었는지, 어떤 상황에서도 같은 방식으로 느꼈을 것인지에 대해 생각해 보았다. 내 머릿속에서 시나리오를 반복적으로 검토해왔고, 언니와 의논을 해온 결과 수개월이 지난 지금도 내가 진실로 믿고 있는 것은 의사의 의사소통은 별로였다는 것이다. 시간 제약 없이 허둥대지 않으면서 이러한 상황에서 엄마가 원하는 것이 무엇인지를 질문할 수 있는 완화돌봄 전문간호사의 접근 방식과 의사의 접근방식을 비교하면서 나는 이제 확신이 섰다. 엄마는 병원입원을 경험을 한 후, 본인이 상처를 쉽게 받고, 괴롭힘을 당하며 본인이 하고 싶지 않았던 일을 해야 한다는 것에 놀랐던 병원에 단호하게 다시는 가지 않을 것이라고 하였다. 이것이 엄마의 감정이었고 타당한 이야기였다. 엄마의 주장은 우리가 잘 알고 있는 많은 노인 환자들이 갖고 있는 생각이다(내가 '우리'라고 말하는 것은 간호사를 의미한다). 나는 언니에게 "집으로 모시고 가자. 산소를 집으로 가져갈 수 있으니까. 나는 엄마를 여기에 내버려 두고 싶지 않아."라는 말에 동조를 구하였다. 나의 믿음은 우리가 다른 누구보다 엄마를 더 잘 돌볼 수 있다는 것이었다. 언니 또한 간호사로 나보다는 덜 낙관적인 성격인데, 언니는 내 소망과 엄마의 욕구를 절실하게 지지했다. 하지만 언니는 이성적인 주장을 했다. '휴무일도 아닌데 우리가 어떻게 24시간 간병을 할 수 있고, 적절하게 통증을 완화한다고 확신할 수 있는지, 다른 가족들을 돌보면서 직장 일을 병행할 수 있겠는지?'. 이번에 나는 언니가 나와 같은 생각을 하지 않고 폐쇄적이라는 것을 알았다. 언니는 나를 십자가로 만들었고, 나는 언니의 동의 없이 그것을 할 것이라고 말했다. 물론 언니는 엄마가 진심으로 원하는 것에 가장 큰 관심을 갖고 있었고 나 또한 그랬다.

'행동가'로서 나는 유연성이 부족한 병원환경과 싸워야 할 필요가 있었다. 신규간호사가 처방기록이 없어서 엄마에게 더 이상 진통제를 줄 수 없다고 말하였고 나는 원칙적으로는 동의했다. 그러나 통증 완화에 대한 나의 지식에 의하면 엄마는 진통제를 더 많이 사용할 수 있고, 의사는 처방을 해야 한다(나는 존경받아야 하는 간호사로서 그리고 엄마의 옹호자로서의 활동 사이에 갈등을 느꼈다). 그래서 나는 간호사에게 의사와 이에 대해 의논을 하겠다고 하였는데, 간호사는 의사가 매우 바쁘고, 엄마가 괜찮아질 것이라고 했다. 나는 간호사의 말에 대해 매우 화가 났고 간호사에게 통증은 환자가 말하는 것이고, 엄마가 죽어가고 있다는 것을 상기시키면서 이보다 더 중요한 일이 무엇이 있을 수 있느냐고 하였다. 나는 처음으로 이 일로 흐느껴 울었다. 나는 엄마의 고통을 멈출 수 없다는 무력감을 느꼈고, 엄마가 적절한 돌봄을 받을 수 있도록 하는 게임을 해야만 한다는 것을 깨달았다. 나는 내 행동으로 인해 엄마가 '일반적이지 않은 환자'로 인식되지 않기를 원했다.

우리는 엄마의 시간이 얼마 남지 않았다고 믿게 되었을 때 지역 호스피스로 이동하였다. 엄마는 이 모든 것에 동의하였고, 속상해 하지 않았으며, 겉으로 화를 내지도 않았다. 상황을 받아 들였을 뿐이고, 나와는 완전하게 대조적이었다. 나는 강한 사람이 되어야 했다. 호스피스 세팅은 훨씬 더 차분했지만, 죽음의 장소라는 그곳의 현실은 무서웠다. 이후 2주에 걸쳐 나와 언니는 번갈아 가며 엄마를 방문하였고, 엄마에게 우리가 오랫동안 비우지 않을 것이라는 것을 확신시켰다. 엄마의 통증이 아주 잘 완화되었고, 엄마는 안정을 찾았다. 그리고 스스로 이번의 이동이 마지막임을 받아들였다. 나는 우리가 엄마를 위해 할 수 있는 만큼 엄마는 괜찮으시다고 안심하게 되었다. 우리는 엄마가 사랑받고 있다는 것을 확신할 수 있도록 하였다. 누구나 호스피스 간호사를 칭찬한다. 그렇다. 엄마는 훨씬 더 많이 안정되었다. 나는 이것이 좋은 의사소통을 하는 팀, 누구나에게 서로 나누며 함께하는 효과적인 보조적인 서포트 때문이라고 믿는다. 실제로 사람들은 질문을 하고 그에 대한 답변을 기다린다. 엄마는 폐암환자가 아니라 이름을 가진 환자이다. 이를 위해 나는 호스피스에서 우리가 받은 모든 치료에 대해 정말로 감사한다.

그러나 엄마의 고통이 조절되면서 우리가 엄마를 지지하기 위해 그곳에 없을 동안 엄마는 집으로 갈 필요가 있다는 이야기를 들었다고 한다. 언니와 내가 돌아왔을 때, 엄마는 '그들이 나를 내버려 두고 있고, 그들은 새로운 환자를 위해 내 침대를 원한다.'고 말했다. 다시 우리의 통제 밖의 일들이 일어나기 시작하면서 며칠 이내에 엄마를 퇴원시키기 위한 계획을 세워야 했다. 엄마는 다시 불안정하게 되었고 무서워했지만 집으로 가는 것에 동의했다. 돌봄 꾸러미는 그 장소에 놔두어야 했고, 주요 안전요소는 집에서 훈련받게 되었다. "안녕하세요, 잘 가세요."를 실행해야 했다(엄마가 식사시간에 도움을 받을 때 "안녕하세요, 안녕히 가세요."를 하였다), 산소가 파이프로 연결되었다(휴대용 실린더가 주문되지 않은 상태에서 엄마는 다시 집으로 돌아왔다). 언니와 나는 다시 '우리가 최선을 다해 무엇을 해야 하는가?'를 고민하였다. 엄마는 단호하게 집으로 가자고 했고, 괜찮을 것이라고 하였다. 내가 알고 있었던 진실은 엄마는 집으로 돌아가는 것을 원하지 않는다는 것이었다.

집으로 돌아온 첫날밤 우리는 엄마를 10시에 혼자 주무실 수 있도록 하였고, 옆에 전화기와 약을 두고 왔으며 다음 날 아침에 서로 돌아가며 방문할 계획이었다. 밤사이에 엄마는 코피가 멈추지 않아 당황하였고, 도움을 청하기 위해 버저를 눌렀다. '우리는 이 일이 일어날 것임을 알았었고, 그 일이 일어난 것이다. 도대체 왜 우리는 엄마를 이렇게 되도록 하였는가' 나는 엄마를 이렇게 만들고, 외롭고 놀라게 한 것에 대해 죄책감이 들었다. 나는 아직도 이런 일이 일어났던 것에 대해 후회한다. 언니는 우리가 돌아가면서 함께 머물러야 한다고 말했고, 실제로 다른 선택의 여지가 없었다. 나는 엄마는 본인이 사랑하는 사람들 그리고 엄마를 사랑하는 사람들과 집에 있어야 한다는 진단 당시의 원래 생각으로 돌아갔다. 이번 결정은 쉬웠다. 이러한 결정이 이기적인 결정이라는 것을 알고 있지만, 엄마가 나와 함께 하기를 원했으며, 엄마는 동의했다. 돌아보면, 엄마가 자신을 위해 어떤 선택의 여지도 없다고 느꼈을런지도 모르겠다. 엄마는 이러한 상황이 수 개월 동안 지속되면서 연약해졌고, 약하며, 무서워했다. 나는 이렇게 하기로 한 것에 대해 내 자신뿐 아니라 가족과 언니가 어떻게 생각할까를 걱정하였다. 나는 언니가 나에 대해 육체적으로나 감정적으로 어떻게 대처할 것인가에 대해 얼마나 걱정했는지 알고 있다. 나는 차선책에 대한 생각을 제시하지 않았고, 단지 엄마가 우리와 함께 해야만 한다는 사실만을 이야기하였다.

남편과 아들과 딸은 지지적이었고, 모든 일은 빠르게 움직였다. 나는 딸아이의 놀이방을 비워 그 방에 엄마의 침대를 옮겼고, 파이프 산소, 소변기 그리고 모든 여러 장비는 아래층에 흩어져 있었다. 나는 어떠한 논리적 사고도 창문 밖으로 다 던져 버렸다고 생각하고, 오로지 엄마가 무서워하지 않는지 확인하는 데 초점을 맞추었지만, 어쩌면 내가 무서워하지 않는 것에 초점을 맞추었을런지도 모른다. 엄마는 한 번도 무섭다고 말한 적이 없었다. 아마도 그것은 나를 보호해야 하는 사람으로서의 엄마와 나의 관계 때문일지도 모른다(나는 엄마의 아기였고, 막내였다). 나는 엄마가 언니에게 이것에 대해 더 공개적으로 말했다는 것을 알고 있다. 나는 이것에 대해 어떻게 느꼈는지 잘 모르겠다. 슬픔, 엄마는 나에게 말할 수 없다고 느꼈지만 내가 내 자신에 대해 알고 있는 것보다 더 아마도 나를 잘 알고 계셨기 때문에 내가 괜찮은 것을 원했던 것이다

엄마의 집이 된 나의 집은 언니를 비롯하여 지역 담당간호사, 구 소속의 간호사, 호스피스 연락관, 의사, 물리치료사, 작업치료사, 약국 서비스, 산소 배달하는 사람 그리고 시민봉사자(처음 며칠 동안)에게 개방되었다. 나는 그것이 올바른 행동이었다고 생각했고, 그것이 엄마를 위해서였으면 하고 바랬다. 언니는 멋졌고 나만큼 잘 살았다. 우리 가족은 강아지가 잘 적응하는 것처럼 많은 방문자와 거실을 거쳐 온 파이프 그리고 이렇게 놀이방이 된 것에 살

적응하였다. 엄마의 유머는 때때로 조금 건조했는데, 엄마가 의사에게 내가 만일 새로운 방을 좋아한다면, 그곳은 놀이방이지 않겠냐고 물으면서 웃었던 것을 생생하게 기억한다. 이후 몇 주 동안 나는 'Keeping Up Appearances'의 재방송을 보면서 웃음을 짓거나 웃고, 껴안으면서 긴 포옹을 하는 아주 운이 좋은 기간을 보냈다. 사람들이 내 집을 들락거리고 있었음에도 불구하고 나는 아주 외로웠고, 강해야 한다고 느꼈다. 용감한 얼굴 그리고 무엇보다도 적절한 수준의 보살핌을 위해 싸워야 했다. 나는 '싸움'이라는 단어를 자주 쓰는 사람이 아니다. 나는 여러분이 내가 공격적이라고 생각하지 않아주었으면 하고, 적어도 나는 그렇지 않았기를 바라며, 만일 내가 그랬다면 진심으로 미안하다. 나는 모든 것을 요청해야 할 것 같았는데, 코피를 줄이기 위해 다른 비강 캐뉼라를 코에 삽입해야 하고, 시간마다 확인하며, 근무시간 외 연결 가능한 전화번호를 요청하였다. 예를 들어, 엄마의 통증이 갑자기 심하게 발생하면, 간호사는 우리 집으로 같이 보냈던 팩으로 된 마약성 진통제(그때를 대비한 약물)를 피하주사하기 위해 방문할 것이라고 말했다. 그러나 간호사가 도착했을 때, 그녀는 바늘을 가지고 있지 않았고 진통제는 팩에 들어 있지 않았다. 이것은 나를 화나게 했고, 적당한 장비의 채비를 위한 시간 지연은 엄마를 더 고통스럽게 만들었다. 나는 엄마가 호스피스에 있었다면 통증을 완화하기 위해 기다리는 시간이 더 짧았을 것을 생각하니 무기력하고 짜증이 났다. 또 다른 예는 엄마가 움직일 때 사용할 수 있는 미끄러운 시트가 보내지지 않았다는 것이다. 여러 번 전화를 한 후에 시트 하나가 도착했고, 그제서야 우리는 엄마를 안전하게 움직일 수 있었다. 나는 스스로 만감이 교차했다. 왜 나는 이러한 것을 청구하지 않은 채 엄마를 집으로 모시고 왔는가? 나는 딸인가, 간호사인가? '지역사회 돌봄'은 마치 투기장처럼 느껴졌다(이것은 마치 다른 사람의 문제인 것처럼, 엄마가 눈에서 멀어지면 마음에서도 멀어지는 것을 느꼈던 것이다).

엄마가 받았던 돌봄에 대한 우리의 기대와 관련하여 오랫동안 생각해 보았다. 나와 언니의 기대치가 너무 높았던 것인가? 우리가 돌봄이 제공되는 과정을 더 어렵게 만들었나? 우리는 엄마의 마지막 기간 동안 보살핌을 제공하기에 가장 좋은 장소에 있었는가? 오늘 내가 생각해 보니 그 대답은 '아니오'이다. 나의 기대치는 너무 높지 않았다. 나는 모든 사람들이 돌봄의 매 단계에서 존중과 존엄으로 돌봄을 받을 수 있기를 그리고 때로는 헌신과 용기를 가져다주는 연민으로 대접받기를 기대한다. 나는 때때로 우리가 간호사였다는 사실이 구 담당 지역간호사들로 하여금 자신들을 감시하고 있는 것처럼 느끼게 했다고 생각한다. 엄마의 생애 마지막 날들은 우리만이 존재했고, 그들은 단지 엄마가 가시기만을 기다렸다. 우리가 했던 사랑과 온화한 보살핌의 수준은 내 생각에 언니와 나보다 더 나은 사람은 없었다. 나는 엄마가 자신의 모든 생에서 우리를 돌보았던 것처럼, 우리가 엄마를 돌볼 힘을 가지고 있다는 것을 자랑스럽게 생각하고, 엄마도 그렇게 느꼈기를 바란다.

9월 30일 화요일에 엄마의 통증은 잘 조절되지 않았고, 그래서 통증 조절 약물이 지속적으로 투여되는 syringe driver를 다음 단계로 적용할 것을 조언받게 되었다. 그리고 엄마가 이 시점에서 빠르게 악화될 것이라는 말을 들었다. driver가 장착되었고, 오후 12시 15분경에 작동되었다. 그리고 엄마는 토마토 수프를 원해서 언니는 앉아서 엄마에게 몇 스푼의 수프를 주었다. 그 후 엄마는 누우시고 주무셨다. 이것이 엄마가 우리와 대화를 나누게 된 마지막 순간이었다. 나는 그때 많은 작별 인사를 했었어야 했다고 생각해 본다. 엄마가 알고 있었지만 내가 엄마를 얼마나 많이 사랑하는지를 충분히 말하기를 원했다. 그러나 그것이 마지막이었고, 우리는 그날 엄마를 잃은 슬픔을 갖게 되었다. 나는 마비가 되었고, '글쎄, 이런 거였어?' 아무도 우리에게 그것이 얼마나 오래 갈지에 대해 말해줄 수는 없었다. 엄마는 극심한 고통 때문에 모르핀이 추가되었고, 이 기간 동안 엄마는 우는 것처럼 소리를 내며 극심한 고통을 겪었다. 그러나 엄마의 의식이 반 혼수 상태였기 때문에 이전에 했던 것처럼 엄마를 안심시킬 수는 없었다. 우리는 엄마 방으로 들어가서 엄마가 여전히 호흡하고 있는지 확인할 뿐이었다. 내 아이들과 조카딸은 엄마의 이런 모습을 보는 것을 너무 어려워했다. 그 다음 3일 동안 언니와 내가 엄마 방에 들어가는 유일한 가족이었다. 우리는 침대 옆 바닥에 있는 매트리스에서 혹은 거실에 있는 소파에서 함께 차례로 잠을 잤다. 우리는 엄마의 피부에 욕창이 생길까봐 알람을 세팅해 놓고 체위변경을 하였다. 슬프게도, 결국 엄마는 천골부위에 작은 욕창이 발생되었는데, 우리는 이를 막지 못했다는 것에 대해 부끄럽게 여기고 있다. 결국 방문간호사가 드레싱을 해야 할 상황이 발생된 것이다. 우리가 엄마가 필요로 하는 모든 것을 배려했음에도 불구하고 욕창이 발생했다는 것이 나를 황폐화시켰다. 나는 엄마의 방에 들어가 앉아서 엄마의 손을 부드럽게 마사지했고, 엄마 입술에 바셀린을 발라주고 키스를 했다. 나는 언니가 나와 똑같이 했다는 것을 알게 되었는데, 나는 우리가 서로 똑같은 일을 했다는 것이 기뻤다.

2014년 10월 3일. 6주 전에 폐암 및 복부전이로 진단받게 된 후 엄마는 언니와 내 품을 떠나려 했다. 11시 30분에 우리는 새로운 장소로 엄마를 옮겼다. 그리고 우리는 본능적으로 엄마의 호흡을 관찰하고 맥박을 체크하였다. 그곳에는 아무도 없었고, 우리가 엄마 침대에서 음식을 떠 넣어드렸고, 엄마가 마지막 숨을 거둘 때까지 함께 있었다. 우리는 엄마가 원했던 대로 함께 있었지만 이런 식으로는 아니었다. 엄마는 우리가 엄마를 보살폈던 것이 우리와 가족에게 어떤 영향을 미칠지 걱정했다. 엄마는 우리에게 짐이 되기 싫고 우리만의 생활을 하길 원했기 때문에 빨리 떠나셨던 것 같다. 엄마는 우리가 괜찮을 것이라는 것을 안다고 하면서 서로 잘 지내고, 가족과도 잘 지내라고 말했다. 나는 한 번도 엄마를 짐으로 여겨

본 적이 없었고, 단지 엄마를 모시기를 원했을 뿐이었다. 엄마가 돌아가셨을 때 나는 뒤에서 엄마를 껴안고 있었고 엄마는 마지막 숨을 들이 쉬면서 뺨에 눈물이 조금 흘러 내렸다고 언니가 말했다. 나는 이 장면을 보지 못했지만 엄마가 우리를 떠나는 것을 얼마나 슬퍼했는지를 알 수 있을 것 같았다. 이 마지막 짧은 순간에 내가 기억하는 것은 침대가 창문 가까이에 있어 엄마는 '외부 생활'을 볼 수 있었다. 나는 엄마가 떠나기 전에 엄마에게 사랑한다고 말하기 위해 필사적으로 침대 위로 기어 올라가서 커튼을 반쯤 끌어 내렸다. 돌이켜보면 그때 엄마는 많이 웃으셨다. 나는 엄마가 돌아가셔서 고통으로부터 자유로워져 기뻤지만 이제 엄마가 없는 것으로 인한 힘든 날들이 시작되었다.

나와 언니는 알려야 할 모든 사람들에게 알리고 대처기전의 한 방법으로 바쁘게 지냈다. 우리가 어렵게 확인한 사실은 British Telecom과 British Gas의 관련자만이 애도의 뜻을 전했다는 사실이었다. 모든 돌봄종사자들은 "고맙다. 기록을 남기겠다."라고 말했는데 그것은 단지 번호로만 인식되어 있는 시스템에서 지워버리는 것이었다. 의사소통은 매우 중요한데, 이에 대한 중요성은 과소평가되고 있다. 마음 챙김과 함께 의사소통은 필수적인 생활의 기술인데 어떤 사람들은 잘하지만 일부 사람들은 그렇지 못하다. 연민과 배려에 대한 기술은 가르칠 수 있는 기술인가? 그것은 분명히 논쟁의 여지가 있는 개념이며, 간호교육자로서 나의 믿음은 타고난 것도 있지만 교육을 통해 더욱 발전될 수 있다는 것이다. 사람들은 자신의 경험에 의해 학습되는 것 같다. 엄마의 생의 말기를 집에서 모시면서 돌본 경험은 나에게 깊은 영향을 미쳤다. 어떤 경험과 마찬가지로 우리는 그 경험을 이해하려고 노력한다. 내가 차별성 있게 했는지, 내가 엄마를 얼마나 사랑했는지를 엄마는 아는지, 궁극적으로 엄마를 위해 옳은 일이었는지? 이것들은 슬프게도 대답 없는 질문이며, 내가 좋은 날들을 보냈는지 나쁜 날을 보냈는지에 따라 내가 가졌던 경험에 대한 것은 나의 견해에 달려 있을 것이다.

나에게 가장 중요한 문제는 항상 적시에 사려 깊고 존중하는 의사소통이 부족했던 것이다. 감정적으로 보살펴주는 사람에 대한 지지가 부족하고, 이러한 상황에서 필요한 필수적인 재료를 제공하는 문제도 있었다. 나는 이 글을 쓰는 동안 내가 어떻게 느끼고 울었는지에 대한 전반적인 내용을 제시하고자 노력하였다. 어떤 부분은 너무 고통스러워서 기록을 하지 못했다. 나는 언니에게 이 글을 보여 주겠다고 제안하겠지만, 언니에게는 너무 이르고, 아마도 언니는 자신의 감정을 나와 나누기를 원하지 않을 수도 있다. 나는 언니를 깊이 사랑하고 언니는 나의 가장 친한 친구이다(분명히 내가 이렇게 말하면 화를 냈을 남편과 함께).

Suggested reading

Bee, P.E, Barnes, P. and Luker, K.A. (2008) 'A systematic review of informal caregivers' needs in providing home–based end–of–life care to people with cancer', Journal of Clinical Nursing, 18: 1379–93.

Davies, H. (2003) 'The emotional load of caring: Care for those for whom there is no cure', in B. Nyatanga and M. Astley–Pepper (ed.), Hidden Aspects of Palliative Care. London: Quay Books.

Stroebe, M., Schut, H. and Stroebe, W. (2007) 'Health outcomes of bereavement', Lancet, 370: 1960–73.

References

Anderson, G.F. and Hussey, P.S. (2000) 'Population aging: A comparison among industrialized countries', Health Affairs, 19(3): 191–203.

Barrow, S. and Harrison, R.A. (2005) 'Unsung heroes who put their lives at risk? Informal caring, health and neighbourhood attachment', Journal of Public Health, 27(3): 292–7.

Beaver, K., Luker, K.A. and Woods, S. (2000) 'Primary care services received during terminal illness', International Journal of Palliative Nursing, 6: 220–7.

Bee, P.E., Barnes, P. and Luker, K.A. (2008) 'A systematic review of informal caregivers' needs in providing home–based end–of–life care to people with cancer', Journal of Clinical Nursing, 18: 1379–93.

Buckner, L. and Yeandle, S. (2007) Valuing Carers: Calculating the Value of Carers' Support. London: Carers UK. Available at: http://circle.leeds.ac.uk/files/2012/08/110512–circlecarers–uk–valuing–carers.pdf (accessed 15.7.2015)

Buckner, L., Yeandle, S. and Carers UK (2011) Valuing Carers 2011: Calculating the Value of Carers' Support. London: Carers UK.

Carers UK (2014) Costs of Caring and Impact of Caring on Work. London: Carers UK/

Carers UK (2015) Caring and Family Services Inquiry. London: Carers UK.

Davies, H. (2003) 'The emotional load of caring: Care for those for whom there is no cure', in B. Nyatanga and M. Astley–Pepper (ed.). Hidden Aspects of Palliative Care. London: Quay Books.

Department of Health (2008a) Carers at the Heart of the 21st Century: Families and Communities. London: DH.

Department of Health (2008b) End of Life Care Strategy. London: DH

Department of Health (2014) Care and Support Statutory Guidance. London: DH.

European Federation of Older People (2004) Making Palliative Care a Priority Topic on the European Health Agenda and Recommendations for the Development of Palliative Care in Europe. Graz: EURAG.

Gaugler, J.E., Hanna, N., Linder, J., Given, C.W., Tolber, V. and Katernia R. and Regine, W.F. (2005) 'Cancer care giving and subjective stress: A multi-site, multi-dimensional analysis', Psycho-Oncology, 14(9): 771-85.

Grande, G., Addington-Hall, J. and Todd, C. (1998) 'Place of death and access to home care services: Are certain patient groups at a disadvantage?', Social Science and Medicine, 47: 565-79.

Grande, G.E., Farquhar, M.C., Barclay, S.I.G. and Todd, C. (2006) 'The influence of patient and carer age in access to palliative care', Age and Aging, 35: 267-73.

Grande, G., Stajduhar, K., Aoun S., Toye, C., Funk, L., Addington-Hall, I., Payne, S. and Todd, C. (2009) 'Supporting lay carers in end of life care: Current gaps and future priorities', Palliative Medicine, 23: 339-44.

Harding, R. and Higginson, I. (2003) 'What is the best way to help caregivers in cancer and palliative care? A systematic literature review of interventions and their effectiveness', Palliative Medicine, 17: 63-74.

Maguire, P. (1985) 'Barriers to psychological care of the dying', British Medical Journal, 29: 1711-13.

Milne, A., Hatzidimitriadou, E., Chryssanthropoulou, C. and Owen, T. (2001) Caring in Later Life: Reviewing the Role of Older Carers. London: Help the Aged.

National Health Service (2015) Commissioning for Carers: Principles and Resources to Support Effective Commissioning for Adults and Young Carers. London: NHS.

NHS England (2014) Actions for End of Life Care: 2014-16. England: NHS.

Nijboer, C., Templaar, R., Sanderman, R., Triemstra, M., Spruijt, R.J., van den Bos, G.A. (1998) 'Cancer and caregiving: The impact on the caregiver's health', Psycho-Oncology, 7: 3-13.

Nursing and Midwifery Council (2015) The Code: Professional Standards of Practice and Behaviour for Nurses and Midwives. London: NMC.

Palliative Care Australia (1999) State of the Nation 1998: Report of the National Census of Palliative Care Services. Yarraluma: Palliative Care Australia.

Robbins, M. (1998) Evaluating Palliative Care: Establishing the Evidence Base. Oxford: Oxford University Press.

Rutten, L., Arora, N., Bakos, A., Aziz, N. and Rowland, J. (2005) 'Information needs and sources of information among cancer patients: A systematic review of the research (1983-2003)', Patient Education and Counseling, 57: 250-61.

Schultz, R., Mendelsohn, A.B., Haley, W.E., Mahoney, D., Allen, R.S., Zhang, S., Thompson, L. and Belle, S.H. (2003) 'End-of-life care and the effects of bereavement on family caregivers of persons with dementia', New England Journal of Medicine, 349: 1936-42.

Seymour, J.E., Witherspoon, R., Gott, M., Ross, H. and Payne, S. (2005) End of Life Care: Promoting Comfort, Choice and Wellbeing among Older People Facing Death. Bristol: Policy Press.

Singer, Y., Bachner, Y., Schartzman, P. and Carmel, S. (2005) 'Home–death – the caregiver's experiences', Journal of Pain and Symptom Management, 30(1): 70 – 4.

Stroebe, M., Schut, H. and Stroebe, W. (2007) 'Health outcomes of bereavement', Lancet, 370: 1960 – 73.

United States Census Bureau (2008) Table 12. Projections of the Population by Age and Sex for the United States: 2010 to 2050. Washington, DC, US Census Bureau. Available at: www. census.gov/population/projections/data/national/2008/summarytables.html (accessed 4.6.15).

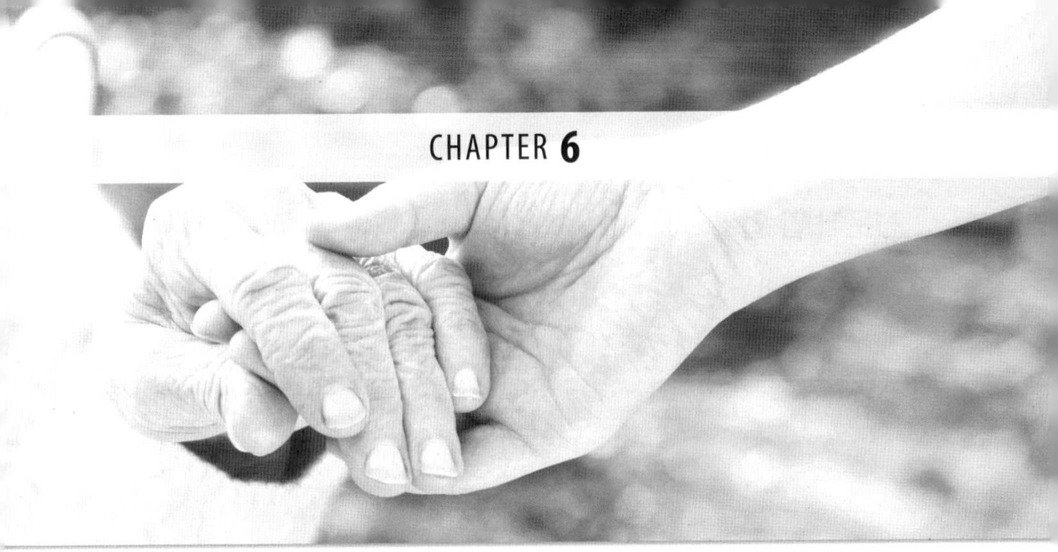

CHAPTER **6**

완화돌봄에서 전문직 간 업무

Interprofessional working in palliative care

학습 내용

- 전문직 간 업무의 의미
- 효과적인 전문직 간 업무를 위해 필요한 질
- 전문직 간 업무와 전문직종 간 배움
- 전문직 간 업무와 정책 추진자
- 환자, 돌봄제공자, 건강관리전문가와 조직을 위한 효과적인 전문가 간 실무 유지의 중요성

전문직 간 업무

'전문직 간 업무', '기관 간 업무', '다학제 간 업무'와 같은 용어는 혼용되기도 하며, 다른 사람들과 함께 일하는 것이 이 모든 용어에 포함되어 있다. 이러한 용어가 시사하는 것은 같은 환경(다학제적 업무)에 고용된 전문가의 수가 아닌 한 팀(전문직 간 업무)으로서 함께 일해야 한다는 것이다(Goodman & Clemow, 2008). 보건부(DH, 2008)는 환자와 건강관리 전문가들 사이에서뿐만 아니라 양질의 완화 및 생의 말기를 돕기 위해 전문가 간 팀 안에서도 지지적 관계가 형성되어야 한다고 언급하였다. 완화를 요하는 질환을 통하여 환자 및 서비스 이용자와 그들의 비공식적인 돌봄제공자를 돌보는 데 많은 전문가들이 참여하여 의사소통이나 조정뿐만 아니라 팀워크와 협동을 필요로 하는 특별한 요구에 부응하는 돌봄을 받도록 할 수 있다.

'전문직 간' 업무는 협동적인 방식으로 전문직들이 일하는 것을 의미한다. '다학제적'이라고 해서 반드시 협동적인 모형을 의미하는 것은 아니다. 협동은 모든 돌봄 상황에서 선결조건이며, 완화적 돌봄 또한 다르지 않다. 질병과정에서 발생하는 증상들은 점차 복잡해지고 돌봄관리가 변화될 수 있으므로 전문직 간 활동에의 참여가 돌봄의 질과 효과를 증대시킨다는 주장이 있다(Hall et al., 2006). 건강과 사회적 돌봄에서 많은 직업들이 갖는 원칙은 그러한 상황에서 기술과 경험을 공유해야 할 전문지식이 있다는 것이다. 이와 같은 이해가 없는 전문영역에 대한 '모호함'은 전문가들을 둘러싼 역할과 철학 기반에 대한 이해부족으로 인하여 돌봄이 단편적일 수 있다. 등록간호사로서 다른 전문직들과 협동하는 그 자체는 직업적인 책임이 될 것이며, 만일 그 등록간호사가 깨닫지 못하거나 이러한 원칙을 준수하지 못하면, 등록은 취소될 위험에 놓일 수 있다(NMC, 2015). 궁극적으로 환자의 요구에 반응하지 못한 사람은 그들의 행동강령

사례 시나리오 Lisa

Lisa는 치매가 있는 아버지 Ralph 씨를 돌보고 있다. Ralph 씨는 증상이 더 악화되어 현재는 온종일 돌봄이 필요하다. Lisa는 일을 포기했기에 재정적으로 힘들어할 뿐만 아니라 집을 떠날 수도 없다고 느끼고 있다. 그녀의 아버지는 일상생활을 원활하게 못하고 있다. 그는 전혀 발을 딛지 못해 침대나 의자에서 일어설 때 도움이 필요해 Lisa는 만사가 위기에 닥쳐 있다고 느낀다. 그녀는 어제 아버지를 목욕시킬 때 거의 넘어질 뻔 했다. 방문간호사가 전화를 해서 Lisa의 의견을 듣고 있다.

생각해 볼 점

- 만약 방문간호사가 다른 긴강 및 사회적 돌봄전문가에게 의뢰하지 못한다면, 어떤 결과가 초래될 수 있는가?
- 코드(NMC, 2015) 조사하기: 만약 방문간호사가 Lisa의 우려에 따라 조치를 취하지 못한다면, 그녀는 어떻게 행동강령을 위반하는 것인가?
- 이 코드는 다른 전문직들과의 협력에 관련하여 무엇을 말하고 있는가?
- 어떻게 이 돌봄전달을 향상시킬 수 있는가?
- 다른 전문가들에게 의뢰하면 누가 이익을 보는가?
- Ralph 씨를 돌보는데 참여할 수 있는 전문가들이 어떻게 도울 수 있는지를 나열해 본다.

(code of conduct)을 따르지 못한 것이며, 또한 다른 사람들과의 협동에 실패하는 것은 환자의 돌봄에 직접적인 영향을 주어 환자나 돌봄제공자의 건강과 안녕에 해로울 수 있다.

이 사례의 방문간호사와 같은 전문가라 할지라도 우리가 깨달아야 하는 것은 역사적으로 '다른' 전문가의 책무 영역(예: 작업치료사, 심리치료사 혹은 영양사)에 대한 이해와 각각에 대한 전문성이 제한적이라는 점이다. 이 사례에서 Ralph 씨와 Lisa는 위험에 처해 있으며, 방문간호사는 그들을 모두 돌봐야 할 의무가 있다. 영국 간호조산사국(Nursing and Midwifery Council, NMC)의 행동강령(NMC, 2015)을 자세히 살펴보면, 자격을 갖춘 간호사로서의 책임을 확인하는 데 도움이 될 것이다.

역할 이해하기

역할 정체성, 기술 및 지식, 권력과 지위를 둘러싼 많은 추측들이 있다(Baxter & Brumfitt, 2008). 전문적 역할의 사회화가 진행됨에 따라 전문가들은 그들 각자의 교육에 대한 자기주장(옹호)을 하게 되며, 전문직 간 팀에서 효과적으로 일하도록 격려된다 할지라도 그러한 환경에서 일하는 데 마주치는 요구와 교육의 요구 및 기본 철학 사이에서 갈등을 느낄 수 있다. Baxter와 Brumfitt(2008)은 전문직 간 업무를 수행해야 하는 직원들의 인식을 조사하는 심층사례연구를 수행하였다. 많은 사람들이 역할의 경계에 대해 언급하고 자신의 전문적 정체성을 유지하기 위해 전문가로서 중요한 역할을 한다고 생각하였다. 특별한 지식과 기술의 개발 또한 특정 분야와 특정 직업 안에서 뚜렷했다. 전문가들은 점차 눈에 띨 정도로 영역의 이동과 모호성이 증가하고 있음을 알고 있으나, 이러한 진행을 환영하는 것 같지는 않다. 환자돌봄에 대한 통합적인 접근법을 창출하기 위하여 모호한 영역을 부르는 정치적 의제(DH, 2008)는 만약 이러한 연구가 일반화된다면 더디게 진행될 수 있다.

완화돌봄전문가 팀

완화돌봄전문가 팀은 돌봄에 있어 전통적으로 밀착된 전문가 간 접근을 하였다. 전문가의 완화적 관리를 요하는 많은 환자들은 복잡한 요구를 갖고 있어서 혼자 일하는 사람은 곧 자신이 많은 문제들, 증상, 환자의 요구, 비공식적 돌봄 그리고 가족들로 압도됨을 느낀다. 노인환자들에서 복합적인 동반질환이 계속 발생함에 따라 이러한 복잡성은 암환자뿐만 아니라 비암성환자에서도 증가될 수 있다. 전문적 완화관리가 일반적으로 간호사, 의사 그리고 사회사업가 등의 핵심요원으로 구성된다는 인식이 있었으나(Firth, 2003), 특히 환자간호에 좀 더 폭넓은 팀을 활용하고 의사소통과 협력을 하는 다양한 실무분야의 전문간호사들에겐 더욱 어려운 도전이 될 수 있다.

Dharmasena와 Forbes(2001) 그리고 Skilbeck와 Payne(2005)은 팀 안에서 반드시 더욱 협동적으로 일해야만 하며, 전문간호사가 말기간호를 제공하는 것이 완화돌봄전문가 팀에 인계하는 것보다 도움이 될 것이라는 사실은 추후 개정을 위한 답이 될 수 있다고 하였다. 따라서 전문직 간의 업무가 발달되고 돌봄이 더욱 복잡해짐에 따라 핵심이 되는 팀은 계속 발달할 것이다. 핵심 팀 모두는 환자들과 그들의 비공식적 돌봄제공자를 보지 않을 수는 있으나, 환자돌봄을 개선시킬 수 있다는 희망에서 정기적인 회의를 통하여 지식, 기술, 전문성을 제공할 수는 있을 것이다. Skilbeck 등(2002)은 만약 어느 환자가 비암성질환을 갖고 있다면, 전문적인 완화관리를 받을 기회는 심각하게 줄어들 수 있다는 것을 확인하였다. 그들의 연구에서 의뢰인의 단 4%만이 완화관리팀의 관리를 받았으며, 비암성 진단을 받은 이들은 생의 말기에 암진단을 받은 환자와 고통이나 증상 부담이 비슷해 그들에 준하거나 그들과 같은 요구가 있음을 시사하였다(Skilbeck et al., 1998). 앞에서 제시했듯이 전문가 팀들과 전문적인 완화관리와의 밀접한 연결로 틈새를 줄여 모든 말기환자의 요구에 반응하고 양질의 돌봄을 받도록 하는 데 도움이 될 수 있다. 효과적이고 지지적인 전문가 간 역할은 환자돌봄뿐만 아니라, 밀접하고 협동적인 업무와 지식 공유를 통한 지지적 연결망을 만들어낸다는 중요한 이점이 있다. 이와 같은 전문가들과 협동적으로 일을 함으로써 우리는 우리가 돌봐야 할 사람들의 요구에 부응할 수 있다. 그러나 이 과정에서 환자와 비공식적인 돌봄제공자가 권한을 지녀야 한다는 점을 강조한다. 많은 기관들이나 전문직들에게 인계하거나 의뢰하는 것이 반드시 긍정적인 결과를 가져오는 것은 아니다. 모든 의사결정의 중심에 환자 및 그들의 돌봄제공자가 있도록 보장하게끔 잠정적인 의뢰가 그들과 충분히 토의되어야 한다. 환자의 집에 전문가가 오게 되거나 병원에 입원하여 전문가가 몰려들면 위압감을 느낄 수 있다. 이것은 우리가 하고자 하는 원활하고도 협동적이며, 부응적인 환경을 조성하지 못할 것이다. 환자들은 이미 그들의 진단의 본질에 압도당하고 취약하다고 느낄 수 있다. 따라서 여러 전문직 종사자들이 그들에게 몰려와 질문을 하는 것은 문제를 해결하려 할 때 오히려 더 많은 문제들을 만들 수 있다.

팀 접근

세계보건기구(WHO, 2010)는 환자와 서비스제공자가 받는 돌봄을 개선하고, 재정적 압박으로 힘든 가운데 점차 복잡해지는 요구를 가진 많은 환자들의 증가에 부응해 보건환경에서 효과적이고 경제적으로 돌볼 수 있도록 협동적인 전문직 간 팀워크의 필요성을 강조하였다(**그림 6.1**).

전문직 간 환경에서 일을 하기 위해서는 어떻게 다른 전문가들과 팀들과 함께 일을 하는가에 대한 이해뿐만 아니라 팀이 서로 각자의 값진 기술과 지식을 어떻게 이용하는지에 대한 어느 정도의 통찰이 필요하다. 교육은 그러한 이해를 촉진하는 토대가 된다.

교육과 전문직 간 업무

상급 전문직 간 교육센터(Centre for the Advancement of Interprofessional Education, CAIPE)는 국가적 및 국가 간 교육을 통하여 효과적인

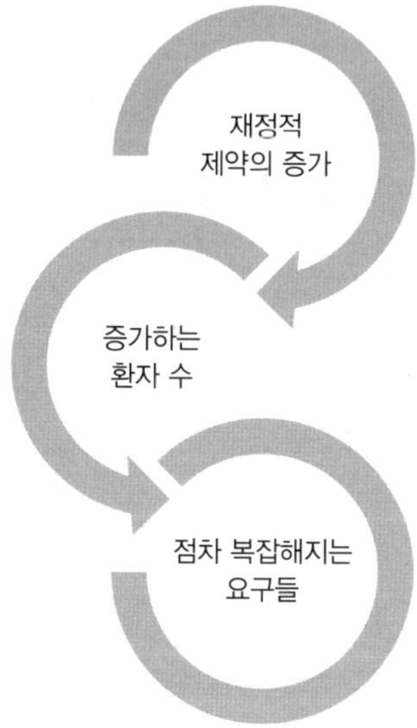

그림 6.1 • 현재 보건관리 환경(WHO, 2010)

전문직 간 협동과 업무 증진을 목표로 세워진 기구이다(CAIPE, 2015). 효과적인 전문직 간 교육(interprofessional education, IPE)은 전문가 집단 간 이해와 상호존중을 발달시키는 데 도움이 될 수 있으며, 이는 환자와 그들의 돌봄제공자 및 가족뿐만 아니라 환자돌봄의 전달에 긴밀하고도 지지적인 접근을 만들어내는 긍정적인 효과가 있을 것이다. 이러한 증가된 협동은 건강과 사회적 돌봄교육을 뒷받침하는 철학적 기반이다(Parsell et al., 1998; NMC, 2010).

영국 간호조산사국이 언급하기를 다른 교육들을 이해하고 협동하는 것은 등록 전과 등록 후 모두에 적용되어야 한다고 하였다(NMC, 2010; 2015).

학생간호사가 효과적인 실무에 대해 평가받는 숙련도 표준(Standards of Proficiency)은 필수적이고, 이것은 다른 전문직과의 업무를 통해 나타날 수 있어, 그들은 자신의 역할과 책임에 익숙해질 수 있을 뿐만 아니라 어떻게 그러한 전문직들과 어떻게 협동적으로 일을 하는가를 보여줄 수 있다. 전문직들 사이의 장벽이 무너지는 동안 팀 접근을 학습하고 육성하는 것을 지원하기 위하여 전문직 간 교육이 학문적 환경을 채택했다고 주장할 수 있다. 전문직 간 교육은 한 강좌에 함께 앉아 있는 전문직업인의 수보다도 많다. 그것은 서로로부터뿐만 아니라 각자에 대해서 배운 것을 공유한 학습결과가 되는 학습활동들을 포함한다. 이는 문제해결과 모방을 통해할 수 있는데, 예를 들어, 아이디어와 관점의 공유는 보다 큰 통찰과 이해뿐만 아니라 상황과 문제를 둘러싼 다양한 관점을 깨달을 수 있도록 할 수 있다. 이는 건강과 사회적 돌봄환경에서 서로의 기여에 대해 더 커다란 이해와 전문적인 존중을 촉진해야 한다.

전문 교육이 학문적 환경에서 촉진된다 할지라도, 우리의 돌봄 규정 안에 전문직 간 업무를 충분히 확립하기 위해 실무 안에 통합해야만 한다고 주장할 수 있다. 그러나 전문직 간 업무가 단지 전문직들 사이에서만 있는 것은 아니다. 학생들은 건강과 사회복지 문제에 대해 이해를 발전시키고, 간호등록을 위해 질적인 기술과 지식으로 무장하여 여러 환경들에 배치될 수 있다. 실무에서 전문직 간 업무는 도전일 수 있는데, 팀 간 역동과 팀 자체의 특성이 협동적 업무의 장벽이 될 수 있기 때문이다(Hood, 2012). Bach와 Grant(2009)는 Arnold와 Boggs(2007)의 적응을 이용하여 장벽을 몇 가지로 구분하였다. 그들은 전문직 업무를 위한 환경 형식에서부터 팀 안의 좋아하고 싫어하는 개인이나 사람들과 관련한 단순한 문제에 이르기까지 장벽의 범위를 제시하였다. 팀의 기능과 목표 및 목적이 불확실하면 마비와 철수가 발생할 수 있다(Bach & Grant, 2009). 완화적 돌봄에서 환자에 의해 명확한 목표를 갖는다는 것은 이러한 것들을 어느 정도 완화하는 데 도움이 될 수 있다. 호불호에 대해서 직업적인 예의와 집단기능을 인식하는 것은(이 경우 환자가 반응적이고, 사별로 향한 그들의 완화적 질병에서 돌봄 팀이 도울 수 있는) 그러한 장벽들을 낮추는 데 도움이 될 수 있다.

환자의 참여

협동은 전문직 간에서, 아마도 민간부문과 자원봉사부문 간에, 더욱 중요하게는 환자와 비공식적 돌봄제공자 사이에서 주로 일어나야 한다(**그림 6.2**).

Orchard(2010)는 환자중심의 전문가 간 협동실무는 우리가 성취해야만 하는 것으로, 그것에 의하여 '환자가 자신의 돌봄을 통제하고 돌봄 계획을 공유하고 계획을 달성하도록 자원에 접근하는 계획을 갖고 있는 팀 구성원의 지식과 기술을 습득하여 현실적인 팀을 공유할 수 있

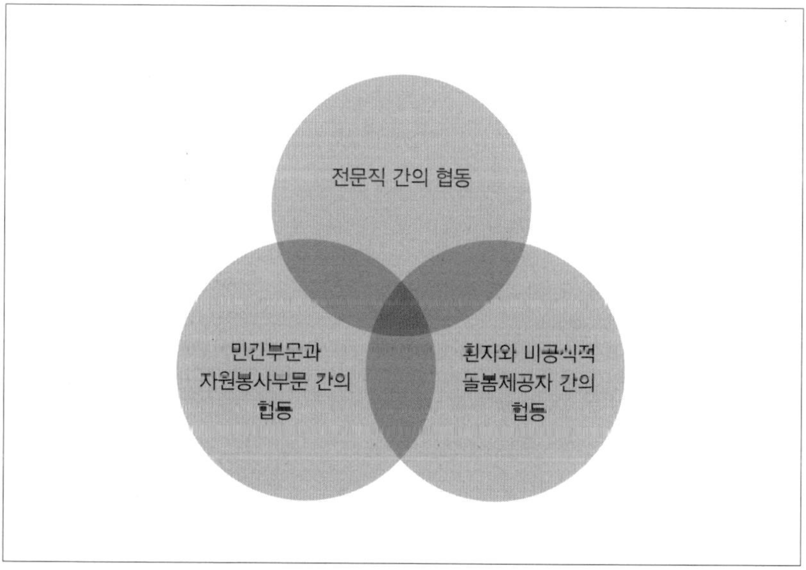

그림 6.2 • 건강분야에서의 협동

도록 해야 한다'(Cook & Hyrkas, 2010: 246)고 제안하였다. 환자와 돌봄제공자의 참여는 필수적이다(5장 참조). 전문직 간 접근 없는 돌봄에서 완화 및 생의 말기 경험은 복잡하고 환자와 비공식적 돌봄제공자의 신체적 · 심리적 · 정서적 그리고 영적 요구 없이 모두가 개입하는 '오랜 유산'을 지닌 것으로 알려진 형편없는 돌봄을 초래한다고 말할 수 있다(Cook & Hykras, 2010).

환자와 돌봄제공자-그들의 교육에 대한 기여

돌봄계획을 둘러 싼 결정에서 환자와 돌봄제공자의 참여는 무엇보다 중요하며, 또한 교육환경에 값진 기여를 한다. 영국 간호조산사국(NMC, 2010)은 이용자 집단은 사전 등록 간호프로그램의 설계와 전달에 활발하며, 나아가 그들은 또한 학생들의 평가에 어느 정도 개입을 해야 한다고 언급하였다. Turner 등(2000)은 더 나아가 그들의 경험과 전문직 간의 교육에서의 지식을 활용하였다. 보건국(DH, 2014)은 환자들과 돌봄제공자들을 자신의 상태에 대한 전문가로 인정하였다. 그러나 Turner 등의 특별한 접근은 생의 말기에 놓인 사랑하는 사람을 돌보는 돌봄제공자의 경험에 초점을 두었다. 일련의 워크숍이 진행되면서 완화간호에서 완화적 돌봄 상담과 강의가 활발해졌다. 사별을 하거나 아직 사랑하는 사람을 돌보고 있는 비공식적 돌봄제공자들이 자신의 경험에 대해 이야기하도록 호스피스에 초대되었다. 이는 영국 간호조산사국(NMC, 2010)에서 제시한 요건을 한층 넘어선 참신한 접근을 제공하였다. 널리 시뮬레이션이 이용되고 있는데 그러했을지라도(Issenberg et al., 2003; Gough et al., 2013; Walsh, 2011), 이는 교육에 매우 '사실적'인 접근을 제안하는 것 같다. 다양한 전문직 간 집단들의 학생들은 커다란 이해와 공감을 얻었다는 특권의식을 느꼈으며, 그것은 추후 실무로 옮겨졌을 때 긍정적인 도움이 될 것이다. 돌봄제공자들의 고통과 부담 때문에 연구진들의 초기 우려에도 불구하고, 그들은 포커스그룹을 통하여 돌봄제공자들이 학생들을 배려하는 '따뜻함'을 느낀다고 결론지었다(Turner et al., 2000: 391). 그들은 학생들이 크게 성숙했음을 보여주었기 때문에 학생들 앞에서 자신들의 감정을 드러내는 것이 편안하고 쉽다고 느꼈는데, 돌봄제공자들은 그에 대해 놀라워했다. 만약 우리가 전문직 간 역할이 환자중심이어야 한다고 제안한다면, 아마도 전문직 간 교육은 침상 곁에서뿐 아니라 상대적으로 안전한 하나의 이론적인 환경에서 환자와 돌봄제공자들이 참여하는, 동일한 환자중심의 철학 위에 이루어져야 한다고 주장할 수도 있다.

전문직 간 팀의 공동목표

보건 및 사회복지분야에서 건강과 사회적 돌봄교육은 행동강령에 규범으로 되어 있으며, 전문가의 목표는 궁극적으로 환자 및 서비스 사용자에게 고품질의 돌봄서비스를 제공해야 한다고 규정하고 있다. Firth(2003)의 제안을 토대로 Sellman(2010)은 효과적인 전문가 간 역할을 위한 요구를 자발성, 신뢰 그리고 리더십으로 언급하였다. 자발성은 협동하는 것에 대한 기꺼움뿐만 아니라 각자의 기여를 깨닫고 개인의 요구 이전에 다른 사람들의 요구를 앞세우는 것이다. 단결해서 환자를 돌보기 위해서는 신뢰가 생명이다. 신뢰할 수 있는 관계가 없다면 동료들과 의존하는 것은 줄어들고 개인은 고립될 수 있다. 그는 리더십이란 팀이 기능하는 데 있어 생명력이라고 주장하였다. 만약 우리가 환자치료 여정 계획의 어느 시점에든 가고자 한다면, 필히 방향성을 지녀야 한다. 우리가 갖는 가치관과 우리가 취하는 윤리적 태도는 단순히 일하고 자신을 돌보는 것 이상으로 우리가 서로를 위해 일하고 돌볼 수 있어야 한다. 많은 전문직들이 나란히 함께 일을 하는 이유는 스스로 모든 것을 할 수 없기 때문이다.

인간이란 본능을 지닌 다차원의 개체이기 때문에 우리는 협력적으로 일을 해야 한다. 전문가들을 이해하고, 그들이 존재함을 알고, 공유하는 것을 영광으로 여기고 함께 일하는 것은 전문가 간 업무가 필요할 때 우리 모두가 채택하는 철학이 되어야 한다.

의사소통

효과적인 의사소통은 전문직 간 업무를 고려할 때 의심의 여지없이 중요한 필수요건이다. 효과적인 의사소통을 가로막는 것은 지리적 제한에서부터 직업을 배제시키고 분노하게 할 수 있는 전문용어에 이르기까지 다양한 상황과 문제에 걸쳐 존재할 수 있다. 의사소통은 다양한 방식을 이용하는 정보나 메시지의 전달이다. 향상된 의사소통은 의도된 상호작용의 목표나 목적을 통합시키고 바라는 목표(예: 나쁜 소식을 배제시킴)를 달성하기 위한 신중하고도 사려 깊은 전략을 포함한다. 나쁜 소식을 배제시킴은 모델이나 전략을 선택하는 것과 관계되며, 약속시간대에 맞추려는 속도보다는 개인에게 적합한 속도로 제공됨을 이해하고 확인하는 지속적인 점검이 있다. 의사소통은 단지 환자와 간호사 사이뿐만 아니라 전문직 간 팀 사이에서도 발생한다. 상호작용 안에서 명확성을 보장하는 것은 간호사와 환자 사이에서 매우 중요하다. 우리가 분명히 말하지 못한다면 타인의 이해를 방해해 결국 잘못된 돌봄을 초래할 수 있다. 우리 모두는 우리의 의사소통 전략에 심사숙고해야 하고, 우리가 지닌 어떠한 약점도 인정할 책임이 있다. 기능을 못하는 의사소통은 의사소통에 대한 우리의 책임과 인식의 부족이며, 책임을 타인에게 떠맡기는 것이다(Smith et al., 2004).

효과적인 의사소통을 위한 핵심조건이 제안되어 왔는데 공감, 수용과 진실성이 이에 포함된다. 이러한 모든 핵심적 가치와 조건이 없는 의사소통은 건강돌봄전문가가 진심어린 걱정을 덜 한다고 느끼는 신뢰부족을 초래하여 환자가 오해하거나 털어놓기를 꺼려하는 것과 같은 문제가 발생하거나 실패의 위험이 있을 수 있다.

전문직 간 팀의 효과는 학문 분야를 둘러싼 서로의 지식에 의존할뿐만 아니라 한 팀으로서 기꺼이 일할 수 있다는 생각과 노력을 필요로 한다. 의사소통은 각각 타인의 의견과 역할에 대한 상호존중뿐만 아니라 팀의 성공을 위한 토대가 된다. Goodman과 Clemow(2008)는 집단과 팀 간의 차이점에 대해 논쟁하는데, 강조점은 집단은 환자들을 위해 병동 내 돌봄에서 일을 하는 것이지만 팀은 환자들의 이익을 위해 모두가 함께 일을 하는 것이라는 점이다. Firth(2003)는 기능적이고 효과적인 팀은 결속력과 신뢰가 필요하다고 확인했는데, 그것은 어떤 환경 안에 전문가 집단이 단지 배치되는 것만으로 효과적인 전문가 간 업무를 구성하거나 결과를 얻는 것이 아님을 시사한다. 이미 제안한 바와 같이 신중한 접근이 필요하며, 팀 안에서 일하고자 원하는 진정한 욕망만이 아니라 서로 각자의 가치에 대한 감사와 인식이 필수적이다. 협동적이고 긴밀한 전문직 간 역할은 우리 자신에게 이로울 뿐만 아니라 환자, 가족, 돌봄제공자 그리고 또한 조직의 이익을 위한 것이다.

사람들이 판단하는 것은 건강과 사회적 돌봄에서 옹호받는 활동이 아

생각해 볼 점

- 당신은 자신의 불안을 친구나 동료에게 드러낼 수 없다고 느낀 적이 있는가?
- 왜 당신은 그렇게 느꼈다고 생각하는가?
- 동정과 공감의 차이는 무엇이라고 생각하는가?
- 왜 동정보다 공감이 선호될 수 있는가?

사례 시나리오 Nigel

21세의 Nigel은 고환암으로 진단받았다. 그는 첫 주기의 화학요법에 참석하였다. 간호사는 그를 병실로 안내하여 머리카락 상실과 같이 민감한 주제를 논의하고자 한다. 간호사는 그에게 가발을 맞추는 데 필요한 정보를 제공하였다. Nigel의 친구는 킬킬거리며 웃기 시작했으며, 간호사는 그것이 매우 부적절하다고 느꼈다. Nigel은 계속 화학요법을 받고 있었는데, 친구가 또 다시 웃는 것을 보고 간호사는 Nigel이 X-ray를 찍으러 갔을 때 친구에게 이야기를 해 보았다. 간호사는 Nigel이 매우 아픈데 그걸 알고 있었냐고 친구에게 물었다. Nigel의 친구는 매우 화를 내기 시작하였다. 그녀는 이것을 매우 잘 알고 있다고 말하였다. 그녀와 Nigel은 모두 언제나 함께 이기를 즐기며, 웃음은 그들 둘이 상황을 헤쳐 나가는 방법이었다. 그녀는 Nigel에 대한 걱정과 최악에 대한 두려움 때문에 집에서 홀로 밤을 지새는 일이 많고 잠을 잘 자지 못하고 있음을 토로하였다. 그녀는 단지 울고 싶을 뿐이지만 가능한 한 정상처럼 유지하고, 그가 웃도록 만드는 것이 기분을 나아지게 하는데 도움이 될 수 있다고 생각하였다.

생각해 볼 점

- 간호사가 위에서 언급한 핵심 조건을 활용하지 못한 것에 대해 당신은 어떻게 느끼는가?
- 코드(NMC, 2015)를 참고하여 등록자로서 그녀가 충족시키지 못한 요건은 무엇인가?
- 윤리적 원칙을 고려하여 간호사는 어떻게 그것들을 절충하였는가?
- 그녀는 어떻게 그 커플을 지지할 수 있었겠는가?
- 포괄적이고 전인적인 사정이 이러한 상황을 어떻게 예방할 수 있었겠는가?

니다. 사실 그것은 전혀 반대다. 독특한 존재로서 그들의 일련의 가치와 의견을 지닌 사람을 인식시키는 것이 무엇보다 중요하다. 이것은 건강과 사회적 돌봄영역에서 일하는 모두에게 공통된다. 건강과 사회적 돌봄에서의 많은 업무는 그들이 따라야만 하는 행동규범이나 기대되는 실무가 있다(예: 작업요법대학, 영국 간호조산사국, 건강과 돌봄협의회, 일반의료협의회). 환자중심성, 환자권한 부여와 자율성은 모두 명사이지만 그 이상으로 그것들은 건강과 사회적 돌봄을 구성하는 다양한 전문직 범위를 떠받치는 철학을 구현한다. 윤리적 원칙은 모든 돌봄의 기반이 되지만 생명이 한정된 환자를 다루기 때문에 더욱 분명해질 수 있다. 환자와 돌봄제공자의 자율성, 자기결정권, 특히 한정된 시간의 생명에서, 선을 행하는 선행에 대해 생각할 때, 그 간호사가 했던 방식으로 Nigel과 그 파트너를 돌보는 것은 이러한 윤리적 원칙과 무해의 원칙도 충족하지 않았다. 간호사가 더 적질하다고 느꼈던, 사람들이 선호하는 Nigel과 파트너의 대처전략에 도전하는 것은 실제로 그랬던 것처럼 그 커플들을 매우 괴롭히는 것이라는 주장이 있을 수 있다. 이는 정의의 핵심 원리와는 거리가 멀다. 간호사는 환자와 그 파트너를 정당하게 대했는가? Beauchamp와 Childress(2008), Gillon(1986, 1994)은 자율성 존중, 무해, 선행 그리고 정의

생각해 볼 점

- 이 경험은 긍정적이었는가 혹은 부정적이었는가?
- 그들은 한 팀으로 일을 했는가?
- 만약 그렇지 않았다면 그들이 놓친 것은 무엇인가?
- 어떻게 그들의 팀워크 활동을 개선시킬 수 있었는가?
- 그 팀 안에서 일하는 것을 어떻게 느꼈는가?
- 이 분야에서 받은 환자들 돌봄을 어떻게 설명하겠는가?
- 그들은 서로 어떻게 의사소통하였는가?
- 이러한 분야에서 직원이 사기에 대해 인식한 것은 무엇인가?

에 대한 존중 이렇게 4가지 원리를 제시하였다. 윤리적 원리와 윤리적 딜레마에 관하여 더 도움이 되기 위해 8장을 참고한다. 전인적 돌봄은 전체로서의 인간을 고려하도록 하는데, 만약 Nigel의 파트너와 같은 돌봄제공자와 환자를 사랑하는 사람들을 사정할 때 같은 태도라고 가정한다면, 그들은 또한 동정심 어린 방식으로 돌봐질 수 있을 것이다. 돌봄은 환자에게만 적용되는 것이 아니고 돌봄제공자와 사랑받는 사람들 또한 직면하게 될 고통이나 불안에 대해서도 어느 정도 고려되어야 한다. 전인적 사정에 대한 더 자세한 내용은 3장을 참조한다.

팀워크

효과적인 전문가 간 업무로 알려진 것과 그리 효과적이지 않은 업무 또는 이를 모두 포함하는 업무에 대해 생각해본 적이 있을 것이다. 팀 안에서 직원의 사기, 환자돌봄, 의사소통 그리고 당신의 업무에 대한 경험은 후자보다는 전자에서 한층 긍정적이었을 수 있다. 서로를 위하고 우리의 환자를 위한 지원 환경을 조성하는 것은 훌륭한 돌봄을 제공하는 효과적인 수단이며, 또한 직원과 환자들의 건강과 안녕을 증진시키면서 우리의 업무 환경에 긍정적인 영향을 미친다. 그러나 하나의 팀이 맡게 되는 노력으로서의 업무는 모든 사람의 기여 없이는 곧 무너질 수 있으며, 단편적인 돌봄 접근은 관련 집단 간 최소한의 의사소통으로 받아들여질 수 있다. 완화의료에서 단편적인 접근은 어떤 증상이나 억압된 상황이 해소되지 않을 수 있음을 의미할 수 있다. 환자에게 생명을 위협하는 질병이 있을 때, 그것은 단지 개인이 아니라 그 상황으로 인해 깊이 영향을 받을 수 있는 사람들을 둘러싼 문제일 수 있다. 예를 들어, 조사가 반복되지 않거나 질문들이 반복될 수 있도록 전문직 간 팀을 이끄는 한 명의 전문가가 될 필요가 있을 것이다. 그 전문가는 다른 관련 전문직에게 관련 정보를 모두 전달할 필요가 있을 수 있는데, 정보가 전달되는 곳에 따라 환자의 동의가 필요할 수 있다. 또한 팀의 모든 구성원들이 같은 목적과 목표(환자들과 그들을 사랑하는 사람들이 세운 것들)로 업무를 수행해야 한다. 환자의 전인적 돌봄은 환자 및 그들의 비공식적인 돌봄제공자나 가족을 돌보는 데 가장 중요한 것이었다. 전인적 돌봄은 그것이 어떻게 그 사람에게 신체적 · 정신적 · 영적 그리고 사회적으로 영향을 미칠 수 있는가에 대한 이해를 통하여 완화와 치료를 평가하고, 제공하는 것을 포함한다(3장 참조). 전문직 간 팀의 다른 팀원들은 우리가 한 팀으로서 환자와 보호자 혹은 비

사례 시나리오 Iris(첫 번째)

Iris는 48세로 골수종으로 진단받았다. 그녀는 근치요법을 받았으나 반응이 없었다. 혈액학 팀이 그녀를 돌보는 중으로 통증을 다스리려고 노력하고 있다. 그녀는 매우 힘든 시간을 보내고 있으나, 팀은 그녀의 고통을 다스릴 수가 없었다. 그들은 치료계획을 달성하고자 팀 회의(자문가, 젊은 의료진, 전문간호사)에서 논의하였다. 하나라도 효과가 있을까 하는 희망에서 여러 가지의 진통제가 처방되었다. 자문가는 병동회진 중 Iris와 함께 치료 선택들에 대해 토의를 하려하나 그녀는 대수롭지 않은 듯 어깨를 으쓱하며 그가 생각하는 것이 무엇이든 그녀는 최선을 다할 뿐이라고 하였다.

생각해 볼 점

- 왜 Iris의 통증은 해결되지 않는 것인가?
- 팀이 그것에 대해 하고 있는 것은 무엇인가?
- 팀은 무엇을 해야 할 필요가 있는가?
- 팀이 치료계획을 세우는 동안 Iris에겐 무엇이 발생하고 있는가?
- 누가 치료계획에 참여해야 하는가?

공식적 돌봄제공자를 도울 수 있을지 확인할 수 있도록 사례 토의에 참여해야 할 것이다. 그러면 팀은 환자나 돌봄제공자 혹은 가족의 동의 하에

사례 시나리오 Iris(두 번째)

병동의 간호사들은 Iris가 겪는 통증은 순전히 신체적 통증이기보다는 좀 더 포괄적일 수 있다고 제안하였다. Iris는 간호사가 자신을 간호할 때 말을 하기 시작하였는데, 그녀가 수년 전에 딸을 잃었으며 딸이 지금 여기에 있었으면 한다고 하였다. 간호사는 하던 일을 멈추고 앉아서 Iris의 이야기를 듣기로 결정했다. Iris는 자신의 상실에 대해 이야기하였는데, 그녀는 딸의 죽음을 받아들일 수가 없었으나 남편은 잊기를 원했기 때문에 결혼이 파탄에 이르게 되었다는 것이다. 그녀는 이후로 관계를 유지하는 것이 어려워졌으며, 나머지 가족과 격리되고 분열되었다. 그녀는 자신을 쓸모없고 외롭다고 느끼고 있다. 간호사는 팀이 그녀를 도울 수 있기 때문에 그녀가 불안과 고통에 대해 토의를 할 수 있는지 여부를 물었다. 그녀는 동의하며 이것이 자신의 현재 의학적 상태에 대해 중요하거나 관련이 있다고 느끼지 않는다고 말한다. 간호사는 그녀를 다시 안심시키며, 그들은 Iris가 자신의 현재 신체적 상태 및 상황과 관련된다고 느끼지 않았어도 그녀를 돕기 위해 함께 있었다고 이야기하였다.

생각해 볼 점

- 현재 Iris의 상태를 둘러싸고 있는 상황을 당신은 어떻게 이해하고 있는가?
- 어떤 건강 및 사회적 돌봄전문가가 그녀를 도울 수 있는가?
- 어떻게 잠정적인 의뢰가 논의되어야 하는가?
- 누가 결정을 하는가?
- 전문직 간 협동은 어떻게 Iris를 도울 수 있는가?
- 효과적인 전문가 간 업무를 촉진할 수 있는 것은 무엇인가?
- 이것은 Iris가 받는 돌봄에 어떻게 영향을 미칠 것인가?

치료와 중재를 제공해야 하는 사람을 확인할 수 있다. 이러한 논의와 협력적인 접근이 없다면 치료는 관련된 주요 원칙에 편중되거나 편협해져서 특정 교육에서만 이용할 수 있는 자원에 한정될 수 있다.

결론

전문직 간 업무는 의심의 여지 없이 환자돌봄, 직원의 지식과 이해를 증진시키고 조직을 지지하며 이롭게 한다. 이는 삶의 말기에 가까워 유한한 조건에 놓인 이들을 위한 임상적 결과와 삶의 질 향상을 의미하는 임상자료를 통하여 확립되었다(NHS, 2012). 전문직 팀 안에서 그들이 전문적인 협력과 팀의 욕구 사이에 갈등을 느낄 때, 그리고 영역이 모호해짐으로써 비전문화된다고 느낄 때 우리는 팀원들이 동의하지 않는 때가 있을 수 있음을 알고 있어야 한다(Gott et al., 2004). 또한 관계는 업무를 진행하게 하며, 전문직 간에 존재한다. 자신의 이익을 위해서뿐만 아니라 환자와 그들의 비공식적인 돌봄제공자와 가족을 위해 팀 안의 전문직 간의 관계를 개선하는 업무는 팀원 모두의 책임이다. 전문직 간 업무는 기꺼이 함께 일하고자 함을 필요로 하며, 정책뿐만 아니라 건강관리 규정 그 자체는 그 직업으로 들어오는 모두의 의지를 필요로 한다. 우리는 책임을 받아들일 뿐만 아니라, 더 큰 선을 위해 모두가 함께 일하는 전문직 간의 철학도 함께 받아들일 필요가 있다.

Suggested reading

Cook, M. and Hyrkas, K. (2010) 'Interprofessional team working', Journal of Nursing Management, 18: 245–7.

Orchard, C.A. (2010) 'Persistent isolationist or collaborator? The nurse's role in interprofessional collaborative practice', Journal of Nursing Management, 18: 248–57.

Skilbeck, J. and Payne, S. (2005) 'Emotional support and the role of the clinical nurse specialist in palliative care', Journal of Advanced Nursing, 43(5): 521–30.

References

Arnold, E. and Boggs, K.U. (2007) Interprofessional Relationships: Professional Communication Skills for Nurses, 5th edn. London: Elsevier.

Bach, S. and Grant, A. (2009) Communication and Interpersonal Skills for Nurses. Exeter: Learning Matters.

Baxter, S.K. and Brumfitt, S.M. (2008) 'Professional differences in interprofessional working', Journal of Interprofessional Care, 22(3): 239–51.

Beauchamp, T.L. and Childress, J.F. (2008) Principles of Biomedical Ethics. New York: Oxford University Press.

Centre for Advancement in Interprofessional Education (2015) Welcome to CAIPE. Available at: http://caipe.org.uk/ (accessed 4.6.15).

Cook, M. and Hyrkas, K. (2010) 'Interprofessional team working', Journal of Nursing Management, 18: 245–7.

Department of Health (2008) End of Life Care Strategy Promoting High Quality Care for All Adults at the End of Life. London: DH.

Department of Health (2014) One Chance to Get it Right: How Health and Care Organisations Should Care for People in the Last Days of their Life. London: DH.

Dharmasena, H.P. and Forbes, K. (2001) 'Palliative care for patients with non-malignant disease: Will hospital physicians refer?', Palliative Medicine, 15: 413–18.

Firth, P. (2003) 'Multi-professional teamwork', in B. Monroe and D. Oliviere (eds), Patient Participation in Palliative Care: A Voice for the Voiceless. Oxford: Oxford University Press.

Gillon, R. (1986) Philosophical Medical Ethics. Chichester: Wiley.

Gillon, R. (1994) Principles of Healthcare Ethics. Chichester: Wiley.

Goodman, B. and Clemow, R. (2008) Nursing and Working with Other People. Exeter: Learning Matters.

Gott, M., Seymour, J., Bellamy, G. and Ahmedzai, S. (2004) 'Older people's views about home as a place of care at the end of life', Palliative Medicine, 18: 460–70.

Gough, S., Yohannes, A.M., Thomas, C. and Sixsmith, J. (2013) 'Simulation-based education (SBE) within postgraduate emergency on-call physiotherapy in the United Kingdom', Nurse Education Today, 33(8): 778–84.

Hall, P., Weaver, L., Fothergill-Bourbonnais, F., Amos, S., Whiting, N., Barnes, P. and Legault, F. (2006) 'Interprofessional education in palliative care: A pilot project using popular literature', Journal of Interprofessional Care, 20(1): 51–9

Hood, R. (2012) 'A critical realist model of complexity for interprofessional working', Journal of Interprofessional Care, 26: 12.

Issenberg, S.B., Pringle, S., Harden, R.M., Khogali, S. and Gordon, M.S. (2003) Adoption and integration of simulation-based learning technologies into the curriculum of a UK.

Undergraduate Education Programme', Medical Education, 37(suppl. 1): 42–9.

National Health Service (2012) Compassion in Practice: Nursing, Midwifery and Care Staff: Our Vision and Strategy. Available at: www.england.nhs.uk/wp-content/uploads/2012/12/compassion-in-practice.pdf (accessed 4.6.15).

Nursing and Midwifery Council (2010) Standards for Pre-registration Education. London: NMC.

Nursing and Midwifery Council (2015) The Code: Professional Standards of Practice and Behaviour for Nurses and Midwives. London: NMC.

Orchard, C.A. (2010) 'Persistent isolationist or collaborator? The nurse's role in interprofessional collaborative practice', Journal of Nursing Management, 18: 248–57.

Parsell, G., Spalding, R. and Bligh, J. (1998) 'Shared goals, shared learning: Evaluation of a multiprofessional course for undergraduate students', Medical Education, 32: 304–11.

Sellman, D. (2010) 'Values and ethics in interprofessional working', in K.C. Pollard, J. Thomas and M. Miers (eds), Understanding Interprofessional Working in Health and Social Care. Basingstoke: Palgrave Macmillan, pp. 156–70.

Skilbeck, J., Connor, J., Bath, P., Beech, N., Clark, D., Hughes, P., Douglas, H.R., Halliday, D., Haviland, J., Marples, R., Normand, C., Seymour, J. and Webb, T. (2002) 'A description of the Macmillan Nurse caseload. Part 1: Clinical nurse specialist in palliative care', Palliative Medicine, 16(4): 285–96.

Skilbeck, J., Mott, L., Page, H., Smith, D., Hjelmeland-Ahmedzai, S. and Clark, D. (1998) 'Palliative care in chronic obstructive airways disease: a needs assessment', Palliative Medicine, 12(4): 245–54.

Skillbeck, J. and Payne, S. (2005) 'Emotional support and the role of the clinical nurse specialist in palliative care', Journal of Advanced Nursing, 43(5): 521–30.

Smith, S.F., Duell, D.J. and Martin, B.C. (2004) Clinical Nursing Skills: Basic to Advanced Skills. Upper Saddle River, NJ: Prentice Hall.

Turner, P., Sheldon, F., Coles, C., Mountford, B., Hillier, R., Radway, P. and Wee, B. (2000) 'Listening to and learning from the family carer's story: an innovative approach in interprofessional education', Journal of Interprofessional Care, 14: 387–95.

Walsh, M. (2011) 'Narrative pedagogy and simulation: Future directions for nursing education', Nurse Education in Practice, 11: 216–19.

World Health Organization (2010) Framework for Action on Interprofessional Education and Collaborative Practice. Geneva: WHO.

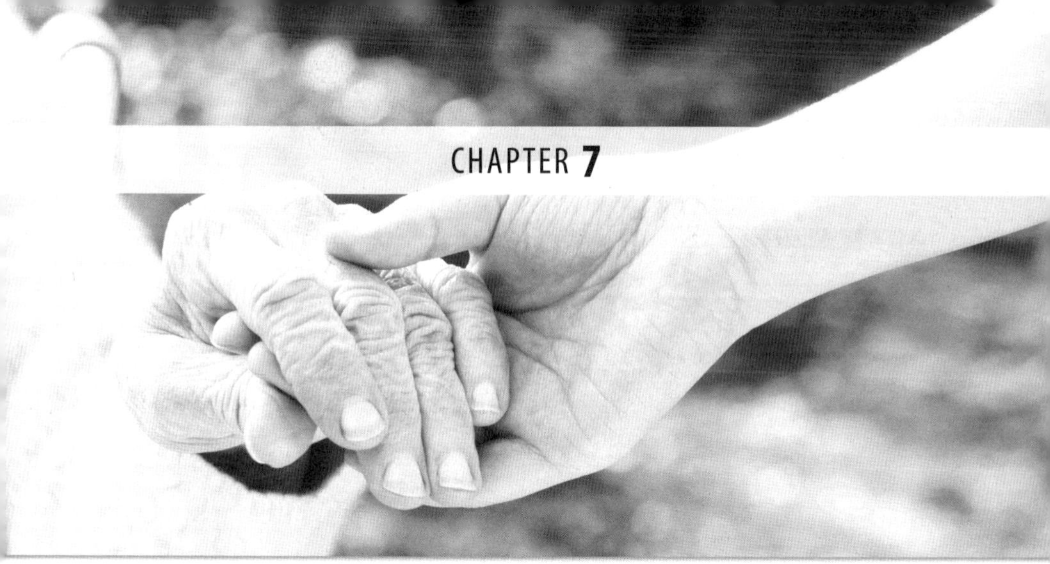

CHAPTER 7

완화의료에서 의사소통

Communication in palliative care

학습 내용

- 환자와 돌봄제공자의 경험에 대한 좋은 의사소통의 효과
- 좋은 의사소통을 돕는 전략
- 의사소통을 방해하는 문제
- 완화의료와 임종간호에서 의사소통 역할

전문적 책임

의사소통은 두 명 이상의 사람들 간에 이루어지는 단순한 대화 이상이다. 의사소통이 효과적일 때, 관련된 사람들에게 커다란 변화를 가져올 수 있다. 이러한 활동은 단순히 정보를 전달하는 것이 아니라 기술이 필요하며, 구체적인 개입이나 도움을 필요로 하는 복잡한 과정이다(예: 그림 게시판이나 통역사). 의사소통과정의 효율성은 의사소통기술 부족과 같은 내적 요인과 외적 요인에 의해 영향을 받을 수 있다. 의사소통의 대상과 의사소통이 이루어지는 환경에 대한 환자의 불안은 의사소통 과정에 장벽이 될 수 있다. 또한 인간은 주변 사람들과 소통하고자 하는 요구가 있다. 우리가 환자를 간호할 때, 의사소통 또는 정보를 공유하는 능력은 건강 요구와 관련된 문제나 내 · 외적 다른 문제의 결과 때문에 방해를 받을 수 있다. 분명한 것은 정책과 표준이 양질의 관리를 제공하며 그 결과, 의사소통이 환자 경험과 건강에 긍정적인 영향을 미치는 데 중요하다는 점을 강조하고 있다(NMC, 2010; EU, 2004; DH, 2004; 2008; NHS, 2003).

영국 간호조산사국(NMC, 2010)의 면허 전 간호교육표준에 따르면, 대학원 졸업 간호사는 다양하고 복잡한 의사소통기술을 습득해야 하고, 개인의 개성을 존중하고 정적인 돌봄 접근방식을 사용하여 대상자의 존엄성을 유지해야 한다. 의사소통기술은 필수적인 기술 중 하나이며, 면허취득 시점(NMC, 2007)에 기본적으로 갖추어야 할 최소한의 표준역량이다. 일단 역량이 되면 간호사는 의사소통기술이 효과적으로 유지되도록 의무를 다하여야 한다(NMC, 2015).

의사소통기술은 면허 전 교육을 위한 대부분의 영국 간호조산사국 표준의 본질이며 기초이다(2010). 확인된 것 외에도 간호사는 팀의 일원으로서 자신의 능력을 발휘할 수 있어야 하며, 중요성을 인식하고 직업 간 업무를 수행할 수 있어야 한다. 그들은 위임, 건강증진, 사정, 계획, 중재 및 간호를 평가할 수 있어야 한다. 이 모든 표준은 의사소통과 같은 공통의 기술을 필요로 한다. 환자를 평가하려면 효과적인 의사소통기술이 필요하다. 상호작용에 적합한 어조로 분명하게 말하고 경청하면서 비언어적 단서를 찾아내야 상호작용이 효과적이고 환자를 총체적으로 평가할 수 있다. 간호사는 일반적으로 대상자에 대한 관심이 있고 돕고자 하는 지지적인 전문가로 인식되도록 대인관계기술과 자아인식능력을 갖추어야 한다.

또한 간호사는 환자에게 어떻게 접근할 것인지 생각해야 한다. 간호사는 대상자와 어떻게 의사소통하려고 하는가? 의사소통과정을 손상시킬 수 있는 세부적인 요구사항이 있는가? 다른 직원들과 대화할 때, 의사소통의 사건을 분명하게 하고, 비논리적인 것을 확실히 하는 것이 의사소통을 성공적으로 이끄는 가장 중요한 요소가 된다. 이 상황에서 부적절한 언어가 사용되거나 비언어적 단서가 공격적인 의도를 나타낼 경우 잘못 전달된 의사소통 사건이 일어나고, 극단적인 경우 환자에게 해를 끼치거나 격리시킬 위험이 있다.

환자 임파워먼트

간호사-환자 상호작용은 효과적인 의사소통이 가장 중요하다고 느끼는 매우 중요한 현상이다. 잠재적인 어려움, 예를 들어, 나쁜 소식을 듣거나 환자와 매우 개인적인 문제를 논의하는 등 앞으로 발생할 상호작용을 어려운 것으로 인식하면 불안을 불러일으킬 수 있다. 효과적인 의사소통은 간호사가 환자와 이야기하는 것처럼 단순하지 않다는 것을 기억해야 한다. 간호사는 환자의 가족을 통해 많은 것을 배울 수 있으며, 이는 간호경험을 향상시킬 수 있다. 또한 반응형 접근법을 유지할 때 환자의 관심사를 이해하는 것이 중요하다. 우리의 목표를 달성하는 데 도움이 되려면 환자가 자신의 우선순위를 확인하도록 촉진하고 권한을 부여하는 것이 중요하다. 영국의 국립임상 보건연구원(NICE, 2011)과 보건부(DH, 2008)는 환자가 모든 의사결정에 권한을 부여받고 중심이 되어야 한다고 생각하며, 환자가 올바른 결정을 내리기 위해서 이해할 수 있는 방식으로 정확한 정보를 전달받아야 한다고 하였다. 이를 위해서는 정확한 정보를 제공하는 것이 필수적이다. 전문가는 환자와 그 가족이 위압감을 느낄 수 있으므로 전문용어를 사용해서는 안 된다. 기술적으로 전문용어를 사용하는 것은 옴부즈맨(Parliamentary and Health Service Ombudsman: 공무원의 권력 남용에 대한 국민의 불평을 조사하고 국민의 권리가 보호되고 있는지 감시하는 입법부의 위원)이 파악한 불만의 중요한 원인이 되었다(PHSO, 2014). 건강관리전문가는 우수하고 지적인 사람으로 보여야 한다고 느낄 수도 있다. 또는 나쁜 소식은 전문적인 용어(Witham, 2011)를 사용하여 개인에게 미치는 영향을 피할 수 있다고 느낄 수도 있지만, 이는 매우 파괴적인 영향을 준다. 반면, 최악의 경우 환자는 이해하지 못한채로 동의할 수 있다. 이것은 법률적으로 볼 때, 매우 불안정하고 법의 테두리 밖에서 일하는 것이 된다. 이밖에도 환자는 중요한 나쁜 소식을 부적절한 방식으로 경험하게 되면 스트레스, 우울과 불안의 발병률이 증가하게 된다. 환자가 이해하는 방식으로 정보를 제공하기 위해 숙련성이 필요하다. 기술적이거나 복잡한 상황과 절차는 광범위한 토의를 필요로 하며, 환자의 이해를 지속적으로 점검하여 환자들이 충분한 정보를 얻도록 보장해야 한다. 모든 건강관리전문가는 환자를 다룰 때 이러한 철학과 접근법을 준수할 의무가 있다(NHS, 2015).

동의서는 법적 요구사항이다. Tracey가 완전히 동의했다고 생각하는가? 환자는 검사를 받는 동안 일반적으로 걱정이 많고 결과에 대해서도 두려움이 있다. 많은 환자들은 혈뇨가 무엇인지 모르고 방광경이 무엇인지 모른다. 또한 검사 때문에 '세균감염'이 일어날 수 있다는 설명은 매우

사례 시나리오 **Tracey(첫 번째)**

Tracey는 소변에 혈액이 섞여 있는지 검사하였다. 그녀는 우편으로 아무런 정보도 받지 못했다. 그러나 의료인은 환자에게 서면으로 통보하지 않고, 다음 날 외래진료실로 오라는 전화통보만 하였다.

환자는 외래진료실에 와서 예약하였고 10분 후 간호사가 환자의 이름을 부르며 따라오라고 했다. 간호사는 탈의실 밖에 서서 Tracey에게 검사를 위해 속옷을 벗은 뒤 가운으로 갈아 입고 신발도 슬리퍼로 갈아 신은 후 치료실로 따라 오라고 하였다. Tracey는 간호사가 시키는 대로 하였고, 진료실에는 James라고 소개하는 남자가 있었다.

"안녕하세요? 전 James예요. 당신의 주치의가 당신의 소변에 혈뇨가 나와 걱정이라고 편지를 보내왔습니다." 그는 Tracey가 대답하기를 기다리지 않았고 그의 눈은 그녀의 의학소견서에 고정되어 있었다. "우리는 당신의 방광에 방광경을 넣어서 생검을 할 것입니다. 이 검사로 인해 방광염 증상인 혈뇨와 세균감염이 있을 수 있습니다. 이제 동의서에 서명하고 누우세요." Tracey는 시키는 대로 동의서에 사인을 하고 누웠다. 10분 후 검사가 끝나고 탈의실로 돌아와서 옷을 갈아입었다. 앞으로 의사로부터 설명을 듣게 될 것이다.

생각해 볼 점

- 이전 토론에 대해 생각해 본다. 상담에 문제가 있다고 생각하는가?
- 상담 중 윤리적 · 법적 의미는 무엇인가?
- 어떻게 더 잘 할 수는 없는가?
- 의사소통과정에서 James의 접근방식을 고려해 본다. 개선될 수 있는가?

무서울 수 있다. 무엇보다도 Tracey는 서면정보를 받지 못했었고, James가 준 정보를 받고 처리할 시간이 없었기 때문에 검사의 의미를 고려할 시간도 없었다.

만약 James가 환자를 한 인간으로 생각하고 의사소통기술을 적절히 사용하였다면, James는 Tracey를 바라보면서 잠정적으로 자신이 말한 것 때문에 Tracey가 주먹을 쥐고 손을 흔드는 등의 혼돈스럽고 불안해하는 상태를 알아차렸을 것이다. 또한 Tracey에게 남성이 검사를 하는 것을 마음으로 꺼려하는지에 대해서도 묻지 않았는데, 일부 여성환자들은 남자 검사자가 이러한 절차를 시행한다는 점이 매우 당황스럽거나 부끄러움을 느낄 수 있다.

다음 사례를 다시 살펴보고 이번에는 의사소통 및 대인관계 능력에 대한 역량을 살펴보도록 한다.

훌륭한 의사소통은 단지 말하고 일관된 정보를 제공하는 것이 아니라 환자의 언어 및 비언어적 단서를 고려하면서 전 과정을 이끌어가야 한다.

사례 시나리오 Tracey(두 번째)

10분 후 간호사가 그녀의 이름을 불렀다. "Tracey 씨, 안녕하세요?, 전 Ann입니다. 저는 오늘 근무 중인 건강관리요원인데 진료 동안 돌봐드리겠습니다. 정보자료를 받으셨습니까?"

Tracey는 자신의 머리를 가로저으며 그 전날 전화를 받았다고 설명하였다. Ann은 James에게 말하는 동안 복도에 잠시 앉아서 기다리라고 말하였다. 그리고 'Tracey 씨가 괜찮다면 James 씨가 오늘 진료를 수행할 것'이라고 설명한다. 그때 Tracey가 고개를 끄덕였다. Ann은 James에게 상황을 설명하고 Tracey를 그에게 데리고 간다.

James는 일어서서 손을 흔들면서 의자에 앉도록 하고 왜 그녀가 여기에 있다고 생각하는지를 묻는다. Tracey의 설명은 거의 정보가 없기 때문에 간단하였다. James는 그녀를 보고 이것이 약간 압도적일 수 있다고 설명한다. James는 Tracey를 안심시키며 수술절차와 검사 이유에 관해 설명할 것이다. 그때 Tracey가 계속 진행하기를 원한다면 위험과 이점에 대해 설명한 후 동의서에 서명하게 할 수 있다. 그러나 생각해 볼 시간이 필요하다면, Tracey와 다음에 검사 약속을 잡을 수 있다.

생각해 볼 점

- 무엇이 다른가?
- Tracey는 어떻게 느끼는가?
- 개선된 의사소통 외에도, 건강관리전문가가 보여준 다른 핵심적 자질과 기술은 무엇인가?

이는 환자가 자신이 관심을 받고 있다고 느낄 수 있도록 안심시키는 지지적인 방식으로 수행해야 한다. 또한 환자가 과정의 중심에 있음을 보장해야 하며, 과정의 결과로 발생할 수 있는 모든 결정이 환자의 이익에 부합하도록 권한부여가 가능해야 한다. Tracey가 옷을 벗기 전에 의논을 하고 검사실로 들어오도록 하는 것도 중요하다. 환자는 자신의 옷보다 검사용 가운을 입는 것이 더 힘들다는 것을 알 수 있다.

영국의 국민건강보험

영국의 국민건강보험(National Health Service, NHS)은 의료서비스제공자와 사용자에게 국민건강서비스에서 기대하는 것과 관련된 지침을 제공한다(NHS, 2015). 이 프로그램의 목표는 직원과 국민을 보호하고 영국의 국민건강보험에서 근무하는 모든 사람들에게 서비스 제공 및 개발 목표를 공유하는 것이다. 헌장에 기초가 되는 철학은 사람 중심의 고품질 관리이다. 환자와 가족이 함께 상호협동적으로 일하는 팀을 만들면서 건강관리제공자 간의 신뢰를 구축하기 위해서는 원활한 의사소통이 필수적이라고 인식하였다. 이전 국민건강보험(NHS, 2013)이 토대가 되었지만, 2014년 옴부즈맨이 밝힌 영국의 국민건강보험(2014년 의회 및 보건서비스 옴부즈맨)에 대한 불만의 이유 중 가장 두드러진 이유는 의사소통과 임상적 치료가 부족하다는 것이었다. 이것은 환자와 동료 간에 의사소통하는 방식이 중요하며 우리가 인식하는 방식과 치료관리에 중대한 영향을 미칠 수 있기 때문에 스스로 만족하여 안주해서는 안 된다.

의사소통과정에 잠재적으로 영향을 미칠 수 있는 여러 가지 요소가 있다. 익숙하지 않은 환경은 무서운 것으로 인식될 수 있다(예: 집중치료실과 같은 환경). 환자, 건강관리전문가 또는 가족은 의사소통과정의 효율성에 영향(예: 갈등이나 성격의 충돌)을 미칠 수 있다. 그들은 상대방의 말을 듣기를 원하지 않을 수도 있고, 집중을 방해하는 다른 문제를 마음 속에 가질 수도 있다. 상황은 또한 약간의 영향을 미칠 수 있다. 건강관리자와 환자 모두 듣고 싶어하지 않는 어려운 토론일 수 있다. 나쁜 소식을 전하는 사람이라면 이전 경험이 소식을 전달하는 방식에 영향을 미칠 수 있다. 이러한 예는 반드시 맞다고는 할 수 없지만 메시지가 의도된 계획과 다르게 전달되는 방법에 대한 아이디어를 제공한다. 따라서 어떤 메시지라도 명확하게 전달되고, 받는 사람이 잘 이해하며 전반적인 과정에 걸쳐서 반응하고 신체 언어를 관찰하는 것이 중요하다는 것을 기억해야 한다.

다음 사례를 보면, Smith 박사는 분명히 의사소통에 심각한 어려움을 겪고 있고, 그러한 것이 모든 주변 사람들에게 영향을 미치고 있음을 알 수 있다. 이런 소식에 대해 고려할 시간과 공간을 주지 않고 갑자기 전달하는 것, 이는 앞으로 환자가 자신을 관리하는데 큰 타격을 줄 수 있다(Pettifer, 2013). 그러한 과정이 분명히 비효율적이고 부적절하기 때문에 의사소통과정에서 이런 사람이 되고 싶은 사람은 없다. Bach와 Grant(2011)는 건강관리전문가와 환자가 있는 두 명 이상의 사람들 간의 의사소통은 하나의 과정이지만, 이것은 건강관리전문가와 환자 간의 연결을 보여주는 대인관계 요소를 의미하는 것은 아니라고 하였다. 의사소통은 절망적인 상황이나 압도적인 스트레스에 처한 사람들에게 돌봐주면서

사례 시나리오 Ruth

Smith 박사는 Ruth 환자에게 생검 결과가 긍정적으로 나왔다고 말할 필요가 있다. 의사는 나쁜 소식을 전하는 것을 싫어하고, 자신이 이를 결코 잘 다루지 못한다는 것을 알고 있기 때문에 자신이 했던 방식을 간호사에게 요구하지도 않는다. 간호사는 의사를 Ruth 곁으로 데리고 가서 신속하게 처리하도록 하였다. "생검이 정상으로 나와서 죄송합니다. 다른 선택을 어떻게 할지에 대해 의논하기 위해 내일 진료실에서 만납시다. 음… 음, 종양전문의가 거기 있을 겁니다…. 음…. 그 의사가 당신에 대한 정보를 더 많이 가지고 있습니다. 미안합니다." 의사는 Ruth의 반응을 보지도 않고 병실을 떠났다.

생각해 볼 점

- Smith 박사는 상담 중 어떻게 느꼈다고 생각하는가?
- Ruth는 어떻게 느꼈다고 생각하는가?
- Smith 박사를 동반한 간호사는 어떻게 느꼈다고 생각하는가?
- 의사소통능력을 향상시키기 위해 Smith 의사가 할 수 있는 일은 무엇이라고 생각하는가?

자비로운 반응을 줄 수 있는 요소이다. 이러한 연결성이 없다면, 의사소통은 피상적이고 부적절하다.

완화의료 진단을 받은 사람들과의 의사소통

암 진단에 관한 환자와의 의사소통은 두려움과 관련이 있고 자신의 사망과 관련된 질문을 하게 할 수 있다(Ferrell & Coyle, 2006). 생명을 위협하는 질병이 그러한 염려와 불안을 불러일으킬 수 있다고 주장한다. Skilbeck와 Payne(2003)은, 수준 높은 의사소통능력은 특히 심리적 또는 정서적으로 심각한 고통을 겪고 있는 경우 환자가 자신의 인생을 살아가는 데 건강을 증진시킬 수 있도록 하는 가장 중요한 요소라고 하였다. Dea Moore(2005)는 임종 전에 질적인 간호를 제공하기 위해서는 건강관리전문가가 의사소통을 효과적으로 하여야 한다고 제안하였다. 나쁜 소식을 전하는 것은 내재된 어려움을 야기할 수도 있는 책임감이다. 의사소통이 원활하게 된다고 해도 환자와 가족들은 자신의 경험과 상태에 대한 기대감, 배려심 있는 역할과 죽음 그 자체 등을 포함해 만남에 부정적인 영향을 미칠 수 있다(Moore, 2005; Nicol & Nyatanga, 2014). 잠재적 문제나 관심사에 대해 문제를 인식하고 반응을 잘 하는 것은 어렵고 괴로운 여정을 겪는 환자 및 가족과 신뢰를 구축하고 돕는 데 반드시 필요하다.

Trice와 Prigerson(2009)은 암 진단과 관련이 있는 많은 단계를 확인하였다. 그 과정은 상대적 예측가능성을 주어 삶의 말기에 대해 쉽게 토론하고 계획하도록 해주었다. 반대로, 암이 아닌 진단의 예측 불가능성은 삶의 말기에 희망을 준비하고 논의하는 데 어려움을 줄 수 있다. 질병의 진행과 악화에 대해 논의하기 위한 '적절한 시기'를 확인하는 것은 건강관리전문가에게 큰 스트레스를 일으킬 수 있고, 또한 환자와 가족이 말기 단계로 가고 있다고 생각하기도 전에 임종을 생각해야 하는 의미일 수도 있다.

그러나 질병 악화상태가 회복될 수 있는지 아니면 최종 단계인지를 알기가 쉽지 않아서 이것이 실제로 생의 말기라는 사실이 확실해질 때까지 논의를 미루는 것은 너무 늦을 수 있다. 매우 좋은 이해와 경험은 필수적이다. 관련된 특정 질병을 다룰 때 좋은 이해와 경험은 징후를 둘러싼 지식을 구축하는 데 도움이 될 수 있다.

총체적으로 사정하였다는 확신은 환자의 전체적인 삶의 주변을 더욱 잘 이해한다는 것이고 그래서 환자의 삶의 질이 떨어지는 것은 질병이 진

사례 시나리오 Alan

Alan은 협심증과 심장기능상실로 고통을 받고 있다. 그는 지난 몇 개월 동안 자신의 증상이 악화되는 것을 느꼈다. 협심증을 조절하기 위해 걸을 때 글리세릴 트리니트레이트를 더 많이 필요로 했고, 휴식 시에도 점점 약이 필요하게 되었다. 그는 호흡하기가 힘들고 무기력해졌다. 그는 자신의 취미생활에 집중할 수 없었으며, 가족 및 친구와 만나기도 어려워져서 삶에 대한 흥미를 잃게 되었다.

생각해 볼 점

- Alan에게 우선순위는 무엇인가?
- 토론할 세부적인 문제에 대해 걱정하고 있는가?
- 그의 병이 진행되고 있다고 생각하는가? 그렇다면 무엇을 해야 하는가?

행된다는 것을 나타낸다. 건강관리전문가는 의사소통기술이 토론을 하는데 충분하다고 확신하는 것이 가장 중요하다.

Alan의 여정에서 그가 깨달은 힘든 시기는 건강상태가 좋지 않고 두려움을 느끼는 때이다. 때때로 토론이 많은 두려움을 없앨 수 있기 때문에 그의 두려움에 대해 이야기하는 것이 필요하다. 일어나고 있는 일을 이해하면 Alan이 자신의 질병을 치료하는 데 도움이 될 수 있다. 때때로 대처하기 어려운 것은 알지 못하는 것에 대한 두려움이다. 그는 자신에게 글리세릴 트리니트레이트가 좀 더 필요하다는 것을 제외하고 그의 증상이 약간 모호하여 도움을 요청할 사람이 필요하고, 누군가와 대화를 해야 한다는 것을 모를 수도 있다. Alan의 질병이 진행 중일 가능성이 높으며, 임종간호를 위해 희망사항에 관한 주제를 다룰 필요가 있는지를 판단하는 것은 어려운 결정이다. 여기서 분명한 것은 Alan은 삶의 질이 떨어졌으며,

자신의 목적과 삶의 가치가 있는지를 질문할 수 있다. 그는 사회적으로 위축되었고 매우 고립되어 있을 수 있다. 그러므로 중재가 필요한데, 효과적인 의사소통기술은 언어 및 비언어적 단서가 있는 민감한 상호작용을 이끌어내는 데 필수적이라는 점을 고려한 접근법이 되어야 한다. Alan은 두려움에 대처하고 자신의 우선순위에 대해 토론하며 그를 돌보는 간호사와 함께 앞으로의 치료를 계획할 수 있는 기회를 얻었을 때 상담의 결과로 힘을 얻을 수 있다.

의사소통할 때 매우 분명해야 한다는 것은 필수적이며, 관계를 지지하고 유지하는 것은 의사소통과정에 도움이 되지만 부정적인 관계는 모든 상호작용에 중대한 역효과를 줄 수 있다(Moore, 2005). 고려해야 할 핵심적 쟁점은 환자와 간병인이 그들의 관심사나 감정을 나누기를 꺼려하기 때문에, 환자가 가능한 한 편안하고 프라이버시가 보장되면서 압박하는 느낌이 없는 환경을 보장해야 한다. 좋은 대인관계기술과 자아인식을 갖는 것도 역시 적극적인 경청기술, 얼굴표정, 신체언어 및 개방적 자세(예: 팔을 접은 자세로 다리를 꼬고 앉지 않는다. 이는 환자의 개방성을 저해할 수 있다.)와 같이 매우 중요하다. 또한 자신이 앉을 곳을 생각해야 한다. 그리고 환자가 앉을 곳과 가족이 앉을 곳을 고려해야 한다. 정보를 요약하기 위해 환자와 가족을 잠시 방안에 두고 나가야 할 필요가 있을 때 사람들을 뛰어넘고 방 밖으로 나가는 것이 어렵기 때문이다. 이러한 것들은 논리적인 점검같이 보이지만 높은 스트레스 상황에서 이러한 점을 망각하면, 의사소통과정의 성공적인 결과를 만들어낼 수 없다.

좋은 죽음과 나쁜 죽음

효과적인 의사소통전략을 통한 스트레스 예방과 지지는 건강관리전문가에게 커다란 불안의 원인이 되었다. 이것은 피로와 소진으로 이어질 수 있다(Aycock & Boyle, 2009). 건강관리전문가에게 주는 부정적인 영향 이외에도 질병이 진행됨에 따라 준비가 부족하고, 두려움과 희망에 대해 토론할 기회를 놓칠 수 있으며, 경험이 부족한 상태에서는 환자와 가족에게 치명적인 영향을 미칠 수 있다. 더 중요한 것은 부적절한 의사소통은 '나쁜 죽음'이 되기 쉬운 문제의 요소가 될 수 있다. O'Brien과 Jack(2010)은 부적절한 의료계획 및 조정뿐만 아니라 의사소통이 제대로 이루어지지 않으면 관리가 제대로 되지 않는다고 하였다. 좋은 죽음을 돕기 위한 기준은 선호하는 돌봄 장소, 준비성, 영적 · 정서적 지지, 계획할 시간을 갖는 것과 주변 사람들에게 말하고 싶은 요구를 말할 수 있도록 확인하고 완성시키는 것이다[Smith, 2000(자세한 논의는 10장 참조)]. Fisher(2014)는 의사소통은 모든 간호활동의 핵심이라고 밝혔지만, 생명을 위협하는 질병을 가진 사람들을 다루는 경우 의사소통이 더욱 분명해진다고 하였다. 환자의 욕구를 해결하기 위해 개방적인 대화와 수용이 필요하므로 의사소통은 '좋은 죽음'을 달성하는 데 중요한 역할을 한다. 완화의료와 임종간호는 인내, 수용, 공감과 성실을 요구하는 복잡한 상황이다.

나쁜 소식을 전하는 것은 공감과 성실을 요구하는 기술이며, 환자를 화나게 하는 것에 대한 두려움 또는 '상황을 처리할 수 없다'는 두려움 때문에 불안을 불러일으킬 수 있다(Witham, 2011). 이 시나리오에서 의사는

사례 시나리오 — **David**

David는 그의 생검 결과를 기다리고 있었다. 의사가 진료실에 들어온 뒤 의자에 앉았다. David의 아내 Melissa도 함께 있었다. 의사는 암이 진행되었다고 말했다. Melissa는 충격을 받았고 이해하지 못했다. 아내는 "남편이 암에 걸렸다는 뜻인가요?"라고 물었다. 의사는 깜짝 놀라 쳐다보면서 "오, 당신이 이미 알고 있다고 생각했어요."라고 하였다. 의사는 David가 며칠 후에 종양전문의를 만날거라고 하면서 방을 나갔다.

생각해 볼 점

- 진단이 전달되는 방식에 어떤 문제가 있는지 확인하였는가?
- Melissa에 대한 의사의 반응은 무엇이 잘못되었는가?
- 이 상담이 어떻게 개선될 수 있는가?
- 이 시나리오에서 사용한 의사소통기술을 생각해 본다.
- 이 상담을 개선하기 위해 어떤 의사소통 전략을 사용할 수 있는가?

환자와 가족에게 적절한 속도로 나쁜 소식을 전하지 않았다. 의사는 지금까지 환자와 배우자가 이해하는지를 확인하지 못했다. 그 결과, David와 그의 아내 모두에게 매우 나쁜 경험이 되었으며, 그런 소식에 대해 회복하고 미래를 위한 전략을 세우는 데 치명적인 영향을 미칠 수 있었다(Fallowfield et al., 2002).

나쁜 소식 알리기

이는 시한부 환자에게 일회성으로 일어나는 것은 아니다. 하지만 일련의 상황들이 나쁜 소식으로 종결될지도 모른다. 만일 환자가 5회째 화학요법을 받아야 하고, 이전 4회의 화학요법은 효과가 없었다는 나쁜 소식이 전달되었다고 가정해 본다. 하지만 마지막 5회째 화학요법에도 질병이 진행되고 있어서 의사는 질병치료보다는 환자의 증상완화에 노력할 것이다. 이것은 예를 들어, 만성 폐쇄성 폐질환이나 다발성 경화증 같은 만성질환 대상자에게도 유사할 수 있다. 대상자들은 생명의 손실, 삶의 양과 질에 미칠 수 있는 영향뿐만 아니라 궁극적으로 죽음과 생명연장에 대해 생각해야 한다. 건강관리전문가는 진단과 예후에 대한 이해를 돕기 위해 잔인하지 않고 정직해야 하며, 신뢰감을 형성해야 한다(Nicol, 2011). 이것은 관련된 모든 사람 간에 개방적인 의사소통을 가능하게 하고, 이러한 소통을 통해 더 많은 지지와 인식을 이끌어낼 수 있다. 이 모든 노력에도 불구하고 대상자들은 여전히 죽음을 두려워할 수 있다(Nicol & Nyatanga, 2014). 그러나 가능한 공포를 줄이고 소통을 유지하려고 노력할 수 있다면, 두려움은 점차 사라질 것이다.

나쁜 소식을 알리려면 계획을 세워야 한다. 개인의 관련된 상태와 상황을 둘러싼 주요 사실을 확인하고 이해하는 것은 건강관리전문가가 자신감과 공감적인 말투로 소식을 전달하는 데 도움을 줄 것이다. 환자와 배우자는 소식을 전달하는 건강관리전문가의 기술에 확신을 가지고 이해를 할 필요가 있다. 환자와 가족들은 전문가가 그들을 사람으로 생각하고, 단순히 오랜 시간 동안 돌보는 환자 중 한 사람으로만 보는 것이 아니라는 것을 알도록 할 필요가 있다. VandeKieft(2001)는 나쁜 소식을 전달하는 사람들이 계획적이고 진보적인 방식으로 소식을 다루도록 돕기 위한 ABCDE 모델을 발표하였다.

- 수준 높은 준비(Advanced preparation)
- 치료적 관계 구축(Building a therapeutic relationship)
- 의사소통의 질적 향상(Communicating well)
- 환자와 가족의 반응 다루기(Dealing with patient's and family's reactions)
- 감정을 격려하고 타당화하기(Encouraging and validating emotions)

이는 건강관리전문가에게 불안을 일으키는 시간에 확실한 도움을 줄 수 있다.

관계

환자와 간호사 간의 의사소통은 치료적 관계가 중요하므로 신뢰와 개방성이 부족한 관계는 의사소통의 질에 해로운 영향을 미칠 수 있다. 간호사는 자아인식을 해야만 지원에 필요한 기술과 지식뿐만 아니라 까다로운 완화의료 상황에서 요구되는 것을 다룰 수 있다(Moore, 2005). 비언어적 의사소통은 효과적인 언어적 의사소통과 마찬가지로 필수적이며, 간호사가 환자를 지지하는 방법은 바람과 두려움을 표현하는 것을 방해하거나 혹은 자신의 관심사를 말로 표현할 때 안심하고 편안하게 느끼도록 도와줄 수 있다(Stajduhar et al., 2010). Stajduhar 등(2010)의 연구에서 도움이 되는 의사소통에 대한 환자의 인식을 조사하였다. 비록 환자를 지지하고 그들의 근심을 다루는 것이 시간을 소비하는 것이 될지 모르지만 연구참여자들은 시간을 오래 사용하는 것이 지지를 증진시키는 데 도움이 된다기보다는 그 시간의 질에 대해 말하고 싶어 하는듯했다. 직접 눈을 마주치고 능동적으로 청취하는 것은 환자 앞에서 서 있기보다는 환자와 함께 앉아 있는 것이며, 환자가 지지적인 의사소통 방식이라고 인식하는 데 긍정적인 효과를 준다.

직업상의 경계선

직업적인 경계선을 유지한다는 것은 정서적으로 영향을 받지 않고 반드시 분리되어 남아 있어야 한다는 의미는 아니다. 아주 가까운 미래에 정신을 잃거나 피할 수 없는 사망에 직면하는 환자를 다루는 것은 의심할 여지없이 도전적이며, 건강관리전문가가 자신의 사망확률에 대해 생각하게 만들 수 있다. 자신의 불안을 나누고 개인적인 고통을 공유할 수 있다고 생각하는 것은 당신이 다루고 있는 상황에 대해 계속 주의를 기울이고 앞으로의 상황에 대처할 수 있게 한다(11장 참조). 자신이 편안하게 느끼고 있는 동료와 느낌과 감정을 나누는 것은 약점으로 보여지는 것이 아니라 실제로는 반대이다. 이는 시한부 환자 이외에는 모든 환자들을 대하는 데 필요한 돌봄과 동정심의 수준을 유지하기 위해 자기 스스로를 보호하고 관리하기 위해서 보고할 필요성에 대해 자아인식하고 이해하는 것을 의미한다. 영향을 받지 않고 감정적으로 고립된 상태로 있으려는 노력은 지속될 수도

사례 시나리오 Judy

Judy는 학생 간호사이다. 식도암 말기 환자인 Alf(55세)를 돌보고 있다. Alf는 화가 나 있었는데, Judy는 Alf에게 무엇이 잘못되었는지 물어보았다. 자신은 항상 '선한 사람'은 아니었으며, 암은 자신이 벌을 받은 것이라고 말하였다. Judy는 조금 압도당해서 환자가 벌을 받는다고 느끼는 기분을 자신도 느끼기 시작했다. Alf는 Judy가 감정을 공유하는 것을 보고 사과했다. Judy는 Alf의 손을 잡고 머리를 흔들었다. "당신이 나에게 말할 수 있다고 느낀 것을 나는 영광으로 생각하지 않아요. 나는 당신이 벌을 받아야 한다고 생각하지 않지만, 이것은 분명히 당신이 생각하고 느끼는 것입니다. 그래서 아마도 우리는 당신을 도울 필요가 있지요. 당신이 걱정을 하니 대화할 수 있는 사람을 만날 수 있도록 저의 선생님과 이 사실을 의논해도 될까요?"라고 하였다. Alf도 동의하였다.

Judy는 Alf와 나눈 대화를 선생님과 이야기하였다. 선생님은 학생의 용기와 돌봄에 대해 칭찬하였다. Judy는 특정 신앙을 가진 사람들을 만나는 일뿐 아니라 영적으로나 심리적으로 어려움을 겪고 있는 사람들을 돕기 위해 목사님이 도움이 될 수 있다고 제안하였다. Alf는 제안에 동의하고 목사님은 Alf와 시간을 보냈다. 이것은 Alf가 질병과 자신의 생활을 고려하는 방식에 긍정적인 영향을 미쳤다. Judy의 선생님은 차 한잔을 마시던 끝에 Judy를 만나자고 하였다. 그들은 Judy가 상황을 처리하고 자신의 감정을 다루는 것이 얼마나 어려운지에 대해 이야기하였다. 분명한 것은 환자가 간호사를 위로해서는 안 되기 때문이다. 선생님은 Judy에게 자신이 화가 났다는 것을 알았지만, 선생님은 Alf와 그의 고민을 부드럽게 돌보는 태도로 대했고 매우 긍정적인 결과를 얻었다.

Judy의 선생님은 Judy가 더 많은 도움이 필요하고, 다루기 힘든 일에 대해 이야기할 수 있다면 언제든지 선생님이 와서 대화할 수 있다고 안심시켰다. Judy는 안심하고 지지를 받았다고 생각했다. Judy는 선생님이 자신을 도왔던 방식에 대해 생각하고 다른 친구들에게도 항상 똑같이 하려고 노력할 것이라고 의식적으로 적어두었다.

생각해 볼 점

- Alf가 자신의 감정을 나눌 때 Judy가 어떻게 느꼈다고 생각하는가?
- Judy가 한 일을 당신도 할 수 있었다고 생각하는가?
- 어떻게 하면 도움을 얻을 수 있다고 생각하는가?
- 멘토는 어떤 속성을 갖고 있다고 생각하는가?
- 이것이 어떻게 팀에 긍정적인 영향을 줄 수 있는가?
- 이것이 어떻게 환자에게 긍정적인 영향을 미칠 수 있는가?

없으며, 간호사 또한 자신이 그렇게 인식되기를 바라지도 않을 것이다. 다른 사람이 고통당하는 것을 목격할 때 논리적인 접근법을 취하면 감동적이고 고통을 덜어 줄 수 있다. 우리는 그것을 처리하기 위해 상황에 대해 어떻게 생각하는지를 고려해야 하며(Moore, 2005), 감정적인 상황에 지속적으로 대처할 수 있도록 적절한 순간에 공유를 하는 것이 필요하다. 그러나 우리는 시기적절하게 초기 스트레스에 반응하기 위해 환자를 고려해야 한다.

자신의 스트레스를 인식할 수 있는 것은 중요하다. 스트레스를 인식하지 못하고 무시하는 것은 환자로 하여금 지탱할 수 없고 Alf처럼 방치하면서 자신의 관심사를 해결하지 못하고 무시한 채로 있게 만든다(11장 참조). 효과적인 팀워크는 단순히 정보를 전달하는 것이 아니라 공감을 전달할 수 있다는 것을 의미한다. 감정이입, 동정심과 관리를 소통할 수 있어야 하며 만약 응집력 있는 팀의 일원이 되려면 필수적이다. 하지만 문제가 있는 팀은 서로 간의 개인적인 요구에 반응하지 않을 수도 있고, 이는 팀원을 고립시키게 될 수 있다. 이러한 고립감이 계속될 경우, 조만간 팀원들은 같은 고립감을 느끼게 될 것이다. 결과적으로 팀워크가 약화되고 환자 치료에 영향을 줄 수 있다. 직원이 질병에 걸리게 될 것이며, 이는 장기적이 될 것이다. 따라서 직장에 남겨진 직원들에게 부정적인 영향을 미치므로 부담과 피로가 커지게 된다.

의사소통의 방해요소

Tay 등(2012)은 싱가포르에서 질적 연구를 실시하였는데, 암 병동에서 일하는 우수한 간호사 10명을 대상으로 암으로 진단받은 입원 환자와 의사소통을 하는 데 방해요소가 무엇인지에 대해 조사하였다. 방해요소로 인식되는 많은 것 중에서, 다양한 문화와 건강관리시스템에 대한 도전을 받을 때 간호사 자신의 두려움 때문에 의사소통에 방해를 받는다. 특히 나쁜 소식을 전하거나 환자가 묻는 질문에 답을 할 수 없을 때 의사소통이 방해를 받는 것으로 나타났다. 감정적인 상황을 다루는 데 어려움이 따르는 이유는 독특한 문화나 지리적 문제가 아니라, 인간의 고통을 다루는 것이 어렵다는 사실 때문이다.

완화의료에서의 의사소통

개방적이고 정직한 의사소통은 항상 필수적이지만, 완화의료에서는 환자에게 영향을 미치고 사랑하는 사람에게는 생의 말기 돌봄 경험에 영향을 미칠 수 있는, 어렵지만 매우 중요한 의미있는 정보를 전달하는 것이 된다. 의사소통은 질병 진행상태, 심리적 부담감, 영적 안녕, 사회적 지지 또는 증상관리와 관련이 있다. Stajduhar 등(2010)의 연구에서 연구참여자들은 임종을 앞둔 환자들이었다. 그들은 말기 진단에 대해 생각할 때 두려움에 대해 이야기했지만, 이 사실을 인정하고 자신들의 걱정과 우려에 대해 말하면서 건강관리전문가와 더욱 편한 관계가 되었다. 때때로 이는

'허락'의 사례가 될 수 있다. 누군가 이야기하기 어려운 것을 가지고 있다면, 먼저 주제로 올리고 그 사람이 반응하고 그들의 관심사를 토론하는 데 도움이 될 수 있다. 이러한 두려움이나 문제는 분별력이 있는 것도 아니고 다루기가 쉬운 것도 아니다. 예를 들어, 통증은 환자에게 질병이 진행되는 것으로 보이는 것처럼 심리적으로 사람에게 영향을 줄 수 있다. 통증은 사회화를 어렵게 하고 사람으로서의 존재에 영향을 미칠 수 있다. 또한 고통의 신체적 표현이자 통증을 완화하려고 하는 복합적인 것이다.

이미 알려진 바와 같이 전체적인 관리가 모든 환자에게 제공되어야 하지만, 환자가 생명이 한시적인 질병을 앓고 있는 경우, 진단의 결과가 중요하다고 주장할 수 있다. 즉, 의논을 필요로 하는 증상의 불협화음이 있을 수 있고 고통을 덜어주기 위해 사정을 계속 하여야 한다. 환자가 흔히 볼 수 있는 증상과 자신의 내면에 대한 두려움을 토론할 수 있다고 생각하기 위해 그들은 건강관리전문가가 진정으로 도와주려고 하고 그들이 말하는 것에 관심이 있다고 생각할 수 있어야 한다. 언어적 또는 비언어적으로 부정적인 피드백은 그 과정을 방해할 수 있다. 사람의 공간을 침범해서는 안 되지만, 특히 취약한 느낌이 들 경우 공간의 다른 쪽(예: 신체적으로 멀리 있고 형식적인)에 앉혀서는 안 되기 때문에 신체언어는 필수적이다. 앞으로 약간 기울이면서 말하는 내용에 관심을 가지고 듣고자 하는 열정을 나타낼 수 있다. 긍정적인 언어로 표현을 하면서 이해하고 있음을 나타내려면 가끔씩 고개를 끄덕이기도 해야 한다(예: "그것은 당신에게 매우 어렵군요.") 이는 환자가 계속해서 자신의 걱정에 대해 이야기하도록 유도하는 데 도움을 준다.

질병의 진전

생의 말기에 처한 사람들의 요구에는 사전 지시, 선호하는 돌봄 장소

(Preferred Place of Care, PPC)와 선호하는 죽음 장소(Preferred Place of Death, PPD)를 둘러싼 토론을 포함할 수 있다. 이러한 것은 토론을 시작할 전문가를 위한 다양한 감정을 통찰하게 할 수 있다. Fields 등(2013)은 호스피스 간호사가 죽음의 장소에 대한 논의를 하는 것을 불안해한다는 사실을 발견했다. 지역사회 또는 급성환자를 다루는 현장에서 근무하는 간호사는 호스피스 간호사와 같이 이러한 유형의 토론을 경험하지 않았기 때문에 어려움을 겪을 수 있다고 설명하였다.

질병이 진행된 사람들을 상대하기 위해서는 연민어린 접근이 필요하다. 이것은 효과적인 의사소통뿐만 아니라 정보를 전달하고 민감성을 가지는데 도움이 된다. 또한 이것은 개방성에 관한 것이므로 환자가 고립되어있는 느낌이 아니라 지지받는 느낌을 가져야 한다. 나음 9장과 10장에서는 임종간호와 죽음에 대해 좀 더 자세히 다룰 것이다.

결론

의사소통은 모든 환자와 팀이 상호작용하는 데 있어서 기본이다. 효과적인 의사소통은 환자와 팀의 경험에 커다란 변화를 가져올 수 있다. 생명을 위협하는 병이라고 진단받은 환자와 간호하는 사람들을 대할 때 의사소통 과정 중 효율적이고 지지적이며 동정심을 발휘한 접근이 더욱 중요하다. 상황을 처리할 준비가 안 된 전문가의 부적절한 의사소통 때문에 모든 환자들은 고립감을 느끼고, 화가 나고 잘못된 생각을 하거나, 혼란스럽게 느끼는 등 치명적인 결과를 초래할 수 있다. 돌봄제공자 역시 사랑하는 사람을 내할 때 무력감을 느낄 수 있고 좋지 못한 경험으로 낙담할 수 있으며 결국 앞으로의 경험에도 부정적인 영향을 미치게 된다.

건강관리전문가는 준비가 된 것 같은 느낌으로 의사소통 과정이 성공적이 되도록 도움을 줄 수 있는 측면을 고려하면서 토론을 계획하고 생각해야 한다. 전문가들은 또한 자신의 성과를 반영하고, 필요한 경우 도움을 요청해야 하며, 향후 성과개선을 위한 피드백을 해야 한다. 환자가 두려움과 관심사를 표명하는 것이 도움이 되고 유익하다고 보고하였기 때문에 환자의 스트레스에 대해 개방적인 것은 유익하고 보람이 있다(Stajduhar et al., 2010).

생각해 볼 점

- 자신의 의사소통 강점과 잠재적인 약점을 생각해 본다.
- 이 장에서 다루어진 내용으로 볼 때 어떻게 기술을 개발할 수 있다고 생각하는가?

Recommended reading

Parliamentary and Health Service Ombudsman (2014) Listening and Learning: The Ombudsman's Review of Complaint Handling by the NHS in England 2010 – 11. Available at: www.ombudsman.org.uk/healthchp/case-studies2/communication-andcomplaint-handling#sthash.dUf36ehU.dpuf (accessed 9.10.14).

National Institute for Health and Care Excellence (2011) Quality Standard for End of Life Care for Adults. London: NICE.

Skilbeck, J. and Payne, S. (2003) 'Emotional support and the role of the clinical nurse specialist in palliative care', Journal of Advanced Nursing, 43(5): 521 – 30.

References

Aycock, N. and Boyle, D. (2009) 'Interventions to manage compassion fatigue in oncology nursing', Clinical Journal of Oncology Nursing, 13: 183–91.

Bach, S. and Grant, A. (2011) Communication and Interpersonal Skills, 2nd edn. London: Sage.

Department of Health (2004) Getting Over the Wall: How the NHS is Improving the Patient's Experience. London: DH.

Department of Health (2008) End of Life Care Strategy. London: DH.

European Union (2004) Enabling Good Health for All: A Reflection Process for a New EU Strategy. Available at: http://ec.europa.eu/health/ph_overview/Documents/byrne_ reflection_en.pdf (accessed 11.6.15).

Fallowfield, L.J., Jenkins, V.A. and Beveridge, H.A. (2002) 'Truth may hurt but deceit hurts more: Communication in palliative care', Palliative Medicine, 16: 297–303.

Ferrell, B.R. and Coyle, N. (2006) Textbook of Palliative Nursing. Toronto: Oxford University Press.

Fields, A., Finucanel, A. and Oxenham, D. (2013) 'Discussing preferred place of death with patients: Staff experience in a palliative care setting', British Medical Journal Supportive and Palliative Care, 3(suppl. 1): A1–A74.

Fisher, J. (2014) 'Communication in palliative and end of life care', in J. Nicol and B. Nyatanga (eds), Palliative and End of Life Care in Nursing. Exeter: Learning Matters, pp. 46–64.

Moore, C.D. (2005) 'Communication issues and advance care planning', Seminars in Oncology Nursing, 21(1): 11 - 19.

National Health Service (2013) The NHS Constitution: The NHS Belongs to Us All. London: Department of Health.

National Health Service (2015) The NHS Constitution. London: Department of Health. National Institute for Health and Care Excellence (2011) Quality Standard for End of Life Care for Adults. London: NICE.

Nicol, J. (2011) Nursing Adults with Long-Term Conditions. London: Sage.

Nicol, J. and Nyatanga, B. (2014) Palliative and End of Life Care in Nursing. London: Sage.

Nursing and Midwifery Council (2007) Essential Skills Clusters. London: NMC.

Nursing and Midwifery Council (2010) Standards for Pre-registration Nursing Education. London: NMC.

Nursing and Midwifery Council (2015) The Code: Professional Standards of Practice and Behaviour for Nurses and Midwives. London: NMC.

O'Brien, M. and Jack, B. (2010) 'Barriers to dying at home: The impact of poor coordination on community service provision for patients with cancer', Health and Social Care in the Community, 18(4): 337 - 45.

Parliamentary and Health Service Ombudsman (2014) Listening and Learning: The Ombudsman's Review of Complaint Handling by the NHS in England 2010 - 11. Available at: www.ombudsman.org.uk/healthchp/case-studies2/communication-and-complainthandling#sthash.dUf36ehU.dpuf (accessed 9.10.14).

Pettifer, A. (2013) 'Responding to questions about the end of life', in J. De Souza and A. Pettifer (eds), End of Life Nursing Care: A Guide for Best Practice. London: Sage.

Skilbeck, J. and Payne, S. (2003) 'Emotional Support and the role of the clinical nurse specialist in palliative care', Journal of Advanced Nursing, 43(5): 521 - 30.

Smith, R. (2000) 'A good death: An important aim for health services and for us all', British Medical Journal, 320: 129 - 30.

Stajduhar, K.I., Thorne, S.E., McGuinness, L. and Kim-Sing, C. (2010) 'Patients' perceptions of helpful communication in the context of advanced cancer', Journal Clinical Nursing, 19: 2039 - 47

Tay, L.H., Ang, E. and Hegney, D. (2012) 'Nurses' perceptions of the barriers in effective communication with inpatient cancer adults in Singapore', Journal of Clinical Nursing, 21: 2647 - 58.

Trice, E.D. and Prigerson, H.G. (2009) 'Communication in end-stage cancer: Review of the literature and future research', Journal of Health Communication: International Perspectives, 14(suppl. 1): 95–108.

VandeKieft, G.F. (2001) 'Breaking bad news', American Family Physician, 64(12): 1975–8.

Witham, G. (2011) 'Communicating with people with long-term health needs', in L. Webb (ed.), Nursing: Communication Skills in Practice. Oxford: Oxford University Press, pp. 224–43.

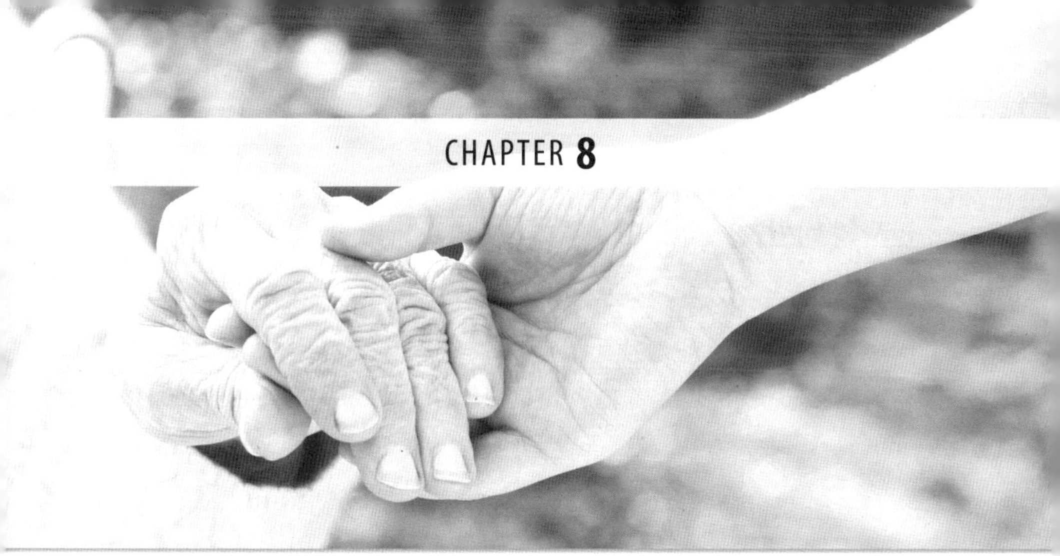

CHAPTER **8**

윤리적 딜레마 다루기

Dealing with ethical dilemmas

학습 내용

- 불치병을 앓고 있는 환자가 활용할 수 있는 법적인 지원
- 윤리적 딜레마와 원칙의 적용: 자율성, 해악금지와 선행, 정의, 이중효과의 원칙
- 완화의료의 진실과 정직의 중요성
- 환자의 바람을 존중하는 능력과 영향

환자의 바람

윤리적 이슈는 건강관리에서 의미심장한 딜레마를 제시할 수 있다. 어떤 의사결정은 생의 말기 환자의 인위적 수액공급 중단과 같이 환자의 생명에 잠정적으로 영향을 미칠 수 있다(Ogston-Tuck, 2014). 우리의 추론을 정당화하는 데 있어서 반드시 해야 하는 중요한 것으로서의, 윤리적 원칙을 이해시켜 준다. 그리고 환자뿐만 아니라 전문적 책임에 대한 우리의 도덕적 의무는 우리가 결정을 할 수 있도록 우리를 안내할 수 있을 것이며, 어떤 결정도 이들 원칙에 의해서 뒷받침된다는 것을 분명히 할 수 있다. 영국 간호조산사국(NMC, 2015)의 행동강령(scode of conduct)에는 환자를 임파워먼트해주기 위한 참고문헌들이 있으며(2.3), 간호와 치료를 수용하거나 거절하는 환자의 권리를 존중하기(2.5) 뿐만 아니라, 생의 말기를 살아가는 사람들에게 연민을 갖고 반응하고 인정하기에 대한 것도 있다(3.2). 연민어린 접근을 선택하는 것, 환자의 자율성을 유지하도록 시도하는 것, 환자가 원하거나 원하지 않는 것에 대해 결정하도록 환자 개인을 격려하는 것은 간호사의 책임일 뿐만 아니라 그밖의 건강전문직인은 이와 비슷한 실무의 전문직 규정을 갖는다. 예를 들면, 작업요법대학(College of Occupational Therapists, 2011), 건강과 돌봄협의회(Health and Care Professions Council, 2012) 그리고 일반의료협의회(General Medical Council, 2013)가 그 예이다. 치료를 거부할 권리는 건강관리전문인 사이에서는 큰 염려와 걱정을 갖도록 할 수 있다. 따라서 그들은 환자의 결정이 옳은 이유로 이루어졌는지 확인할 필요를 느낀다(치료 및 돌봄을 하는 시간이 의미 없다고 느끼기 때문이 아니라 치료계획을 지속한다면, 그들의 고통이 훨씬 크기 때문에 또는 환자가 그들 주변의 사람들의 부담을 느끼기 때문에 등이다). 불치병을 앓고 있는 환자에게 무엇인가를 재확신시키는 것, 그들이 원하거나 원하지 않는 것을 정립하는 것, 그리고 이러한 결정의 이유는 환자의 염려와 불안뿐만 아니라 환자의 동기에 가치있는 통찰력을 제공할 수 있다.

Stanley와 Zoloth-Dorfman(2006)는 치료를 유지하거나 철회하는 것을 포함한 윤리적 논의와 무엇이 표준이며, 무엇이 일상에서 벗어난 치료인지, 서면동의 그리고 진실을 말하는 것과 관련된 문제들에 대한 논의가 환자와 이러한 결정으로 인해 주로 영향을 받는 사람들이 배제될 수 있다는 것에 관심이 높아지고 있다고 하였다. 비록 윤리적 토론을 위한 장이 근거중심 실무의 전달을 촉진하고 우리에게 도움을 줄지라도, 우리는 특별한 요구를 갖는 환자로서 치료받는다는 것과 그들의 결정과 자율성은 존중되어야 한다는 것을 분명히 할 필요가 있다.

Melia(2014)는 윤리적 논의와 분석이 우리가 환자와 선문직인 사이의 관계의 맥락을 결정하도록 허용한다고 주장하였다. 반면, 이러한 고려 없이 취약한 자(즉, 그들의 돌봄에 도전하기에 너무 소진된 생의 말기에 도달한 자들)는 결과적으로 해로움에 처할 수 있다. 우리가 분명히 해야 할 필요가 있는 것은 환자의 바람은 결정의 배경이 되는 동기가 명확하지 않을 때 결정할 능력이 있는지에 대한 명확성 그리고 가장 중요한 것은 늦기 전에 환자에 의해 환자의 바람이 명료히 표현되어야 한다는 것을 제시하고 있다.

자율성

자율성은 긍정적 자산이며, 사람들이 '그들의 생을 적합한 것으로 간주하는 것'으로써 수행해야 하는 '개인의 권리와 자유를 뒷받침하는 것'으로써 어디서나 유지되어야 한다(Melia, 2014: 17). 환자에게 관리에 대해 결정할 수 있는 정보를 주는 것은 건강관리전문가로서의 기본적인 역할이다.

사례 시나리오 Bill(첫 번째)

Bill은 뇌졸중으로 고통받은 후에 입원하였다. 그는 뇌졸중으로 인해 연하곤란을 경험하고 있다. 언어 능력 사정 후 언어치료사는 구개반사의 저하로 흡인의 위험이 있기 때문에 음식과 음료가 위가 아닌 폐로 가서 감염이나 폐렴을 일으키거나 잠재적인 죽음의 위험이 있을 수 있으므로 '입으로는 아무것도 섭취하지 말 것'을 제안하였다. Bill이 침대 위에 있는 음식섭취에 대한 요구가 생길 때, 그는 극도로 화가 났고, 음식을 요구하기 시작했다. 그를 돌보는 의사와 간호사는 왜 그가 입으로는 아무것도 섭취할 수 없는지를 설명하며, 이해시키려고 하였다. 이러한 노력에도 불구하고 Bill은 여전히 그가 원하는대로 먹고 마시기를 원하고 있다.

생각해 볼 점

- 우리는 팀으로서 무엇을 할 필요가 있는가?

환자가 개인의 자율성을 유지하는 것은 중요하며, 가능할 때마다 이를 격려해야 한다. Bill은 자신의 상태에 대해 전달받았고 그가 먹고 마시면 어떤 결과가 나타날지 알게 되었다. 의사와 간호사는 정신능력법(Parliament, 2005: s4)에 따라 Bill이 가장 관심을 갖고 있는 것에 대해 초점을 맞추고 있는 것으로 보인다. 이와 같은 사례에서, Bill이 결정할 능력을 갖추고 있는지를(2005: s2) 결정하는 것은 중요하다. 그리고 많은 장기간의 질환 상황에 있는 환자들이 임상적으로 의미 있는 우울을 경험하기 때문에(DH, 2012) Bill이 우울 상태에 있는지를 확인하기 위해 정신심리적 상태를 사정하는 것은 가치 있는 일이다. 오랜 기간의 투병은 질병의 기간이 길어지면서 환자의 삶에 영향을 주게 되고 이러한 것은 환자에게 의미가 클 수 있다(예: 피로, 호흡곤란, 통증).

사례 시나리오 Bill(두 번째)

간호사는 Bill과 함께 앉아서 그가 결정하는 대로 우리는 그의 결정을 지지할 것이라고 안심시켰으며, Bill과 함께 관련 문제를 의논하기를 원했다. 간호사는 Bill의 과거 직업, 누가 집에서 Bill과 함께 있는지 그리고 그의 뇌졸중에 대한 것을 포함해서 일반적인 질문을 시작하였다. 점차적으로 Bill은 그가 굶는다는 것에 대한 감정을 털어놓기 시작했다. 그는 한때 전쟁포로였고, 굶는다는 것이 무엇인지 알고 있었다. 그는 이후 다시 그런 일을 겪는 것에 준비되어 있지 않음을 이야기했고, 자신의 결정으로 인해 그가 죽을 수 있더라도 그에게는 의미 있는 결정이라고 하였다. 간호사는 이것이 그의 선택이며, 그는 의료진들이 그가 무엇을 요구하는지 분명히 알고 싶어 한다는 것에 동의했다. 간호사는 Bill이 자신의 의견을 표현한 것에 대해 감사를 표했다. 간호사가 이와 같은 정보를 Bill이 표현하는 것은 Bill이 그럴 수 있음을 돌보는 팀에게 알릴 뿐만 아니라 그들이 그를 위한 좀 더 나은 치료를 할 수 있기 때문에 그를 돌보는 팀과 이러한 정보를 공유해도 좋겠는지를 물었다. Bill은 간호사의 의견에 동의하였으며, 그의 말을 경청하고 친절하게 해준 점에 감사를 표했다.

생각해 볼 점

- Bill의 사례는 당신이 사실을 가지고 있는 것과 어떻게 다른가?
- Bill이 원한다면 먹는 것을 허용해야 하는가?

치료 또는 중재를 고려할 때 환자의 말을 경청하는 것은 중요하다. 우리가 우리 자신을 위해서 원하는 것은 환자가 원하는 것과 완전히 다를 수 있다. 정신능력법(Parliament, 2005, s1)은 단지 환자의 결정이 현명하지 않다고 해서, 그것이 환자의 능력이 떨어진다는 것을 의미하지 않는다고 명백하게 제시한다. Bill은 능력이 있고, 그가 먹고 마시는 것이 초래할 결과를 잘 알고 있었다. 그러므로 의료진이 처음에 그의 결정이 현명하지 못하다고 생각했더라도 그의 결정을 간과하거나 그의 능력이 결여되었다고 간주할 수는 없다. 이 장을 통해서 우리는 윤리적 문제를 다룰 때 Bill을 생각하게 된다.

능력

사람은 자율적인 결정을 하지 못할 경우가 있고, 또한 사람들은 그들이 느끼거나 인식하는 것에서 최상의 관심사에 따라 고려하고 치료해야 할 수도 있다. Bill의 사례에서 볼 수 있었듯이, 환자가 사실상 원하는 것은 다른 면을 내포할 수 있다. 정신능력법(Parliament, 2005)은 취약한 개인을 보호하고, 그들이 자신의 바람을 말하고 선택할 수 있도록 한다. 우리가 시한부 환자를 고려할 때, 가령 급성감염 기간 또는 마약성 진통제의 부작용과 같이 그들의 결정능력이 저하되거나 의심스러울 때가 있을 수 있음을 고려하여야 한다. 이와 같은 예들은 잠재적으로 변화될 수도 있으며, 치료선택과 동의서를 받는 것을 논의할 때 함께 고려해야 한다. 정신능력법(Parliament, 2005)은 환자가 의사결정능력을 가지고 있는지뿐만 아니라 최상의 관심사를 염두해 두는지 고려하도록 허용하였다(Dimond, 2011). 치료의 이점과 해로움을 고려하여 스스로 자율적인 결정을 할 능력을 갖추는 것은 변동을 거듭할 수 있다. 환자가 어떤 경우에 동의하거나 거절할 수 있는 반면, 다른 사람들은 능력이 부족할 수 있으므로, 환자의 능력이 결여되었다기보다는 능력 없음이 성립될 때까지 환자에게 능력이 있음을 가정하는 것이 중요하다(Parliament, 2005: s1, s3).

Dimond(2011)는 이것을 '(어떤 목적에) 필요한' 능력이라고 제시하였다. 이 능력은 치료에 대한 동의가 필요할 때마다 사정해야 한다. 특별히 생의 말기 간호에서 이것은 여러 가지 이유로 인해 인지장애가 있을 경우 특히 분명하다. 예를 들어, 만약 환자가 생을 연장시키지 않으나 증상을 약간 완화시키는 침습적 중재를 고려하고 싶어 한다면 입원기간이 좀 더 길어지고, 추후관리를 요구할 수 있다. 잠재적 증상완화로 인한 이득과 입원이나 병원방문으로 인해 집과 사랑하는 사람들과 떨어지게 되는 불이익은 환자들이 결정할 능력을 갖추고 있다면 좀 더 잘 사정될 수 있다. 이미 알려진 바와 같이, 능력의 상실은 역전될 수 있는 급성상태로 일시적으로 일어날 수 있다. 그러므로 모든 기회는 원인이 치유되고 해결되는 시간까지 결정과 동의를 지연할 수 있도록 해야 한다. 능력부족이 불가피한 경우와 해결될 것 같지 않을 때, 환자와 함께 논의가 일어나야 하고, 치료에 대한 결정은 환자가 그들의 소망을 아직 표현할 수 있을 때 문서로 만들어져야 한다. 이것에 대한 좀 더 공식적인 방법은 사전연명의료의향서 또는 치료를 거부하는 사전결정을 하는 것일 수 있다(Parliament, 2005: s24). 일부 환자들은 사전의료의향서에 대해 불안해하고, 미래에 그들의 마음이 바뀔 것에 대해 염려한다. 사전의료의향서는 언제든지 폐기될 수 있으며, 구두로 또는 문서로 할 수 있다는 것으로 그들을 안심시켜야 한다(2005: s24). 환자들은 그들이 원하든, 원하지 않든 자신의 소망을 분명히 밝힌다는 것이 중요하다는 것을 생각하도록 격려받아야 한다. 환자가 결정을 내릴 수 있지만 자신이 원하는 대로 할 수 있는 다른 방법은 환자 개인의 복지를 위해 최종 위임권(lasting power of attorney)을 지정하는 것이다(Dimond, 2011; Parliament, 2005: s9).

다음 사례를 살펴보면, Sam의 누나는 자신의 결정에 의구심이 있을 수 있으며, 내적인 갈등을 갖고 결정하였을 수도 있다. Sam의 누나는 의심할 바 없이 그녀가 그를 사랑하는 만큼 Sam이 오래 살기를 원했을 것이고, 그의 죽음에 대해 몹시 슬퍼했을 것이다. 대안은 Sam의 누나가 Sam에게 필요한 것을 선택하고, Sam을 위해서 옳은 결정을 하도록 그의 누나를 신뢰하는 것이다. Sam에 대한 결정은 Sam의 사망 후 애도기간에 매우 큰

사례 시나리오 Sam(첫 번째)

68세의 Sam은 폐암으로 진단받았다. 그는 누나와 자신의 생의 말기 돌봄에 대한 소망에 대해 오랫동안 논의해왔다. 그는 누나를 최종 위임권자로 지정했고, 누나와 그의 바람을 함께 문서로 만들었다. Sam은 입원했으며, 그의 상태는 매우 악화되었다. 그는 혼란스러웠고, 의기소침해졌다. 혈액검사 후에 그가 고칼슘혈증 상태인 것이 확인되었다. 이것은 그가 고통을 경험하게 하는 두 번째 사건이었다. 따라서 의사들은 그의 누나에게 이를 알렸다. 그들은 Sam이 치료될 수 있고, 회복되더라도, 분명히 곧 재발될 것임을 알렸다. 그들은 그를 자연상태 그대로 둘 것인지 지속적인 치료를 고려하고 있는지를 물었다.

Sam의 누나는 그의 마지막 치료 후 회복될 수 있다는 것을 아는 상태에서, 만약 Sam이 치료를 받지 않는다면 어떤 일이 일어날 것인지를 물었고, Sam은 재발된다면 그대로 두어야 한다고 말했다.

의사들은 Sam의 누나에게 Sam은 점차 의식을 잃어갈 것이지만 그가 편안하도록 통증완화제를 투여하는 것이 중요할 수 있다고 알려주었다(Watson, 2006). 그의 누나는 Sam의 입장에서 더 이상의 치료를 거부했고, Sam이 가능한 한 편안함을 유지하도록 해 줄 것을 요청했다.

생각해 볼 점

- Sam 누나의 동기가 어떻다고 생각되는가? 정신능력법 4/5 부분을 고려한다.
- 지정된 최종위임권자가 결정을 내린다는 것이 얼마나 어려운 일인가?
- Sam의 누나가 어떤 지지를 필요로 할 것인가?
- Sam에게 증상완화를 위해 어떤 방법을 제공할 수 있을 것인가?
- 전문직인의 핵심적 윤리원칙에 대해 생각해 본다. 이 경우 무엇이 해당되는가?

책임감과 잠재적인 고통을 수반할 수 있다(Ogston-Tuck, 2014).

치료 또는 치료거부

Twycross와 Wilcock(2001)는 고칼슘혈증을 치료하기 전에 고칼슘혈증의 에피소드의 빈도와 수와 같이 에피소드와 이슈 전의 삶의 질을 고려해야 한다고 제시하였다. 이와 같은 논의는 환자를 돌보는 자와 최종위임권자의 책임을 가진 자들에게 치료의 철회와 능력이 부족한 환자 입장에서 최선의 관심을 결정할 때 마음에 두어야 할 사실에 대한 논의를 제공한다(Parliament, 2005: s3, s5, s9).

만약 그들이 이전보다 더 형편 없는 삶의 질을 유지한다면, Sam의 경우처럼 고통을 연장하는 것보다 자연스런 과정을 밟도록 하는 것이 도덕적으로 옳은 것일 수 있다. 어려운 점은 죽음이란, 자신의 결정과 무관하게 불가피하다는 것이다. 그러나 최종위임권자가 건강과 안녕에 대해서 어떤 결정을 하기 전에 환자를 사정할 필요가 있고, 환자가 능력이 결여되었다고 간주되어야 한다는 것에 주목해야 한다.

최종위임권과 최선의 이득

일부 환자들은 그들의 능력이 불가피하게 감소된다는 사실을 인지하고 있을 수 있다(예: 치매). 이러한 환자들은 최종위임권자를 지정할 수 있다. 이는 재산과 사건에 적용되는 대리인의 영구적 권한을 대신한다. 최종위임권은 지정받은 자(환자가 지정한 사람)에게 환자들의 입장에서 치료를 거부할 권한을 줄 수 있다. 그러므로 그들의 건강과 복지뿐만 아니라 재산과 사건을 포함하여(NHS, 2011; Parliament, 2005: s4/5) 이 문제에 대해 논의할 수 있는 기회를 갖게 될 것이다. 환자의 지정을 받는 자는 지정자

(환자가 최종위임권을 주는 것)가 능력이 손상되었다고 생각된다면, 환자의 복지와 간호에 대해서만 결정을 할 수 있다. 지정을 받은 자는 지정자가 거부할 수 있는 어떤 치료에 대해서도 명확하게 이해해야 한다.

이러한 고려사항은 환자를 돌보는 사람들과 최종위임권의 책임자에게 최선의 이익을 결정할 때 명심해야 할 많은 사실을 제시하며 치료철회는 환자가 능력부족으로 간주될 경우에만 수행할 수 있다(Parliament, 2005: s3, s5, s9). 결정이 생명을 유지시키는 치료에 대한 것이라면, 최종위임권 도구(서면화된 서류)가 이것과 연관되어 분명해야 한다. 시한부 선고를 받은 자는 자신이 지정한 자와 함께 자신의 바람이 명확해지도록 깊게 논의해야 한다. 이와 같은 결정은 강력할 수 있기 때문에 불명확하다면, 추후에 후회하지 않도록 완전하게 포괄적인 내용을 담은 서류를 작성해야 한다(Khodyakov & Carr, 2009).

정신능력법은 다음과 같이 규정하고 있다.

> 결정이 생명유지 치료와 관련이 있는 경우 치료가 관련자의 이익에 가장 적합한지를 고려하며, 사망을 초래하려는 요구에 동기부여를 해서는 안 된다(Parliament, 2005: s. 4/5).

환자가 최종위임권자를 지명하지 않은 경우 독립적인 정신능력 옹호자(Independent Mental Capacity Advocate, IMCA)로서 법원 지정 대리인을 고용할 수 있다(NHS, 2011). 치료를 둘러싼 결정을 돕기 위해 지시를 받고 상담을 받아야 한다. 독립적인 정신능력 옹호자가 환자에 대한 정보가 거의 없어 환자의 최선의 이익을 위해 일하는 데 있어 환자 자신의 신념, 가치, 도덕 또는 성격을 둘러싼 면에서 제한된 이해를 갖고 있을 수 있다는 것이 어려움이다. 친척과 친구들은 환자의 희망을 존중하기 위해 상담을 받을 수 있으며, 최선의 이익에 관한 결정을 내리기 전에 정보 수집을 위한 모든 실질적인 조치가 취해졌는지 확인할 수 있다[Parliament,

2005, s4(6), (7); Dimond, 2011]. 잠재적 개입으로 대리자에 의해 감지되는 삶의 연장을 통한 삶의 질을 토대로 환자에 대한 결정이 내려질 수 있다. 환자가 생명을 위협하는 질병으로 사망한 경우 고통의 연장을 둘러싼 대리자의 결정은 일반적으로 개선의 희망이 거의 없기 때문에 더 악화될 뿐이므로 결정하기에 조금 더 명확해질 수 있다. 즉, 회복을 돕기보다는 고통을 예방하는 증상완화를 기대할 수 있다.

악행금지와 선행

건강관리전문가로서 우리는 윤리적 원칙을 지키고 해를 끼치지 않아야 하며(악행금지), 오직 선을 행해야 한다(선행). 음식을 섭취하지 못하게 하는 것은 인권침해로 간주될 수 있다. 사람이 임종기가 되었을 때 상태가 악화되어 더 이상 음식을 먹고 마시지 못하게 된다면 인권이 박탈되는 것인가? 위엄의 원칙에 위배되어 인위적으로 먹는 관을 삽입하면 위엄 있고 평화로운 죽음을 맞이할 권리가 위협을 받는 것인가? 이것이 과연 인권이 박탈되는 것인가? 이는 먹을 수 없는 것이 고통을 일으키는지의 여부에 달려 있다고 제안할 수 있다. 이밖에도 인위적 영양 섭취와 환자에게 수분을 제공하는 것에 대한 전체를 아우르는 규칙이 없다는 것이 문제가 될 수 있다(9장 참조).

사람은 인공적으로 수분을 공급하는 경우도 비슷한 윤리적 입장을 취할 수 있다고 제안할 수 있다. 삶의 끝에서 누군가에게 혈관으로 수분을 공급하게 되는 것이 적절한 개입이 될 것인가?

몸의 수분균형을 조절할 수 없기 때문에 부종이 생기는 것과 관련하여 보고된 통증은 어떠한가? 또한 완화치료를 위한 국내 완화치료 2007(National Council for Palliative Care 2007)은 인위적 또는 임상적으로 도움이 되는 수분공급이 시작될 때 호흡성 분비물의 발생률이 증가하고 요실

금과 설사를 유발하여 잠재적으로 고통스러운 죽음에 기여할 수 있다고 보고한 바 있다.

인공적으로 수액을 공급하면 구강건조증을 완화할 수 있다. 그러나 인공적으로 수액을 공급하는 것과 관련되어 잠재적이고 부정적인 영향을 주는 것보다 구강건조증을 치료할 수 있는 다른 방법이 있는가? Liverpool Care Pathway를 둘러싼 문제에는 삶의 마지막 단계에서 임상적 도움을 받은 영양섭취 및 수분공급의 중단이 포함된다(DH, 2014). 보건부(Department of Health, DH)는 모든 관련자들과 명확하고 적절한 토론이 이루어질 것을 권고하였다. 의회 및 건강 서비스 옴부즈맨(Parliamentary and Health Service Ombudsman, 2015)은 식량과 수분제한을 둘러싼 불만을 토로하였다. 그들은 개별환자 기준으로 적절성을 평가해야 한다고 판결했는데, 필요할 때가 있고 반대로 필요하지 않을 경우가 있다. 개별환자 기준으로 적절하지 않을 경우 더 심한 고통을 겪게 되면, 인생의 마지막에 받아들일 수 없는 결과가 된다는 판결을 내렸다.

해로움과 이득

증상을 치료하는 것은 해로움과 치료 효과 사이의 균형을 잡을 수 있다. Sam의 사례와 마찬가지로 치료를 통해 증상이 완화되지만 결국 어떤 결과가 발생하는가?

폐암의 마지막 단계에서, 종양이 폐에 있는 부위에 따라 환자들은 질식에 대해 두려워할 수 있다. 마지막 숨을 쉬기 위해서 고통받는 것은 당연히 의미 있는 두려움이며, 따라서 누군가에게 평화롭게 죽을 수 있는 기회를 제공하고 무의식 상태로 있도록 하는 것이 생명유지치료에 개입하는 것보다 윤리적 · 도덕적으로 바람직한 목표로 보일 수 있다.

환자가 생명유지치료를 받기를 원하는지 여부가 무엇인지 설정해야 한다. 어떻게 하면 윤리적으로나 합법적으로 받아들일 수 있는 치료법을 하지 않고 이를 의사가 도와주는 자살(Physician-Assisted Suicide, PAS), 최근 명명된 조력사(Melia, 2014) 또는 안락사와 구분할 수 있는가? 우리는 똑같은 일을 하지 않고 있는가? 차이점은 이미 삶의 끝 부분에 있는 환자를 고통과 두려움을 수반할 가능성이 있는 죽음을 피하기보다는 평화롭게 죽는데 실패하고 조력사(Assisted Dying, AD) 또는 안락사의 경우처럼 삶을 끝내기 위해 행동을 취하지 않는다는 것이다. 보조된 사망과 안락사는 환자의 삶을 끝내기 위해 결정을 내리고 적극적으로 개입하는 것을 포함한다. Mason과 Laurie(2011: 565)는 '치료학적 사망(therapeutic killing)'이라는 용어를 사용하고 있으며, 이는 환자가 조기사망의 가능성이 있는 최종 결과로 추가 치료를 거부하는 것과는 매우 다르다.

이 법은 다른 사람의 생명을 적극적으로 취하는 것과 관련하여 매우 명시적이다. 그들이 고통을 연장할 수 있는 치료를 거부하도록 허용하는 것은 자연스럽게 질병과정을 겪도록 하고, 앞의 Sam의 사례와 같이 고통을 연장하기 위해 개입하지 않는 것과 관련이 있다. 또한 건강관리전문가는 치료 또는 임상적인 선택사항이 없는 경우 생명이 다한 사람을 계속 치료할 의무가 없다(Melia, 2014). 치료는 환자의 최선의 이익에 부합하지 않는 고통을 연장시키며, 선의와 무책임하지 않음의 원칙에 따라 도덕적으

생각해 볼 점

- 그들은 결정을 내릴 수 있었는가?
- 그렇지 않다면, 못하게 한 이유는 무엇인가?
- 결정을 내릴 수 있도록 하기 위해 무엇을 할 수 있었는가?
- 핵심 윤리 원칙을 참고하여 환자에게 적용해 본다. 할 일은 어려운 일인가? 명료한 것인가?

로나 윤리적으로 그릇된 것이라고 주장할 수 있다.

때로는 선행과 무책임하지 않음의 원칙을 식별하기가 어려울 수 있다. 우리가 선택한 선택사항에 대해 불확실한 느낌을 가질 수 있다. 생명을 위협하는 질병을 앓고 있는 개인을 돌보는 전문직업인 간의 접근법은 더 많은 사람들이 다른 관점을 제시할 수 있는 여러 가지 요인을 고려하여 결정을 내리는 데 도움을 줄 수 있으며, 이는 약간의 해결책이 있는 한 이점이 될 수 있다. 또한 어려운 결정을 내린 환자를 도울 수 있는 팀의 지원이 더 많을 수 있다.

이중 효과의 정책

생명이 제한적인 환자를 돌보는 경우 치료와 개입에 관한 딜레마가 있을 수 있다.

사례 시나리오 Harry

Harry(72세)는 전이성 전립선암을 진단받았고 예후는 매우 좋지 않았으며, 고식적 치료팀은 더 이상의 치료법이 없어 안락감을 확실하게 하고자 원했다. 그는 특히 엉덩이 부위에서 상당한 뼈 통증을 느꼈다. 그는 고관절의 통증과 손상을 치료하려고 방사선 요법을 받았다. 마약성 진통제는 실제로 뼈 통증을 완전히 완화시키는 데 도움이 되지 않았다. Harry는 과거 십이지장 궤양의 병력이 있었지만, 의사는 통증을 완화시키는 데 도움이 되는지 알아보기 위한 시험으로 비스테로이드성 항염증제(NSAIDS: 골전이와 관련된 통증의 핵심 요소로 염증을 감소시키는 약물군)를 시도할 가능성에 대해 논의하였다. 그러나 부작용이 있는데, 그중 하나는 위장 자극이다.

이것은 그의 병력(이전의 궤양 부위로부터의 위 또는 십이지장 출혈을 일으킬 수 있음)을 고려할 때 위험할 수 있다. Harry는 자신이 살아갈 날이 짧다는 것을 알았고, 통증으로 죽을 것이라는 생각이 그를 두렵게 했다. 그는 죽기 전에 자신이 원하는 일을 할 수 있도록 고통에서 벗어나고 싶었고, 치료에 동의했다.

생각해 볼 점

- 이중 효과에 대한 정책을 적용할 수 있는가?

Harry는 결정을 내릴 수 있는 능력이 있었고, 생명에 위험을 초래할 수 있는 치료지만 고통을 덜어 준다면, 그의 남은 생애 동안 삶의 질이 더 나아질 것이다. 그는 자신의 치료에 대한 결정을 내릴 때 자율성을 실천할 수 있었다. 마약치료에 대한 정당성은 자율성, 악행금지, 선행 및 정의에 대한 존중이라는 4가지 주요 윤리적 원칙을 사용하여 작성되었다(Beauchamp & Childress, 2008).

Harry는 결정을 내릴 수 있는 역량이 있었으며 팀은 Harry의 고통을 완화하기 위한 '좋은 일'만을 원했다(선행). 팀은 그를 고통에 빠뜨리거나 지식없이 치료를 하고 싶지 않았다(악행금지). 정의는 공평하고 공정하게 사람들을 대하는 것이다. Harry가 자신의 결정을 내릴 수 있도록 정보를 제공하면 공정한 대우를 제공하는 것이었다.

Melia(2014)는 윤리가 우리로 하여금 도덕적 논쟁을 통해 우리의 도덕적 추론을 검증할 것을 제안하였다. 이것은 우리를 지도하고 우리가 돌보는 역할을 매일 수행함에 따라 안심할 수 있도록 도와준다. 우리는 윤리를 무시할 수 없고 우리가 하는 모든 일에 윤리가 내재되어 있으며, 모든 결정은 우리의 가치관, 신념 및 윤리에 달려 있지만 우리는 또한 전문적이고 법적인 요구사항을 윤리적인 법과 동시에 고려해야 한다. 완화치료 및 생의 말기 간호는 중요한 윤리적 딜레마를 나타내며, 삶과 죽음을 고려할 수도 있다. 건강 및 사회복지전문가로서 우리는 환자의 복지와 삶의 질을 최우선으로 하고, 윤리적 원칙과 법을 활용하여 우리의 결정을 검토하고 설명할 책임이 있다.

Recommended reading

Beauchamp, T.M. and Childress, J.F. (2008) Principles of Biomedical Ethics, 6th edn. Oxford: Oxford University Press.

National Council for Palliative Care (2007) Artificial Nutrition and Hydration. London: NCPC.

Parliament (2005) Mental Capacity Act 2005 Elizabeth II. London: The Stationary Office. Chapter 9. Available at: www.legislation.gov.uk/ukpga/2005/9/contents (accessed 15.7.2015).

Parliamentary and Health Service Ombudsman (2015) Dying without Dignity: Investigations by the Parliamentary and Health Service Ombudsman into Complaints about End of Life Care. London: Parliamentary and Health Service Ombudsman.

References

Beauchamp, T.M. and Childress, J.F. (2008) Principles of Biomedical Ethics, 6th edn. Oxford: Oxford University Press.

College of Occupational Therapists (2011) Professional Standards for Occupational Therapy Practice. England: COT.

Department of Health (2012) Long-Term Conditions Compendium of Information, 3rd edn. London: DH.

Department of Health (2014) One Chance to Get it Right. London: DH.

Dimond, B. (2011) Legal Aspects of Nursing and Healthcare, 6th edn. Harlow: Pearson.

General Medical Council (2013) Good Medical Practice. London: GMC.

Health and Care Professions Council (2012) Standards of Conduct, Performance and Ethics. London: HCPC.

Khodyakov, D. and Carr, D. (2009) 'The impact of late-life parental death on adult sibling relationships: Do parents advance directives help or hurt?', Research on Aging, 31: 495–519.

Mason, J.K. and Laurie, G.T. (2011) Mason and McCall Smith's Law and Medical Ethics, 8th edn. Oxford: Oxford University Press.

Melia, K. (2014) Ethics for Nursing and Healthcare Practice. London: Sage.

National Council for Palliative Care (2007) Artificial Nutrition and Hydration. London: NCPC.

National Health Service (2011) Capacity, Care Planning and Advance Care Planning in Life Limiting Illness: A Guide for Health and Social Care Staff. London: DH.

Nursing and Midwifery Council (2015) The Code: Professional Standards of Practice and Behaviour for Nurses and Midwives. London: NMC.

Ogston-Tuck, S. (2014) 'Ethical issues in palliative and end of life care', in J. Nicol and B. Nyatanga (eds), Palliative and End of Life Care in Nursing. London: Sage, pp. 104–21.

Parliament (2005) Mental Capacity Act 2005 Elizabeth II. London: The Stationary Office. Chapter 9. Available at: www.legislation.gov.uk/ukpga/2005/9/contents(accessed 15.7.2015).

Parliamentary and Health Service Ombudsman (2015) Dying without Dignity: Investigations by the Parliamentary and Health Service Ombudsman into Complaints about End of Life Care. London: Parliamentary and Health Service Ombudsman.

Stanley, K.J. and Zoloth-Dorfman, L. (2006) 'Ethical considerations', in B.R. Ferrell and N. Coyle (eds), Textbook of Palliative Nursing, 2nd edn. New York: Oxford University Press, pp. 1031–54.

Twycross, R. and Wilcock, A. (2001) Symptom Management in Advanced Cancer, 3rd edn. Oxford: Radcliffe Medical Press.

Watson, A.C. (2006) 'Urgent syndromes at the end of life', in B.R. Ferrell and N. Coyle (eds), Textbook of Palliative Nursing, 2nd edn. New York: Oxford University Press, pp. 443–66.

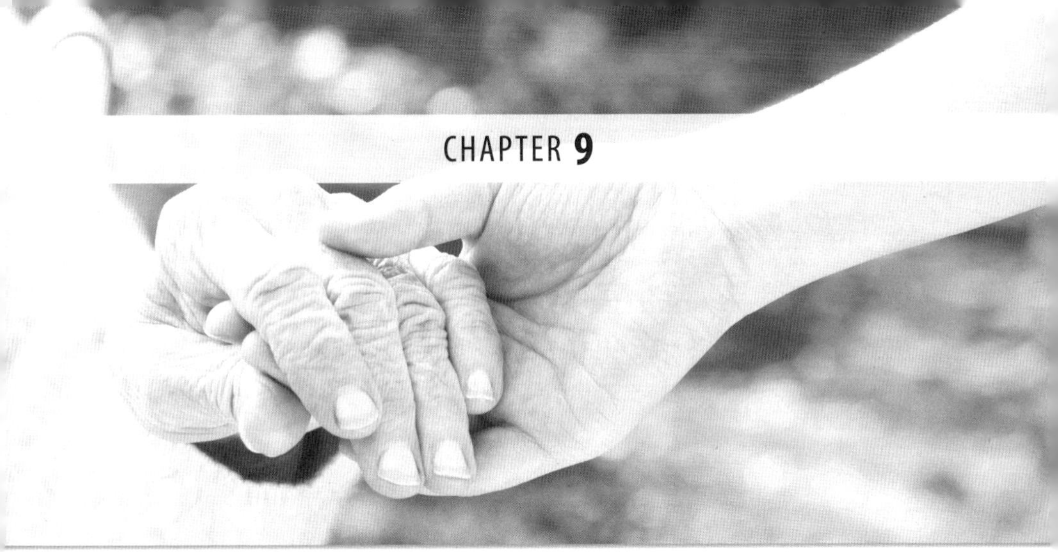

CHAPTER 9

생의 말기 돌봄

End of life care

학습 내용

- 생의 말기 돌봄의 토대가 되는 철학
- 생의 말기 돌봄에서 현재 도전이 되는 이슈
- 생의 말기에 환자의 선택을 지지할 수 있는 법적 · 전문적 개념
- '인간 개인(individual)'의 이해 및 특별한 요구를 알아내고 입증하는 것의 중요성

생의 말기 돌봄 계획

모든 사람에게 생의 말기 돌봄이 중요하다는 것은 의심의 여지가 없다. 일반적으로 사람들은 자신이나 주위 사람들에게 생의 말기 돌봄이 필요하게 될 때 두려움을 느끼고 소망이나 간청을 갖게 된다. 생의 말기 돌봄을 에워싼 논의를 시작하는 것은 보건복지전문가들 사이에서도 불안을 야기할 수 있는데, 이는 자신의 죽음에 대한 고려사항을 내포하기 때문이다(Cialkowska-Rysz & Dzierzanowski, 2013; Brown et al., 2009). 노인 인구가 증가함에 따라(NAO, 2008), 암을 위시하여 생명을 위협하는 질환을 가진 자들에게 양질의 생의 말기 돌봄에 대한 요청이 증폭되고 있다. 이것으로 환자의 권리나 기대할 수 있는 생의 말기 돌봄의 제공을 유지하거나 증진시켜야 하는 필요성을 부인하는 것은 아니다. 생명을 위협받는 사람들은 진단명, 지역, 연령, 사회경제적 상태와 상관없이 양질의 돌봄을 받아야 한다. 나아가 소외그룹(예: 여행자, 죄수)도 생의 말기 돌봄에 동등한 접근이 가능해야 한다(NCPC, 2014). 만성질환자를 위한 국가서비스기준(National Service Framework)의 품질요구 조건 9(DH, 2005)에는 전인적인 생의 말기 돌봄이 만성적인 장기 상태(Long Term Condition, LTC)로 살아가는 사람들을 위해 무엇보다 중요하다고 기술되어 있으며, 이 표준은 영국 전역에 공표되었다(NHS Scotalnd, 2009; Welsh Government, 2014; Long Term Conditions Alliance Northern Ireland, 2008).

생의 말기 돌봄 계획 개시

완화적 생의 말기 돌봄을 언제 시작해야 할지 결정하는 것은 건강관리팀에게 공통된 염려이다. 최상의 표준 틀인 예상 지표 지침(Gold Standards Framework, 2006)은 다음과 같은 질문 형태로 생의 말기의 바람에 대한 방향을 제시하고(**그림 9.1**), 환자의 건강이 나빠졌음을 팀이 느낄 경우 생의 말기 돌봄의 바람에 대해 즉시 논의를 시작하도록 권하고 있다. 예를 들면, 지침은 '놀라운' 질문으로 시작하라고 제시한다.

- 만일 이 사람이 6~12개월 내에 죽는다면 당신은 놀라겠지요?

위 물음에 대한 답이 "아니오"라면 돌봄 장소, 선호하는 죽음 장소에 관한 선택을 포함하여 생의 말기에 바라는 것에 대한 논의를 시작할 수 있다. 두 번째 시도는 질병의 진행이 진전된 질환자가 치료적 관리보다 안위를 선택할 경우 시행된다. 지침의 세 번째 포인트는 임상지표에 관한 것이다. 이 지표는 암환자에서 종양표식인자(이들은 혈액검사를 통해 측정되는 표식인자이며 암이 진전되면 대개 수치가 증가한다. 전립선암에서의 전립선 특이 항원과 같이 특수 암에 대한 특수 표식인자가 있다.)의 증가와 같은 질병의 진전이나 상태의 악화를 가리킨다. 지침에서 제시하는 지

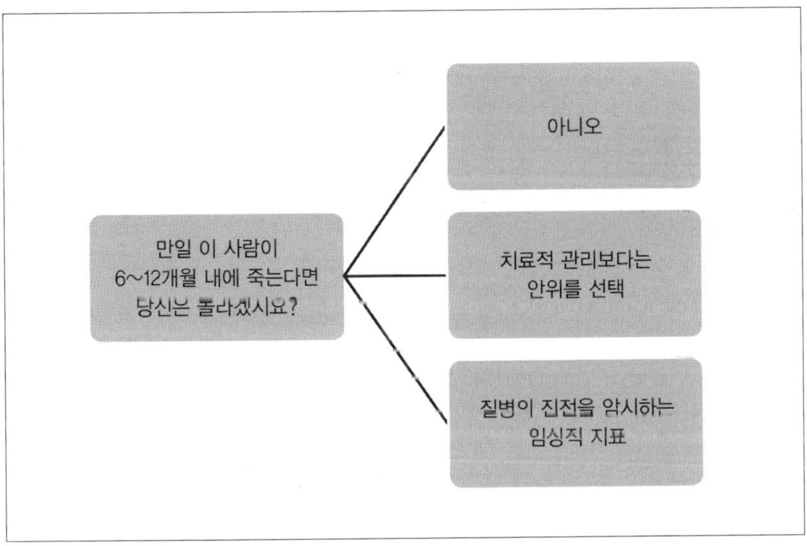

그림 9.1 • 예상 지표 지침(Gold Standards Framework, 2006)

표들은 말기에 가까운 이들이 지지를 받고 있다는 것을 확인하는 데 도움을 준다. 또한 환자가 원하는 것과 나빠진 것을 예상하지 못하거나 생각할 시간이 없을 때 혹은 긴급 치료를 받는 경우보다는 '좋은 죽음'에 대한 중재와 돌봄을 받고 있다는 것을 확인하는 데 도움을 줄 수 있다. 다른 지표들은 전반적인 신체적 쇠퇴와 그에 따른 질병에 대한 부담감, 치료에 대한 반응 감소, 치료가 유용하지 않은 진전된 질환의 지표, 계속되는 체중감소(질병의 진전으로 피로가 증가하거나 일부 암의 경우에는 대사율이 증가하기 때문임) 등을 포함한다. 예상 지표 지침(GSF, 2006)에는 11개의 일반적 지침뿐 아니라 다른 질병의 특수 지침(예: 심질환, 암, 파킨슨씨 병 등)도 있다. 이러한 특수 지침들은 지침의 신뢰도와 타당도를 증가시켜야 한다. 이 지침의 목적은 의논하기 어렵거나, 효과적이고 민감한 의사소통을 요구하는 정서적 상황의 제시가 어려울 경우 결정을 지원하는 것이다.

복합적인 생의 말기 돌봄에 대한 요구가 증가함에 따라 전문가 간에 잘 조정된 생의 말기 돌봄의 제공을 필요로 한다. 이는 가정에서의 돌봄뿐만 아니라 사적, 자원봉사로 실시되는 기관에 이르기까지 다양한 세팅(예: 호스피스, 너싱홈, 환자의 자택, 급성기 병원 혹은 재활병원 세팅)으로 제공될 수 있다. 돌봄은 보건복지전문가들뿐 아니라 본연의 특수한 요구를 가지고 있는 공적인 돌봄제공자들에 의해서도 제공될 수 있다(5장 참조). 국정감사서(National Audit Office, 2008)는 예상 지표 지침(2006)에서 생의 말기에 가까운 사람의 식별 부족과 같이 양질의 생의 말기 돌봄에 많은 장애물이 있음을 규명하였다(Thomas, 2003). 영국 국립임상 보건연구원(NICE, 2015)의 초안지침에서는 생의 말기에 가까운 이를 식별하는 방법을 내포한 권고사항들을 제시하였다. 이 출판물의 정식 발간은 보건복지 직원들이 적절한 돌봄을 제공하도록 도와주며 또한 생의 말기에 대한 논의가 필요한 때를 규명하도록 도와준다. 또 다른 근거로 돌봄제공자 및 가족과 효과적인 의사소통 실패, 말기 돌봄 계획의 부족, 불필요하게 병원을 고집하는 사람들, 교육 및 지식의 부족, 생의 말기 돌봄에 대한 예비적 자원의 이해 부족 등이 포함된다. 이는 생의 말기 돌봄을 제공하는 것이 환자의 장소 선택에서 효과적인 수단이며 사전 대책 방안으로 의미 있는 도전임을 나타낸다.

생의 말기 돌봄 계획에 대한 이슈

생의 말기 돌봄과 관련된 지침과 정책은 관계자인 직원들을 안내하는 시도를 지속적으로 해 왔고, 높은 수준의 완화적 말기 돌봄에 이르는 접근을 확실하게 한다(DH, 2008; NAO, 2008; DH, 2014a; NICE, 2015). 일반의료협의회(General Medical Council)는 개인들이 다양한 이유로 양질의 생의 말기 돌봄에 장애물을 만나게 됨을 언급하였다. 이유는 이용가능한 지원에 대한 인식 부족과 신체적 문제나 의사소통 문제일 수 있다(2010). 그럼에도 불구하고, 윤리적인 원칙들과 법령의 기초들은 개업의사는 물론 간호사들에게 영국 간호조산사국(Nursing and Midwifery Council, NMC)의 규정(2015), 보건의료협의회의 수행 및 윤리에 대한 협의회 표준(2008)과 일반의약협의회의 행위 및 윤리와 수행(2012)들을 참조하고 있다. 이들은 모두 개인 존중(개인들의 존엄성을 유지하면서 모든 돌봄에서 필요로 하는 공정한 치료를 제공하는)이 리버풀 돌봄 경로(Independent Review, 2013)라고 언급되는 생의 말기 돌봄의 경로 이용과 부합되는 의무적 정책이자 지침이었다고 기술하고 있다(DH, 2008; NAO, 2008; NICE, 2004).

『더 많은 돌봄, 덜 좁은 경로(More Care, Less Pathway)』라는 출판물에서의 권고사항(Independent Review, 2013)은 돌봄제공자와 친척들에게 돌봄의 여정을 통하여 지지가 가능한 장소 등과 같은 특수 요구들에 초점을 두고 생의 말기환자의 돌봄을 확고히 하기 위해 5가지 주요 우선순위를 다음과 같이 규명하였다.

1. 개인의 요구와 소망에 따라 취해진 활동과 내려진 의사결정을 명확하게 소통하고 인식하는 것을 가능하게 해야 한다. 또한 이들은 정기적으로 검토되고 그에 부응하여 의사결정을 개정한다.
2. 세심한 의사소통이 직원들과 죽어가는 사람 간에 이루어지고 그들은 이러한 소통을 중요한 것으로 규명하였다.
3. 죽어가는 사람과 그들이 자신들에게 중요하다고 한 이들은 죽어가는 사람들이 원하는 범위 내에서 치료와 돌봄을 결정하는 데 관여하게 된다.
4. 죽어가는 사람들에게 중요하다고 인정되는 가족들과 지인들의 요구들은 능동적으로 탐색되고 가능한 한 존중되고 충족되어야 한다.
5. 돌봄의 개별적인 계획에는 음식과 음료, 증상조절, 심리 · 사회 · 영적 지지 등을 포함하여야 하며 이 계획은 동의되고 조정되어야 할 뿐 아니라 열정으로 전달되어야 한다(DH, 2014a: 7).

생의 말기 돌봄 계획의 중요성

> 개인의 요구와 소망에 따라 취해진 활동과 내려진 의사결정을 명확하게 소통하고 인식하는 것이 가능하다. 또한 이들은 정기적으로 검토되고 있으며, 그에 부응하여 의사결정이 개선되고 있다(DH, 2014a: 7).

양질의 생의 말기 돌봄은 도전이 될 수 있고 비용이 클 수 있다. 이에 따라 투자가치에 관한 결정을 요구하게 되었다(Seymour & Horne, 2013). 일반 대중에 의해 이미 시행되고 있는 이 결정은 사랑하는 사람들을 위한 돌봄 수준에서 요청되고 있다(HSO, 2015). 그것에 투자할 가치가 없다는 것은 보편적인 결정이 아닐 수 있다. 특히 이 수준의 돌봄에 대한 요구는 더욱 증가되고 있다. 우리가 할 수 있는 것은 보다 협력적인 방법으로 일하고 동료들을 지지하도록 조정하며, 이용 가능한 매번의 기회를 통해 공

사례 시나리오 Rita

Rita는 55세로 진행성 유방암 환자이다. 그녀의 지역간호사와 지역보건의는 Rita의 예후가 나빠 말기에 이를 것으로 보고, Rita와 개방적이고 솔직하게 의논하는 것으로 결정하였다. 그녀는 지지를 받는다고 느꼈으며, 생의 말기 돌봄 관련 결정에 대해 격려받았다. Macmillan 간호사도 Rita의 복합적인 증상 문제로 간호에 참여하게 되었다. Rita는 남편 및 지역담당간호사와 자신의 소망에 대해 의논하였다. Rita는 생의 말기에 필요하다면, 효과적인 증상관리방안(예: 진정)을 통해 통증이나 스트레스로 고통받는 것을 원하지 않는다고 말하였다. 그녀는 집에서 죽는 것을 원하지 않았으며, 증상조절을 하면서 일정 기간을 보내야 하는 호스피스를 원하였다. 또한 그녀는 남편이 자기 곁에 있어 주기를 원하였다. Rita는 자신의 장례식에 대해 의논하였으며, 남편인 Derek이 자신을 위해 열심히 계속 살아주기를 원하였다. Rita는 호스피스로 남편 옆에서 통증 없이 평화롭게 죽음을 맞이하였다.

생각해 볼 점

- Rita는 자율적인 운동을 어떻게 하였는가?
- Rita의 죽음을 어떻게 느끼는가?
- 만일 Rita의 간호에 관여했다면 어떠한 기분이 들겠는가?
- Derek이 어떤 경험을 했을 것으로 생각하는가?
- 어떠한 간호관리 및 제공이 Rita를 그녀의 소망대로 죽을 수 있도록 하였는가?

적 · 사적인 교육을 제공하는 것이다. 교육적 기회를 찾고 이를 실무에 반영하는 것은 모든 건강관리전문가의 책무이다(NICE, 2015; NMC, 2015).

환자들은 자기결정에 대한 권리를 가진다. 다시 말하자면, 환자들의 자율성은 극대화되어야 한다. 생의 말기에 이르게 되면, 환자를 위해 결정을 하기보다는 환자중심의 경험을 촉진시키기 위해 환자의 결정권리가 훨씬 더 중요시된다. 환자의 바람과 모순이 되는 돌봄은 그들이 마땅히 받을 만한 것을 충분히 받지 못하게 한다. 따라서 스트레스와 불안을 줄이기 위해 환자의 질병과 간호요구와 관련되는 의사소통을 명확하게 하는 것이 무엇보다 중요하다(Skilbeck & Payne 2003). Rita는 자신과 남편 모두를 위한 요구와 바람에 대해 명확하게 제시하였다. 이는 남편인 Derek의 사별 경험에 상당히 긍정적인 효과를 가져왔고, Rita의 결정과 요구에 관여했던 간호사와 보건복지전문가에게도 매우 긍정적인 결과를 나타냈다. 돌봄 계획은 환자의 마음이 바뀌지 않았는지 그리고 돌봄이 요구를 충족시켰는지를 확인할 수 있도록 정기적으로 갱신되어야 한다(돌봄 계획에 대한 추가 논의는 4장을 참조한다).

환자

생의 말기 돌봄에 관한 환자의 개별적인 견해를 결정하기 위해 연구가 수행되어 왔다(Horne et al., 2012; Office of National Statistics, 2013; Gomes et al., 2011). 연구에서는 공통점이 있으나(예: 통증이 없음, 환자들이 선택한 임종 장소, 죽음보다는 삶에 집중하기를 원함), 사람에 따라 개별적으로 독특하며 특수한 요청(예: 자신들의 유해를 특정한 장소에 뿌려줄 것, 자신들이 아직 살아 있다는 것을 알기 위해 약간의 통증을 경험하기 원하는 것)을 제시하기도 한다. 이와 같은 돌봄은 돌봄제공자의 견해에 맞지 않거나 특이할지라도 무비판적이어야 한다.

'생의 말기 돌봄에 대한 조치(Actions for End of Life Care)'(NHS, 2014)는 생의 말기에 이른 사람들에게 양질의 생의 말기 돌봄 경험이 가능하도록 목표와 지침의 제공을 기대하는 전략이다. 이 지침은 돌봄을 제공할 책임이 있는 조직은 물론 환자, 돌봄제공자, 가족, 자원봉사자, 보건복지 돌봄 전문가와 생의 말기 돌봄에 큰 관심이 있는 사람들의 참여로 탄생하였다. 이 지침은 75%의 임종자를 예측하는 취지로 만들어졌으며, 충분한 교육과 시간의 투자로 생의 말기의 경험에 대한 지원과 돌봄을 위해 전문가 혹은 비전문가의 제공에 상관없이 개인의 특별한 요구에 부응하고 높은 수준의 표준을 갖출 것을 제시하였다. 이 지침은 암이 아닌 대상자와 접근이 어려운 집단에서 제시한 요구들이 증가하고 있음과 이에 따라 완화돌봄전문가팀에게 의뢰된 약 17만 명의 대상자에서 요구가 충족되지 않았음을 규명하였다.

한편, 생의 말기에 미충족된 요구들은 분명할 수 있다(예: 해결되지 않는 암통증이나 폐암 치료의 실패로 어려움을 겪는 환자). 그러나 암이 아닌 사람들의 경우에는 예후를 예측하기 어렵기 때문에, 미충족된 요구들이 확실하지 않을 수 있다. Ethel의 두려움, 불안, 피로, 기능불능뿐 아니

사례 시나리오 Ethel

80세의 Ethel은 심부전을 갖고 있다. 그녀는 양 다리에 부종이 있고 숨이 차며 점차 나빠지는 것을 두려워하고 있다. 그녀는 즐길 수 없어 사는 것이 어렵다고 느끼고 있으며, 그 상황에 대해 두렵고 불안해하였다. 그녀는 집을 떠나는 것을 불안해하며, 기분이 상당히 가라앉아 있다. 또한 피곤과 약간의 흉통을 경험하였다. 그녀는 정규적인 투약을 위해 일반 의사를 찾았으나 다른 전문가들과는 접촉을 하지 않고 있다.

생각해 볼 점

Ethel은 확실히 악화될 것이므로 다음을 고려한다.

- Ethel에게서 미충족된 요구는 무엇이라고 생각하는가?
- Ethel을 어떻게 지지할 것인가?
- Ethel에게 어떻게 힘을 부여할 것인가?

라 신체적 증상들은 충족되지 않았지만, 의미 있는 요구임이 분명하다. 2025년까지 만성적인 장기 상태를 갖고 사는 사람들의 수는 1천 8백만 명으로 증가할 것으로 예측된다(NHS, 2014). 또한 2가지 이상의 장기요양 상태인 환자에서 자신의 악화상태관리에 도전을 받거나, 충족되지 않은 잠재적인 요구로 문제가 커질 때 상황은 복잡해진다.

Hetty는 엄청난 피로와 스트레스를 일으키는 생명위협 질환을 가지고 있어 신체적 · 정서적 · 심리적 · 영적으로 탈진하게 되었다. 탈진은 환자뿐 아니라 친척 및 돌봄제공자들도 마찬가지일 수 있다(5장 참조). Hetty

사례 시나리오 — Hetty

Hetty는 55세로 운동신경질환으로 진단받았고, 천천히 악화되고 있으며 삼키는 능력에 문제가 생겼다. 상담가는 그녀와 인공영양에 대해 의논하였다. 그녀는 고통을 연장하기보다는 과정을 자연스럽게 흘러가도록 하겠다고 말하면서 인공영양을 거절하였다. 상담가는 이를 올바르지 않은 결정으로 보고 Hetty에게 경피위관(Percutaneous Endoscopic Gastrosmy, PEG)을 삽입하여 인공영양을 실시하도록 설득하려 하였다. 그가 제시한 이유는 Hetty의 질병이 다른 환자들에게 나타나는 것과 비교할 때 상당히 느리게 진행되고 있으며, Hetty의 기대수명에 중대하게 영향을 미칠 것이기 때문이었다. Hetty는 자신의 결정을 유지하고 치료를 거절하였다.

생각해 볼 점

- Hetty의 견해를 이해할 수 있는가?
- Hetty가 합당한 이유로 그렇게 하고 있다고 어떻게 확신할 수 있는가?
- 합당한 이유는 무엇인가?
- 상담가의 접근을 어떻게다고 생각하는가?

는 효과적인 증상관리에도 불구하고 고통이 너무 심해 참기 어려웠으며, 미래에 대한 희망이 없어 자신의 삶의 질을 위해 그러한 결정을 하였다는 것을 확실히 할 필요가 있다. Hetty는 돌봄제공자의 부담을 감소시키는 것이거나 자신이 문제라고 생각하기 때문에 이런 결정이 '올바른 이유'가 아닐 수 있다는 점에 대해 논증이 필요하다. 환자의 걱정과 불안을 알아내는 것이 가장 중요하듯이, 결정 이후 환자의 선택 이유를 찾는데 시간을 할애하는 것이 선택 동기와 근거의 결정에서 가장 중요하다. 이밖에도 가역적인 증상들을 확인하고 식별하며, 희망을 유지하는 역량은 환자의 삶의 질과는 상당히 다를 수 있다.

> 죽어가는 사람과 그들에게 중요한 것으로 확인된 내용에는 죽어가는 사람이 원하는 범위에서 치료와 돌봄에 대한 결정이 포함된다(DH, 2014b: 7).

자신들이 원하는 것을 이야기하도록 기회를 주는 것은 삶이 제한되어 있고 회복될 수 없는 이들에게 아주 중요하다. 우리는 간호사로서 환자들이 권한을 갖도록 영국 간호조산사국(NMC, 2015)의 원리와 표준을 준수한다. 이 원리와 표준에 준해 시행이 가능한 범위 내에서 치료의 형태나 치료 장소에 대해 환자가 결정을 하도록 격려하고 환자를 지지한다. 또한 필요하다면 적절한 자원을 활용하여 이해를 도움으로써 정보제공을 효과적으로 시행한다. 그러나 환자의 인지기능이 나빠지게 되면 어려움이 따르며, 사전동의서를 받거나 환자들이 원하는 추후간호를 결정하는 데 어려움이 가중된다.

생의 말기 돌봄은 생의 마지막 몇 일 혹은 몇 주간을 남긴 이들에게 양질의 돌봄을 제공하는 것을 포함한다. 다음 Gerald의 사례에서 명백한 바람이 없다는 사실이, 건강관리팀이 최선을 다해 일하지 않았다는 것을 의미하는 것은 아니다(8장 참조). Gerald가 심정지를 일으켰을 때 그에게 소생술을 실시하는 것이 적절한 것인지에 대한 생각은 큰 스트레스를 풀

사례 시나리오 — Gerald

Gerald는 52세로 생의 말기 돌봄을 위해 너싱홈에 입원하였다. 그는 친척이 없어 치료를 거절하기 위한 사전 결정이나 법률행위에 대한 권한을 위임할 수 없었다. 불행하게도 Gerald는 진행성 치매였고, 그는 능력이 부족한 것처럼 보였다. 직원들은 Gerald의 바람이나 선호도를 위시하여 적절한 생의 말기 돌봄을 위해 그에 대해 더 많이 알려고 노력하였다. 직원들은 질병기간 이외에는 Gerald에 대한 정보를 거의 알지 못하는 그의 주치의와 연락하였다. Gerald를 방문한 친구는 직장과 축구와 같은 주제로 담소하기 등 그가 나빠질 때까지 행했거나 원하는 것을 거의 제공할 수 없었다. 그러나 친구는 담소를 나눌 수 없었음에도 그를 방문하였다.

생각해 볼 점

- Gerald는 치료를 거절하는 사전 결정을 하지 못하였다. 이것은 그의 돌봄에 어떤 영향을 줄 것인가?
- 이것은 간호사의 역할에 어떠한 영향을 미칠 것인가?
- 이러한 상황에서 간호사들이 무엇을 해야 한다고 생각하는가?
- '소생술을 시도하지 않는다'는 지시(order)란 무엇인가?

수 있는 임상적 의사결정의 하나이다. Robinson 등(2007)은 연구에서 간호사들이 다른 의료인들보다 이러한 결정에서 더 큰 스트레스를 경험한다고 하였다. 이는 그것을 결정하는 데 자신감의 결여, 가족 참여에 대한 불확실성, 때로는 의사결정과정에 관여하는 의사와의 신뢰관계 부족 때문에 일어난다(Silén et al., 2008; Thacker, 2008). 환자 또는 돌봄제공자나 친지들과의 솔직한 의논은 특정 개인을 위한 올바른 결정임을 확인하는 데 도움을 준다. 고려해야 할 점은 의논이 성공적인 기회가 될 것인가뿐만 아니라 사건 이전의 삶의 질과 소생술 후 삶의 질 등에 대한 것이다.

Gerald를 통증에서 자유롭고 고통스럽지 않도록 하는 것이 가장 중요하다. 이미 해본 것이 아니라면, Gerald의 집에서 물건을 가져오도록 그의 친구를 격려하는 것이 Gerald를 좀 더 편안하게 할 수 있고 낯선 환경을 줄일 수 있다. 전문가가 적절한 시기에 생의 말기 돌봄을 위해 Gerald 자신이 바람을 스스로 기록하도록 도와주는 것이 바람직하다. 그러나 그 시기를 규명하는 것은 어려운 과업이며, 대개는 암이 아닌 환자들의 상당수가 건강관리전문가와 함께 돌봄 계획을 하고 생의 말기를 의논할 기회를 갖지 못하고 있다.

법과 관련된 개념

생의 말기 치료에 대한 자신의 바람들을 전달할 기회를 갖도록 하고, 보다 더 공적인 방법으로 돌봄이 가능할 수 있다는 것을 보장해야 한다. 사전의료의향서는 치료를 거절하기 위한 사전 의사결정이다(Parliament 2005; s24). 환자는 치료를 요구할 수 없다. 이 결정은 자신들의 치료에 대한 동의나 바람에 대해 목소리를 낼 수 없을 때 돌봄을 책임지는 사람들의 불확실성을 감소시키기 위해 명확해야 한다(8장 말기의 법적 및 윤리적 문제 등과 같은 포괄적 논의를 참조한다.).

다음 사례를 보면 생의 말기 돌봄에 대한 바람을 Edna와 상의하는 중에, 의사는 Edna가 바람에 대한 이행을 어떻게 확실하게 할 것인가에 대한 정보를 거의 제공하지 않았다. 치료를 거절하는 사전의사결정은 생의 말기의 바람에 관해서 명확해야 하며(Brown & Vaughan, 2013), 애매모호하지 않아야 한다. 불행하게도 '인공호흡기 적용 안함'은 거의 확실하게 환자의 죽음을 초래하기 때문에 요원들이 치료를 제공하지 않기 위한 구체성으로는 충분하지 않을 수 있다. 이 상황에서 요원들은 올바르게 행동한 것이다. 그러나 Edna가 필요로 하는 약간의 도움으로 회복이 되었다

사례 시나리오 Edna

Edna는 72세의 여성으로 만성 폐쇄성 폐질환을 진단받았고, 여러 병세가 악화되어 고통을 받고 있다. 그녀는 진료소에서 진료를 받은 적이 있는데, 의사는 Edna에게 건강이 나빠질 경우 그녀가 바라는 것이 무엇인지에 대해 생각해 볼 것을 제안하였다. Edna는 집으로 가서 치료를 거절하기 위해 사전의사결정을 진술하는 문서의 초고를 작성하였다. 그녀의 특별한 바람에는 질병이 악화될지라도 인공호흡기를 적용하지 않는 것이 포함되었다. Edna는 자신의 사전의사결정서를 집의 안전한 곳에 보관하였다. 몇 주 후 Edna에게 극심한 호흡곤란이 발생하게 되자, 그녀는 두려움을 느꼈고 이전보다 훨씬 상태가 나빠졌다는 것을 알게 되었다. 그녀는 999(우리나라의 119)에 연락을 하였으며, 구급차 요원들에게 치료를 거절하는 사전의사결정을 알렸다. 구급차 요원들이 도착한 후 얼마 안 되어 Edna는 상태가 나빠져 의식을 잃었고, 산소포화도가 급격하게 떨어져 생명의 위협을 나타내었다.

구급차 요원은 치료를 거절한다는 사전의사결정서를 확인하였다. Edna는 상태가 나빠져 인공호흡기가 필요하였다. 그러나 그 문서 자체로는 증거가 불충분하였다. 구급대원들이 직면하는 윤리적 · 법적 도전들 중 하나인 문서에서 Edna는 거절하려는 인공호흡기의 형태를 구체적으로 제시하지 않았다. 그들은 Edna를 사적으로 알지 못하므로 그녀가 비침습적인 인공호흡기보다는 침습적인 인공호흡기를 의미하는 것인지에 대해 확인하지는 못하였지만, 그녀에게 최선을 다하기 위해서 비침습적인 인공호흡기를 준비하여 수행하였다. 그리고 그들은 Edna의 치료를 거절한다는 사전의사결정서와 함께 그녀를 신속하게 병원으로 이송하였다.

생각해 볼 점

- 의사는 Edna를 돕기 위해 무엇을 더 할 수 있겠는가?
- 구급차 요원이 올바른 결정을 하였다고 생각하는가?
- 비침습적 인공호흡기 적용의 윤리적 의미를 숙고해 본다.

면, 치료를 거절하려는 그녀의 사전의사결정에 대해 지원과 도움을 줄 수도 있었을 것이다. 그 결정을 타당화하려면 증명이 되어야 하며, Edna의 사례에서는 해당되지 않았지만, 자신의 목숨이 위태로울 때에 타당한 결정도 진술이 되어야 한다(Department of Constitutional Affairs, 2007).

생의 말기 돌봄의 어려움은 죽음이 임박했다는 사실과 더불어 치료를 철회하거나 제공하지 않음으로써 상태의 조기 악화가 초래될 수 있으며, 일부 치료 상황에서는 치료를 하지 않는 것보다 통증과 스트레스를 더 유발할 수도 있다. 1998년 인권법의 제8조, '개인과 가족의 삶에 대한 존중'에서는 도덕적 자율성에 대한 권리를 개인에게 제시하고 있다. 정신능력법(Parliament, 2005)은 개인의 자율권 유지를 위해 개인을 더 많이 지원해 오고 있다. 그 전제는 결정이 가능하도록 환자에게 능력을 갖추는 것과 매번 가능한 기회를 갖는 것이다. 만일 환자의 능력이 감소된 것으로 생각되는 상태(예: 알츠하이머 질환)라면, 그때에는 환자들의 바람과 치료를 거절하는 사전의사결정의 적용과 바람에 대해 논의를 거침으로써, 가능한 인정되고 계획되며, 도달되어야 하는 환자의 표현된 바람들을 확실히 하도록 도울 수 있게 된다(생의 말기의 법적 및 윤리적 문제들에 대한 추가 논의는 8장을 참조한다).

생의 말기에서의 의사소통

> 직원과 죽어가는 사람 간에는 민감한 의사소통을 하게 되며, 이러한 의사소통은 그들에게 중요한 것으로 규명되었다(DH, 2014b: 7).

7장에서 논의된 바와 같이 질병이 완화기(palliative phase)에 이르면, 의사소통이 어려울 수 있으므로 환자의 특별한 요구들과 염려들을 이해하는 것이 필요하며, 진보된 기술을 필요로 한다. 생의 말기 돌봄을 논의하는 것은 환자의 여정, 돌봄 계획, 현재의 염려나 새로운 증상들에 대한 최근 문제들의 인식과 상호 이해를 확고히 하기 위해 제공된 정보를 체크하면서 끊임없는 반복을 필요로 한다. Dahlin과 Giansiracusa(2006)에 따르면, 완화적 돌봄에서 효과적인 의사소통의 부재로 제시된 상황을 인지하지 못하거나 돌봄제공자들에 대한 신뢰심이 부족할 경우, 환자와 관련자들은 고립감을 느끼게 되므로 의사소통은 필요로 하는 모든 돌봄에서 그 정도(tone)를 유지해야 한다.

돌봄에 대한 돌봄제공자와 관련자들의 경험을 조사한 연구에서 몇 가지 공통된 문제들이 제시되었다. 이 문제들은 사랑하는 사람이 죽어간다는 것을 말하지 못하는 것을 중심으로 다루었는데, 이들은 커다란 스트레스를 일으키고 일부 사례에서는 자신들의 슬픔과 혼합되었다(NHS, 2014). 이러한 결과에 따라 의사들은 가능한 환자와 예후에 대해 논의를 해야 하며, 또한 잠재적으로 환자를 사랑하는 사람들에게 비교적 빠른 시간 내에 환자가 죽을 수 있다는 것을 의사가 분명히 하도록 요청하는 지침을 개발하였다. 더욱이 이러한 소식을 소통하기 위해서 건강관리 팀은 스트레스를 일으키는 증상들을 사정하고 논의하며, 가역적인 원인들은 치료하고 비가역적인 원인들은 완화시킴으로써 환자를 가능한 안락하게 하는 것을 확고히 해야 한다. '치료'는 원인을 되돌리는 것(가역화)을 의미한다. 예를 들면, 고칼슘혈증은 생의 말기에 가까운 사람들에게 발생할 수 있는데, 이는 혼돈 등과 같은 증상으로 발생초기에 스트레스가 될 수 있다. 투약으로 고칼슘혈증을 가역화하는 것은 칼슘을 감소시켜 증상완화로 치료가 되는 것이다. 생의 말기에 섬망은 많은 원인(예: 감염, 투약, 기타 병리적 요인)으로 발생하게 되는데, 만일 환자가 생의 말기에 아주 가까울 경우 원인을 규명하기 전에 환자가 사망할 수 있기 때문에 환자에게 불필요한 고통을 일으키는 검사를 하려고 애쓰는 것은 비윤리적일 수 있다. 완화적 방법으로 섬망을 치료한다는 것은 원인보다는 증상을 치료하는 것이다. 이것이 '무엇이 가장 적절한 치료인가?'에 대한 사례이다(Twycross & Wilcock, 2001: 4).

다루기 힘들거나 스트레스를 주는 증상들 혹은 고통들을 확인하기 위해 이러한 정보를 이끌어 내고 이를 환자와 논의함으로써 해결하려는 시도를 하게 되는데, 이때 효과적인 의사소통이 필요하다(Buckman, 2001). 더불어 상당히 복합적이어서 치료를 위해 단순한 일련의 증상보다는 더 많은 환자의 염려들을 표출시키고 기여요인을 이해하기 위하여 효과적인 경청기술이 중요하다.

> 죽어가는 사람을 가능한 적극적으로 탐구, 존경, 충족시키기 위하여 가족과 다른 이들의 요구가 중요한 것으로 확인되었다(DH, 2014b: 7).

고통은 생의 말기에 있는 사람들에게만 해당되는 것이 아니고, 사랑하는 이들과 돌봄제공자에게도 스트레스이다. 돌봄제공자들은 이미 자신들이 사랑하는 이를 돌보는 스트레스 시간을 견디어 왔고, 이는 오랜 기간일 수 있다. 많은 돌봄제공자들이 보살핌에 대해 신체적 · 심리적 · 사회적 · 영적으로 의미 있는 결과를 갖게 된다[HM Government, 2008; Gaugler et al., 2005; Nijboer et al., 1998; Stroebe et al., 2007; Barrow & Harrison, 2005(5장 참조)]. 환자를 위한 돌봄을 우선시할 때에는 돌봄제공자들은 관여하지 못했거나 소외되었다고 느끼지 못하는 것을 확실히 하는 것을 고려한다. 특히 그들이 얼마간 홀로 대응해 왔다면, 더욱 그러할 수 있다. 거절당했다는 느낌과 관여하지 못했다는 느낌은 선문가로서 불직질한 책임을 지는 느낌을 갖게 될 수 있다. 이는 그들의 사별여정에 부정적인 결과를 초래하게 된다.

생의 말기에서의 증상관리

생의 말기에서 증상에 대한 스트레스는 다양할 수 있고 신체적 영향뿐 아니라 심리적 · 사회적 · 영적 결과를 가져온다. 만약 생의 말기에 증상의 효과적인 관리가 이루어진다면, 사랑하는 사람이 고통과 스트레스를 받는다고 생각하기보다는 돌봄에 대한 인지를 보다 긍정적으로 하게 된다(NICE, 2012). 통증은 두려움을 일으키는 증상으로 통증조절은 완화 및 생의 말기 돌봄과 아주 밀접하다(Caraceni & Weinstein, 2001). 통증 사정은, 적절한 중재를 위해 가능한 통증의 양상과 원인을 알아내도록 확실한 접근을 필요로 한다. 이러한 중재들은 약물 또는 비약물적일 수 있다. 비약물적 중재들은 침, 반사요법, 심리학자의 개입 등을 예로 들 수 있고, 또 다른 치료에는 스트레스인 통증을 치료하기 위해 시도되는 방사선요법, 항암요법이나 수술적 중재가 포함된다.

> 개별적인 돌봄의 계획에는 음식과 음료, 증상조절과 심리적 · 사회적 · 영적 지지를 포함하며, 이 계획은 열정을 갖고 제공되고 협력이 되며 동의되어야 한다(DH, 2014b: 7).

사정도구들은 포괄적 접근을 확실히 채택하는 데 도움을 줄 수 있다. 완화적 요구를 가진 환자들의 사정을 도울 수 있는 일 도구는 펩시콜라보조제(PEPSI COLA aide memoire)이다(Gold Standards Framework Programme, 2014; Thomas, 2003). 이 도구는 환자의 독특한 요구들을 전인적으로 완전히 사정하고 인식하도록 조직되어 있다. 이 도구의 영역들이 신체적 요소만으로 될 가능성은 거의 없다(**그림 9.2**).

건강관리전문가들은 이러한 시도들로 전인적인 완전 평가가 가능해진다. 그러나 사람에 따라 논의가 필요하며 친숙해져야 할 요구가 있을 수 있다. 예를 들면, 정서적 영역에서 누군가는 개인의 심리적 안녕에 대해

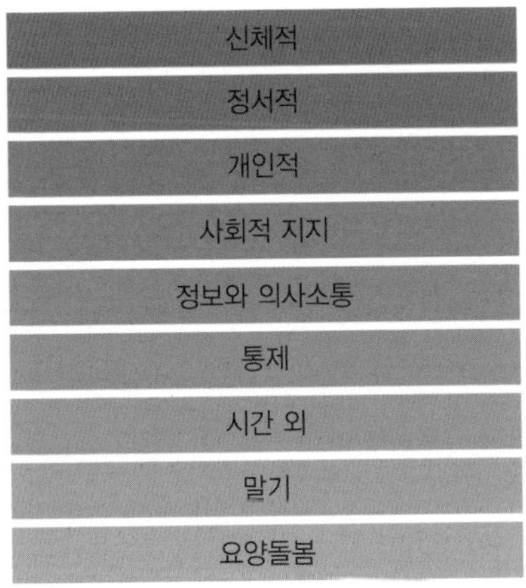

그림 9.2 • 펩시콜라보조제 영역(Thomas, 2003)

펩시콜라보조제(PEPSI COLA)는 Keri Thomas 교수 팀에 의해 개발된 일차의료, 돌봄가정(care homes), 병원과 기타 장소에서 예상 지표 지침(GSF)의 일부분으로 추천되는 전인적인 사정도구이다. 세부사항은 www.goldstandardsframework.co.uk 혹은 email info@gsfcentre.co.uk을 이용한다.

의논을 해야 하며, "당신은 무엇을 가장 우려하는지요?"와 같은 암시적 질문으로 다른 논의를 하도록 도울 수 있어야 한다(Pettifer, 2013). 도구들을 적절히 사용하기 위해 그리고 전인적인 접근을 도울 수 있는 전체적 가능성을 위해, 실무에서 그 도구들을 먼저 선택하도록 교육과 훈련이 필요할 수 있다(전인적인 사정과 같은 추가 논의는 3장을 참조한다).

생의 말기에 돌봄을 제공하는 증상이나 문제들의 범위는 도전이며, 그 복잡성은 완화돌봄전문가 팀의 참여에 대한 필요성일 수 있다. 건강 및 사회적 돌봄 직원들의 지식과 기술을 높이는 것은 만성적인 장기 상태의 복합적인 증상 호소(presentation)를 강화시키는 것 이상으로 그 고통의 빈도를 증가시키므로, 우선순위로 간주되어야 한다. 사정을 수행하는 선상관리전문가를 확고히 하는 것에는 문제와 증상들을 규명하는 기술과 무슨 일이 일어나고 있는지를 이해하기 위해 돌봄을 받는 사람들로부터 확신을 이끌어 낼 수 있는 기술을 갖추어야 한다.

연민과 무비판적인 접근으로 환자가 솔직하고 정직할 수 있도록 허용하는 것이 중요하다. 이러한 개입(engagement)은 환자들이 급격히 악화될 수 있기 때문에, 환자의 염려를 기록하는 기회일 뿐만 아니라 돌봄의 필요성에 대한 포괄적 이해를 가져오는 기회일 수 있다. 적절한 사정이 부족하거나 미비할 경우 돌봄을 받는 사람들에게는 경청이나 이해를 할 수 없다는 불안감, 혼란 혹은 좌절감이 유발된다. 건강관리전문가는 자신들의 사정으로 환자들의 요구를 충족시키지 못했다는 것을 알게 될 경우 무력감이나 죄의식을 느낄 수 있다. 이외에 이루어야 할 것에 대해 현실감을 갖도록 환자에게 권한을 부여하고, 그들의 자율성을 유지하는 것은 지원 역할을 조장하는 치유적 관계 형성을 돕게 되며, 환자의 바람을 존중하고 위엄을 유지시켜 생의 말기의 경험을 충만하게 할 수 있다.

통증

생의 말기에 가까워지는 이들에게는 중재를 필요로 하는 여러 가지 스트레스 증상들(예: 피로, 식욕부진, 오심, 변비, 우울 등)이 있다. 따라서 보다 빠른 규명을 위해 포괄적인 사정도구를 사용하는 것은 치료나 중재 전략 그리고 돌봄 계획을 개발하는 데 도움이 될 수 있다. 일부 증상들은 건강관리전문가와 사회복지전문가에게 의미 있는 도전을 제시하기도 한다(예: 복합적인 통증 표현). 통증은 생의 말기에 가까워 삶이 제한된 상태에 이른 암 혹은 비 암성질환 환자들에게는 죽음, 죽어감과 동일시될 수 있다. 세계보건기구(WHO, 2004)는 만성 통증으로 고통을 받는 이들을 위하여 통증완화에 관한 지침과 진통제 사다리를 제시하였다. 이 지침에서는 통증완화 제공을 위한 효과적인 방법으로 '구강을 통한(by the mouth), 특정 시각에 의한(by the clock), 개별적으로(by the individual)'를 제안하고 있다(WHO, 2004). '구강을 통한'이란 진통제는 가능할 때에는 구강으로 투여되어야 함을 의미한다. 그러나 이것이 더 이상 가능하지 않을 때에는 가장 적절하며 최소한의 침습적인 투여를 선택하여야 한다. '사다리'는 비 마약성(예: paracetamol) 진통제를 처음에 투여하고, 다음으로 경한 마약성 진통제(예: codeine)를, 그래도 통증이 완화되지 않을 경우에는 강력한 마약성 진통제(예: morphine)를 투여함을 의미한다. '특정 시각에 의한'이란 환자가 재발되는 통증을 나타낼 때 필요에 따라 그때그때 투여하기보다 진통제를 규칙적인 근거에 따라 두여함을 의미한다. 진통제는 병력을 살피고 진단적 추론을 사용하여 악화 요인(무엇이 통증을 더 나쁘게 하는지?) 및 완화 요인(무엇이 통증을 더 좋아지게 하는지?)을 확인하고 가능한 원인과 통증의 경로를 규명하는 포괄적인 사정을 한 이후에 투여하여야 한다. 비 마약성 진통제의 효과를 최대화하기 위하여 경한 마약성 진통제(예: codeine, paracetamol)를 병합 투여하기도 한다(WHO, 2004). 어떤 통증은, 혼합된 호소(예: 예리하거나 전격적인 근육통)로 여러 통증에 다른 접근을 필요로 하는, 대단히 복합적인 것일 수 있다. 뼈의 통증에는 항염증약제를 비 마약성 제제, 경한 마약성 제제나 강한 마약성 제제와 병합 사용하는 것이 유용할 수 있다(Twycross & Wilcock 2001).

다음 사례를 보면, Hector는 신체적 · 심리적 · 사회적 · 영적으로 구분할 수 없는 많은 문제들을 가지고 있다. 그의 증상들과 불안들은 전체적으로 그에게 영향을 미친다. 전인적인 사정이 중요하며 환자가 여러 이유로 극심하게 스트레스를 받는 이러한 상황과 호소들은 전인적인 사정과 돌봄 계획의 중요성을 강화하게 된다(3, 4장 참고). Hector에게 우선순위의 결

사례 시나리오 Hector

Hector는 52세의 남성으로 클리닉의 외래에서 체중감소, 등의 통증을 호소하였다. 그는 뼈 스캔을 실시한 후 결과를 보기 위해 방문하였다. 의사는 Hector에게 뼈로 전이가 되었으나 처음 암 발생장소가 어디인지는 불확실한 상황이라는 좋지 않은 소식과 정보를 제공하였다. 현재 그의 주요 염려는 통증이었다. 통증은 Hector에게 심각한 스트레스를 주고 그의 생활을 심하게 혼란시켰다. 그는 수면을 취할 수 없어 일을 할 수 없었다. 이에 따라 자영업자였던 그는 수입이 없어질까 봐 상당히 불안하게 되었다. 그의 삶의 질은 통증의 결과와 연이은 진단에 따라 모든 측면에서 낮아지게 되었다. 그는 충격이 컸으나 아내와 아이들을 걱정하였다. 가족들은 Hector의 평가(assessment)를 위해 완화의료전문가 팀에게 의뢰하였다.

생각해 볼 점

- Hector를 사정하는 데 어떤 도구를 활용할 수 있겠는가?
- 도구를 어떻게 결정할 것이며 그 우선순위는 무엇인가?
- 다른 전문가 팀은 Hector를 돕기 위해 당신을 어떻게 포함시킬 것인가?

정과 어떤 치료를 받을지에 대해 그가 결정하도록 하는 것은 개별화된 돌봄 계획에 효과가 있다. 어떤 증상에 우선권을 두어야 할지를 결정하는 것은 Hector의 결정이지 건강관리전문가의 결정이 아니다.

통증은 단지 환자가 말기에 이르게 될 때 나타나는 하나의 증상일 뿐이며 이미 제시되었듯이, 증상들은 신체적 양상뿐만 아니라 다차원적일 수 있고 환자의 전반적인 삶의 질에 상당한 영향을 미친다. 그래서 펩시콜라보조제와 같은 도구를 이용하여 전체 병력을 얻는 시간을 가져야 하며, 이러한 증상들이 그들의 삶에 미치는 영향을 규명하고 논의하는 것도 중요하다(Gold Standards Framework Programme, 2014; Thomas, 2003).

결론

생의 말기 돌봄에 관여하는 것은 특권이며, 양질의 돌봄제공이 환자와 그들이 사랑하는 사람들을 대상으로 할 수 있다는 중요성을 과소평가하지 않아야 한다. 우리는 건강관리전문가와 사회복지전문가로서 실질적인 차이를 만들어 낼 수 있는 기회를 가진다. Making Every Contact Count (DH, 2014a) 웹사이트에 관한 시침서와 유사하지만 이 지침서는 선반석인 건강요구들을 논의하기 위해 건강증진과 기회에 초점을 두고 있으며, Every Moment Counts는 인간중심 돌봄의 필요성을 강조하고 National Voices와 협동하여 생성되었다(National Council for Palliative Care, 2015). 생의 말기에 있는 환자와 매 순간 환자와의 논점(count)을 정하는 것도 중요하다. 이는 죽어가는 환자와 함께하는 건강관리전문가나 사회복지전문가와 마지막 만남일 수 있고 그들은 누구도 환자들을 위해 할 수 없는 마지막 일을 할 수 있기 때문이다. 환자의 바람과 선호도를 경청할 기회를 극대화하면서 환자중심 돌봄을 확실하게 하는 것은 환자가 생의 말기에 이르게 될 때 기본이 된다.

Recommended reading

Brown, M. and Vaughan, C. (2013) 'Care at the end of life: How policy and the law support practice', British Journal of Nursing, 22: 10.

Buckman, R. (2001) 'Communication skills in palliative care', Neurology Clinician, 19: 989 - 1004.

Department of Health (2014) One Chance to Get it Right: How Health and Care Organisations Should Care for People in the Last Days of their Life. London: DH.

Gold Standards Framework Programme (2006) Prognostic Indicator Guidance to Aid Identification of Adult Patients with Advanced Disease in the Last Months/Year of Life, Who are in Need of Supportive and Palliative Care, Version 1.24 Prognostic Indicator Paper vs 1.21. Birmingham: Gold Standards Framework. Available at: www. goldstandards-framework.org.uk (accessed 11.6.15).

References

Barrow, S. and Harrison, R.A. (2005) 'Unsung heroes who put their lives at risk? Informal caring, health and neighbourhood attachment', Journal of Public Health, 27(3): 292 - 7.

Brown, M. and Vaughan, C. (2013) 'Care at the end of life: How policy and the law support practice', British Journal of Nursing, 22: 10.

Brown, R., Dunn, S., Byrnes, K., Morris, R., Heinrich, P. and Shaw, J. (2009) 'Doctors' stress responses and poor communication performance in simulated bad–news consultations, Academic Medicine, 84(11): 1595 - 602.

Buckman, R. (2001) 'Communication skills in palliative care', Neurology Clinician, 19: 989 - 1004.

Caraceni, A. and Weinstein, S.M. (2001) 'Classification of cancer pain syndromes', Oncology, 15(12): 1627 - 40.

Cialkowska–Rysz, A. and Dzierzanowski, T. (2013) 'Personal fear of death affects the proper process of breaking bad news', Archives of Medical Science, 9(1): 127 - 31.

Dahlin, C.M. and Giansiracusa, D.F. (2006) 'Communication in palliative care', in B. R. Ferrell and N. Coyle (eds), Textbook of Palliative Nursing. New York: Oxford University Press, pp. 67 - 94.

Department for Constitutional Affairs (2007) Mental Capacity Act 2005: Code of Practice. London: The Stationery Office.

Department of Health (2005) The National Service Framework for Long Term Conditions. London: DH.

Department of Health (2008) End of Life Care Strategy. London: DH. Department of Health (2014a) Making Every Contact Count. London: DH.

Department of Health (2014b) One Chance to Get it Right: How Health and Care Organisations Should Care for People in the Last Days of their Life. London: DH.

Gaugler, J.E., Hanna, N., Linder, J., Given, C.W., Tolber, V., Katernia, R. and Regine,

W.F. (2005) 'Cancer care giving and subjective stress: a multi–site, multi–dimensional analysis', Psycho–Oncology, 14(9): 771 – 85.

General Medical Council (2010) Treatment Towards the End of Life: Good Practice in Decision Making. Manchester: General Medical Council.

General Pharmaceutical Council (2012) Standards of Conduct, Ethics and Performance. London: GPC.

Gold Standards Framework Programme (2006) Prognostic Indicator Guidance to Aid Identification of Adult Patients with Advanced Disease in the Last Months/Year of Life, Who are in Need of Supportive and Palliative Care, Version 1.24 Prognostic Indicator Paper vs 1.21. Birmingham: Gold Standards Framework. Available at: www.goldstandards-framework.org. uk (accessed 11.6.15).

Gold Standards Framework Programme (2014) Holistic Checklist: PEPSI COLA Aide Memoire. Birmingham: Gold Standards Framework. Available at: www.goldstandards framework.org.uk/cd–content/uploads/files/Library%2C%20Tools%20%26%20 resources/SCR4%20Pepsi%20cola.pdf (accessed 11.6.15).

Gomes, B., Calanzani, N. and Higginson, I.J. (2011) Local Preferences and Place of Death in Regions within England 2010. London: Cecily Saunders Foundation.

Health Care and Professions Council (2008) Council Standards for Performance and Ethics. London: HCPC.

HM Government (2008) Carers at the Heart of the 21st Century: Families and Communities. London: DH.

Horne, G., Seymour, J. and Payne, S. (2012) 'Maintaining integrity in the face of death: A grounded theory to explain the perspectives of people affected by lung cancer about the expression of wishes for end of life care', International Journal of Nursing Studies, 49: 718 – 26.

Human Rights Act (1998) Chapter 42. London: The Stationery Office.

Independent Review of the Liverpool Care Pathway Panel (2013) More Care, Less Pathway: A Review of the Liverpool Care Pathway. London: DH.

Long Term Conditions Alliance Northern Ireland (2008) Responses to Proposals for Health and Social Care Reform in Northern Ireland. Available at: www.ltcani.org.uk/resources/Response–NH3–reforms–May08.pdf (accessed 0.12.14).

National Audit Office (2008) End of Life Care. London: The Stationery Office.

National Council for Palliative Care (2014) About NCPC. London: NCPC. Available at: www.ncpc.org.uk/ (accessed 3.1.14).

National Council for Palliative Care (2015) Every Moment Counts: A Narrative for Person-centred Coordinated Care for People Near the End of Life. London: National Voices.

National Health Service (2014) Actions for End of Life Care: 2014 – 16. London: DH

National Health Service Scotland (2009) Long Term Conditions Collaborative: High Impact Changes. Edinburgh: NHSS.

National Institute for Health and Care Excellence (2004) Guidance on Cancer Services Improving Supportive and Palliative Care for Adults with Cancer: The Manual. London: NICE.

National Institute for Health and Care Excellence (2012) Opioids in Palliative Care: Safe and Effective Prescribing of Strong Opioids for Pain in Palliative Care of Adults. London: NICE.

National Institute for Health and Care Excellence (2015) Care of the Dying Adult: Guidance in Progress. London: NICE. Available at: www.nice.org.uk/guidance/indevelopment/gidcgwave0694 (accessed 20 August 2015).

Nijboer, C., Templaar, R., Sanderman, R., Triemstra, M., Spruijt, R.J. and Van Den Bos, G.A. (1998) 'Cancer and care giving: The impact on the caregiver's health', Psycho–Oncology, 7: 3–13.

Nursing and Midwifery Council (2015) The Code: Professional Standards of Practice and Behaviour for Nurses and Midwives. London: NMC.

Office for National Statistics (2013) National Survey of Bereaved People (VOICES–SF), 2013. London: ONS. Available at: www.ons.gov.uk/ons/rel/subnational–health1/national–surveyof–bereaved–people––voices–/2013/stb–––national–survey–of–bereaved–people––voices–.html (accessed 5.1.15).

Parliament (2005) Mental Capacity Act 2005 Elizabeth II. London: The Stationary Office. Chapter 9. Available at: www.legislation.gov.uk/ukpga/2005/9/contents (accessed 11.6.15).

Parliamentary and Health Service Ombudsman (2015) Dying without Dignity: Investigations by the Parliamentary and Health Service Ombudsman into Complaints about End of Life Care. London: Parliamentary and Health Service Ombudsman.

Pettifer, A. (2013) 'Assessing holistic needs', in J. De Souza and A. Pettifer (eds), End of Life Nursing Care: A Guide for Best Practice. London: Sage, pp. 16–34.

Robinson, F., Cupples, M. and Corrigan, M. (2007) 'Implementing a resuscitation policy for patients at the end of life in an acute hospital setting: Qualitative study', Palliative Medicine, 21: 305–12.

Silén, M., Svantesson, M. and Ahlstrom, G. (2008) 'Nurses' conceptions of decision making concerning life–sustaining treatment', Nursing Ethics, 15: 160–73.

Skilbeck, J. and Payne, S. (2003) 'Emotional support and the role of the clinical nurse specialist in palliative care', Journal of Advanced Nursing, 43(5): 521–30.

Stroebe, M., Schut, H. and Stroebe, W. (2007) 'Health outcomes of bereavement', Lancet, 370: 1960 – 73.

Sulmasy, D.P., He, M.K., McAuley, R. and Ury, W.A. (2008) 'Beliefs and attitudes of nurses and physicians about do not resuscitate orders and who should speak to patients and families about them', Critical Care Medicine, 36: 1817–22.

Thacker, K.S. (2008) 'Nurses' advocacy behaviors in end–of–life nursing care', Nursing Ethics, 15: 174 – 85.

Thomas, K. (2003) Caring for the Dying at Home: Companions on the Journey. Oxford: Radcliffe Medical Press.

Twycross, R. and Wilcock, A. (2001) Symptom Management in Advanced Cancer, 3rd edn. Oxford: Radcliffe Medical Press.

Welsh Government (2014) End of Life Care Delivery Plan. Cardiff: Welsh Government. Available at: http://gov.wales/topics/health/nhswales/plans/end-of-life-care/?lang=en (accessed 11.6.15). World Health Organization (2004) Palliative Care and Symptom Management and End of Life Care: Integrated Management of Adolescent and Adult Illness. Geneva: WHO.

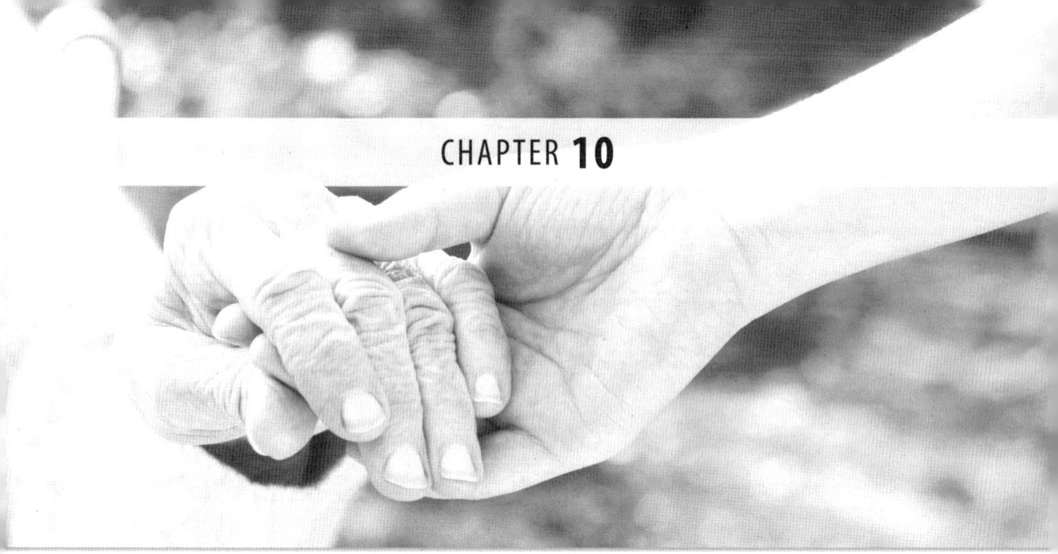

CHAPTER 10

죽음과 임종

Death and dying

학습 내용

- 죽음의 예측가능성
- 생의 말기돌봄에서의 사정 및 중요성
- 죽음이 임박했을 때 나타나는 징후 및 증상
- 좋은 죽음(good death)을 구성하는 것
- 임종말기의 통증관리
- 죽음에서의 존엄
- 애도와 애도모델

사람이 어떻게 죽었는가는 살아 있는 사람들의 기억 속에 남게 된다(Saunders, 1976).

배경

개인은 자신의 죽음과 관련된 진단결과에 대하여 알 권리가 있다(Cialkowska-Rysz & Dzierzanowski, 2013; NICE, 2011). 이러한 정보를 알고 있어야, 개인은 죽기 전에 자신의 일을 처리할 수 있고, 또한 사랑하는 이들에게 안녕을 고할 수 있는 기회를 줄 수 있다. 사람들은 죽을 때 모두 '좋은 죽음(good death)'을 선호할 것이다. 전문가의 입장에서도 돌보는 환자가 생의 말기에 이르면, 돌봄으로 '좋은 죽음(good death)'을 달성하고자 할 것이다(Miyashita et al., 2015; Cagle et al., 2015; Cipolletta & Oprandi, 2014). 연구자들과 이론가들은 좋은 죽음의 구성요소가 무엇인지를 파악하기 위해 계속 노력하고 있지만 그게 그리 쉽지 않다(Baldwin & Woodhouse, 2011; Steinhauser et al., 2000). 사람마다 좋은 죽음에 대해 다르게 생각할 수 있고, 같은 사람도 생각이 변할 수 있다. 또한 진단과 질병으로 스트레스를 받게 되면 생각이 바뀔 수 있다. 의회 및 건강서비스 옴부즈맨(Parliamentary and Health Service Ombusman, 2015)은 생의 말기에 고통을 줄이기 위해, 긴급한 주의를 필요로 하는 몇 가지 이슈들을 제시하였다(예: 누군가는 죽어가고 있다는 것을 제대로 인식하지 못하여 고통을 받는다).

Age Concern(1999)은 좋은 죽음을 성취하고 여러 가지 계획을 세우기 위해서라도 죽음이 임박했다는 것을 빨리 알아차려야 한다고 주장하면서, 통증과 기타 고통스런 증상들로부터 벗어나고자 하는 것이 여러 문헌에서 지속적으로 나타나고 있다고 제시하였다(Baldwin & Woodhouse, 2011). 어떠한 것이 '좋은 죽음'인지를 결정하는 데 문화가 상당한 영향을 미친다. Cipolletta와 Oprandi(2014)는 이탈리아에서 생의 말기 돌봄과 관련된 다양한 건강관리 전문가들의 경험을 조사하였다. 이들은 문화적으로 생명의 신성성이 환자의 삶의 질보다 훨씬 더 중요하게 다루어지고 있다는 점을 파악하였고, 생의 말기에 병원에서 간호를 받는 많은 환자들이 부적절한 돌봄으로 고통을 당하고 있어 많은 사례에서 '좋은 죽음'이 성취되지 못하는 것에 대해 보고하였다. 죽음을 맞이하는 환자와 가족들에 대한 지지(정서적, 기관의), 의사소통, 증상관리 그리고 가족중심의 결정이 제대로 이루어지지 않았다. 위에 언급된 요소들은 연구자들이 사람들의 생의 말기 돌봄에서 '좋은 죽음'을 촉진시키는 요소들이라고 최근 근거로 제시하였다. 연구자들은 좋은 죽음은 어떠해야 하는지를 서술하는 것에 내재하는 어려움도 제시하였다. 이 점은 반드시 계속 고려되어야 한다. 왜냐하면, 사람마다 너무 다르기 때문이다. 비록 가정환경에서 편안하게 죽음을 맞이하는 것을 지지하는 사람들이 있지만, 집에서 해결이 안 되는 증상이나 기타 예측할 수 없는 상태로 인해 생의 말기에 병원에 입원해야 하는 사람들이 많을 뿐만 아니라, 어떤 사람들은 자신이 '안전한' 환경이라고 생각하는 곳에서 간호받기를 희망하기도 한다(Age Concern, 2008).

죽음의 예측가능성

많은 노인들은 죽음이 가까워지는 것을 직감하지만, 죽음이 무엇을 야기하는지 또는 죽음으로부터 자신들은 무엇을 기대할 수 있는지에 대해 공포와 염려를 갖게 된다(Ridgeway, 2011). 죽음을 준비하면서 자신의 걱정과 근심에 대해 이야기하는 시간을 갖는 것이 이런 염려를 완화시키는 데 도움이 될 수 있다. 지속적으로 악화되는 회복불가능한 질병을 앓는 젊은 환자를 간호할 때도 비슷하다. 죽음을 맞이하는 환자를 간호하는 것은 힘든 일이다. 이와 관련된 핵심적인 간호중재와 부가적인 서비스도 제공하여야 하고, 지친 가족들에게도 지지와 정보를 제공하고 이들을 계속 돌봐야 한다(Humphreys & Rose, 2011). 실은 죽음이 임박한 때를 파악해야 필수적인 것들을 준비하는 데 도움이 되며, 또한 사랑하는 사람들과 작별인사를 할 수 있는 기회를 갖게 해줄 수 있다.

죽음의 예측과 시간을 둘러싼 문제들과 관련하여, 9장에서 최상의 표준틀인 예상 지표 지침[Gold Standards Framework(Thomas, 2011)]이라는 이름으로 예후지표도구(prognostic indicator tool)를 소개하였다(9장 참조). 이 도구의 목적은 죽음이 다가오는지를 파악하기 위한 것이지만, 정확하게 어느 시간, 어느 날짜, 어느 주 또는 어느 달에 죽는다는 것을 예측하는 것은 아니다. 이 도구는 생의 말기 돌봄이 언제 시작되어야 하는지를 파악하고 논의하는 데 도움을 준다. 이와 더불어 마지막 몇 주나 몇 달보다는 몇 시간 또는 며칠이 남아 있는지를 파악하는 것이 필요하게 된다. 몇 시간 또는 며칠이 남아 있는지를 파악하는 것은 또 다른 지표를 사용하여야 할 것이다. 영국 국립임상 보건연구원(NICE, 2015)은 생의 말기를 맞이하는 성인의 돌봄과 관련된 지침서의 요약본을 발표하였는데, 그중 한 가지는 생의 말기에 가까운 사람을 파악하는 것으로, 의료인과 사회복지 관련 요원들에게 도움이 될 것이다. 경험이 많을수록 소위 '육감'이 발전하여, 시간이 얼마나 남았는지를 예측할 수 있게 된다. 비록 육감이 주관적이고 덜 과학적이지만, 이전의 경험과 성찰을 토대로 발전한 것이다(Benner, 1984).

숙련과 경험이 쌓이면 죽음의 증상과 징후를 잘 알게 되어 환자의 죽음이 얼마 남지 않았음을 파악하는 데 도움이 되지만, 아주 경험이 많은 사람도 죽음의 시간을 정확히 예측하는 데 어려움을 겪는 경우가 많다(Baldwin & Woodhouse, 2011; Chapman & Ellershaw, 2011). Twycross와 Wilcock(2001)은 죽음까지 얼마나 남았는지에 신경을 쓰기

사례 시나리오 **James**

James는 66세이며, 4년 전 장암으로 진단을 받았다. 그는 수술을 했고, 항암치료를 받았다. 그의 장암은 간에 전이되었으며 추가 검사결과, 수술은 받을 수 없는 것으로 나타났다. James는 빠르게 악화되었고 마음도 위축되었다. 그는 이를 부인에게 도저히 말할 수 없다고 느꼈다. 모든 가족구성원들은 각자의 삶에 충실한 것으로 보였다. 그의 식욕은 눈에 띄게 감소되었고, 가족과 함께 식사하는 것도 어려워졌다. 그의 몸무게는 이전의 반으로 줄었고, 매우 피곤함을 느꼈다. 그는 구토증으로 병원에 입원하였고, 통증은 통증사정도구를 사용하여 10점 중 8점으로 나타났다. 그는 최근에 코-코다몰 최대용량을 복용하고 있으나 효과는 없다. 주치의 검진과 추가 검사결과, 아급성 폐색(부분적인 장폐색)으로 나타났다. 그의 상태는 계속 악화되었고, 먹을 수 없었으며, 극심하게 졸리는 상태여서 대부분의 시간에 잠을 자고 있다. 또한 그는 물을 마실 수 없는 상태가 되어 간호사들이 정기적으로 구강간호를 제공하고 있다.

생각해 볼 점

- James가 죽어가고 있음을 나타내는 증상과 징후는 무엇인가?
- 그의 간호계획에 무엇을 포함시키기를 원하는가?
- James와 무엇에 대해 논의하기를 원하는가?
- 그의 가족에 관해서는 어떠한가?
- James의 통증에 대해 어떻게 서술할 것인가?

보다 적절한 치료를 하여 증상들을 효과적으로 관리하는 것이 더 중요하다고 말하였다. 질병의 최종 단계에 들어선 환자들의 사정은 모든 중재와 치료의 적절성을 판단하는 데 아주 중요하다(Chapman & Ellershaw, 2011). 환자의 상태가 계속 약화될 때, 사정, 모니터링, 평가가 지속적으로 이루어져야 하며, 환자의 불필요한 고통을 예방하기 위해 세밀한 부문까지 주의할 필요가 있다. 관련된 사람들과의 의사소통은 앞으로 다가올 사항들에 대한 준비와 지속성을 유지하기 위해 꼭 필요하다(NICE, 2015). James에게는 적절하고 효과적인 통증완화가 꼭 필요하며, 구토가 있으므로 구강으로 투여하는 것은 피해야 한다. 그는 구강으로 섭취하는 어느 것도 흡수하지 못할 것이고, 오히려 통증만 생겨 더 고통스러울 것이다. 그는 치료로 항구토제와 마약성 진통제를 필요로 하는데, 이러한 약제들은 주사로 처치하는 것이 도움이 될 것이다. 지속적으로 피하주사로 주입하는 방법은 동시에 여러 가지 약을 주입하는 데 안전하고 효과적인 수단이다. 이런 방법으로 항구토제를 주입하면 흡수가 확실하게 이루어지기 때문에 좋은 효과를 보일 것이다. 또한 지속적으로 주사를 통해 진통제를 주입함으로써, 경구투약이나 아편진통제를 간헐적으로 주사할 때 나타나는 고통을 없애줄 것이다(Twycross & Wilcock, 2001; British National For-

사례 시나리오 Tom

Tom은 18세이며, 육종(sarcoma)으로 진단을 받았다. 그는 질병의 완치에 실패하여 완화치료를 받고 있다. 그와 그의 가족은 다음 치료가 언제인지를 알기 위해 병원에 갔다. 그는 종양전문의와 Macmillan 간호사의 진료를 받았다. 오랫동안 어려운 논의 끝에 Tom과 가족은 더 이상 치료할 방법이 없다는 설명을 들었다. 치료는 멈추고 통증이 나타나지 않게 하여 편안하게 해주는 보조적 수단을 선택하기로 했다. Tom은 자신의 염려와 두려움에 대해 말하였으며, 무엇을 원하는지에 대해서도 말했다. 그는 집에 있으면서 친구들과 가족들 옆에서 생의 말기를 보내고 싶다고 말하였다. 지역담당 간호사, 가정의, 사회복지사 등으로 구성된 완화의료팀은 그가 죽음을 맞이한 당일까지 가족과 Tom을 지지하였다. 그는 죽기 직전 친구들에게 말을 하였고, 좋아하는 음악을 들으면서 평화롭게 죽었다.

생각해 볼 점

Tom의 죽음에 대해 생각해 보자.

- 이 경우는 당신의 좋은 죽음에 대한 생각과 어떠한 점이 일치하는가?
- 만일 당신이 Tom을 간호하였다면, 당신은 Tom의 생의 말기 돌봄에 어떻게 기여했다고 느낄 것인가?
- 그의 가족은 Tom이 죽은 후에 어떻게 느꼈을 것으로 생각하는가?

mulary, 2014).

사랑하는 사람과 사별하는 경험은 매우 고통스럽지만, 그들이 원한대로 증상관리가 매우 효과적으로 이루어졌다는 것을 알게 되면, 이러한 사별의 고통을 줄이는 데 도움이 될 것이다. 좋은 죽음에 반드시 포함되어야 할 것들에 대한 문헌에서 제시한 몇 가지 기준(**그림 10.1**)을 고려하면 이 점이 쉽게 이해될 것이다. 통증과 기타 증상 조절하기(Age Concern 2008), 자신이 선택한 장소에서 임종하기(Miyashita et al., 2008), 가족과의 좋은 관계 유지하기(Miyashita et al., 2015), 생의 말기 돌봄 대상자와 이를 사랑하는 사람들을 지지하고, 임종환자를 간호하는 직원들이 고도의 지식과 숙련도 갖추기(Cagle et al., 2015)가 그러한 기준이다.

다양한 관점에서 좋은 죽음은 긍정적인 경험으로 간주될 수 있다. 불치병을 앓는 환자에게 더 이상의 고통이나 두려움이 없을 것이라고 확신시켜 주는 것은, 죽음 자체에 대한 두려움 없이 나머지 삶을 더 평화롭게 살도록 도와줄 것이다. 사랑하는 사람에게는 환자가 고통 없이 평화롭게 죽는 것을 목격함으로써 모든 사람이 최선을 다했다고 생각하게 되어 마음이 편안해질 것이다. 임종환자를 돌보았던 직원들에게는 환자의 희망을 존중하였고, 효과적으로 증상을 조절하여 환자에게 최선을 다했다는 느낌

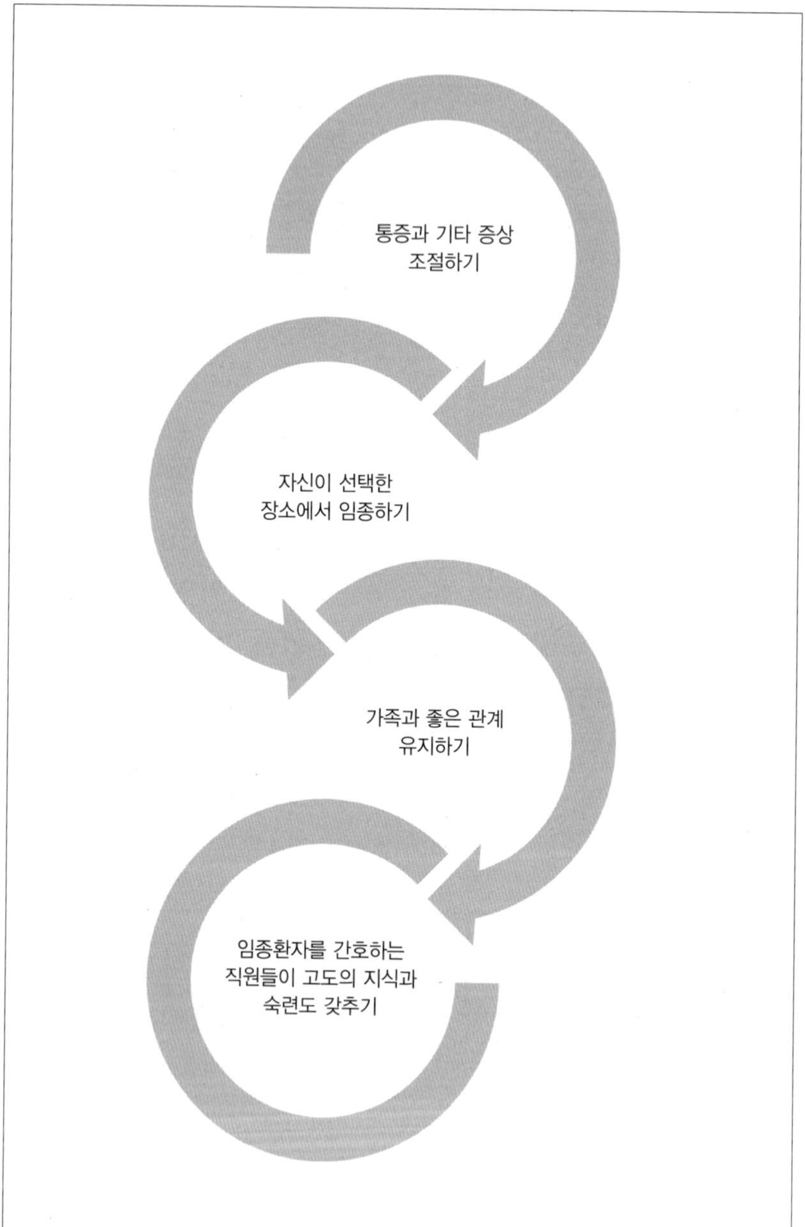

그림 10.1 • '좋은 죽음'에 대한 기준(Cagle et al., 2015)

과 성취감을 느끼게 해줄 것이다.

좋은 죽음은 어떠해야 한다는 주변의 여러 가지 인식과 믿음이 있을 것이다. 개인들이 증상완화 등에 대한 여러 생각을 가지고 있지만 Cipollett와 Oprandi(2014)의 연구에서 나타난 바와 같이 참여자들에게 좋은 죽음이 무엇이라고 생각하는가를 물었을 때 누구나 동의할 수 있는 설명이나 서술을 하기란 매우 어렵다. 이들 연구자들은 생의 말기 돌봄과 관련된 불편함으로 인해 어렵다고 주장하지만, 생의 말기 돌봄을 하는 사람들의 개인적인 특성과 믿음 때문일 수도 있다. 각 개인은 무엇을 원하고, 원하지 않는지에 대한 자신만의 믿음과 희망을 가지고 있으므로 좋은 죽음을 위한 이상적인 설명이나 완전한 체크리스트를 갖는다는 것은 비현실적이다. 만일 그것이 그렇게 쉽다면, 모든 사람이 같은 생각을 가진다는 것이므로 생의 말기에 사람들이 무엇을 원하는지를 따로 확인할 필요가 없을 것이다. 사람들의 생각이 다르므로, 좋은 죽음을 가능하게 하기 위해서는 생의 말기에 의사소통이 더욱 중요하고 또한 사람들의 희망사항이 무엇인지를 파악하는 것이 중요하다. 좋은 죽음에는 가능하면 환자가 최종적으로 바라는 사항에 대한 경청이 포함되어야 한다.

완화의료와 생의 말기 간호를 제공할 때, 우리가 성취해야 하는 것은 좋은 죽음이라는 것이 이미 제시되었다. 그러나 생의 말기 간호를 오랜 동안 제공한 직원은 스트레스가 쌓여 있다. 직원에게 이러한 상황에서 벗어나서 쉬고 성찰할 시간이 제대로 주어지지 않는다는 사실을 충분히 인식하여야 한다. 이 때문에 임종말기 간호요원의 건강과 안녕감이 손상될 것이다(11장 참조). 간호요원들이 좋은 죽음을 제공하기 위해 노력하는 만큼 그들의 요구를 표현하기 위한 장소와 시간도 필요하다. 비록 Tom이 자신의 질병에 대한 치료가 더 이상 불가능하다는 것을 인식한 다음에 자신이 원하는 방식으로 편안하게 죽었다고 생각하여 긍정적으로 느끼겠지만,

환자를 죽을 때까지 돌본 경험은 오랫동안 영향을 미칠 것이다. 따라서 간호요원들은 모든 사람들에게 똑같은 양질의 돌봄을 계속 제공하기 위해 스스로를 돌보는 방법을 배워야 할 필요가 있다.

임박한 죽음의 지표

환자가 언제 사망할 것인가를 파악하기 위해서는 환자의 구체적인 증상과 표현을 자세히 살펴보아야 한다. 이러한 증상을 하나씩 나누어 보면 제대로 알 수 없지만, 여러 증상들을 함께 파악하면 환자가 임종단계에 들어섰다는 것을 보다 쉽게 알 수 있다. Chapman과 Ellershaw(2011)는 임상적 지표만 보는 것보다 다학제적 팀의 동의가 더 중요하고 정확하다고 주장하였다. 이러한 주장은 임종이 다가왔는지를 파악하고, 최대한 이들을 돕기 위해 상호 협동적으로 일하는 것이 효과적이라는 점을 보여준다. 그러나 간호사들은 계속 간호사정을 정확히 해서 각 환자의 질병단계별로 나타날 모든 가능성에 팀이 대비할 수 있도록 해야 한다.

환자가 임종단계로 들어서면서 보이는 증상과 징후는 호흡양상의 변화, 먹고 마시는 능력 상실, 더 분명하게는 의식소실 그리고 자극에 대한 무반응을 포함한다. 다른 미묘한 증상들은 신체기관들의 기능상실로 나타나는 피부의 색과 질감의 변화(왁스를 바른 것처럼 미끈거리고, 혈액이 공급되지 못해 피부가 창백한 상태를 보임), 소변배출량 감소, 그리고 말초혈관의 혈액순환이 감소된다(예: 손가락과 발가락이 파란색과 자주색으로 얼룩덜룩하게 보인다). 만일 환자가 마지막 질병단계에서 안위간호만 제공받게 된다면, 혈액검사나 정기적인 검진을 받지 않아 일반적으로 최종단계를 경고하는 임상지표들을 더 이상 확인할 수 없어, 이러한 지표를 근거로 죽음이 임박하였다는 것을 파악할 수 없는 상황이 된다. 이 경우 효과적인 사정은 이런 환자의 간호에 도움이 되며, 사전대책의 신속한 간호

제공을 가능하게 해주며, 환자의 가족이나 친척들에게 현재의 상황을 정확히 알려주는 것에 도움이 된다. 가족과 친척이 상황을 모르면 불안에 떨게 되는데, 그동안의 경험을 바탕으로 상황을 정확히 알려주면서 이들을 지지하고 안내하여야 한다. 사람이 어떻게 죽었는가에 대한 기억은 가족, 친척, 간호사, 돌보았던 자들, 의료와 사회복지 직원 등의 살아남은 자들에게 그대로 남아 있게 된다(DH, 2008).

생의 말기의 증상관리는 힘든 도전이다. 모든 환자들이 통증, 구토, 또는 과도한 분비물 등을 나타내지는 않는다는 점을 기억하는 것이 중요하다. 만일 증상이 나타나고, 환자가 특정 치료를 거절하지 않는다면, 의료팀은 환자를 고통스럽지 않게 도와야 하며, 치료되지 않은 상태나 방임된 상태로 남겨지지 않도록 하여야 한다(General Medical Council, 2010; NMC, 2015).

앞장에서 소개한 James의 포괄적 사정이 중요하다. 그의 통증은 다차원적으로 나타나고 있으며, 그는 분명하게 신체적 · 정서적 · 사회적 · 영적으로 고통을 느끼고 있었다. Saunders(1963b)는 이런 모든 요소들을 포괄하는 총체적 통증이론을 주장하였다. 이러한 통증이론은 계속 질병이 악화되는 환자들의 이러한 모든 요소를 다룰 수 있게 해준다. 만성통증과 급성통증은 크게 다르다. 급성통증은 시작과 끝이 있고 원인이 있다. 그러

생각해 볼 점

당신이 생의 말기의 돌봄를 제공했던 어떤 환자를 생각해 보자.

- 당신은 앞에서 언급한 징후들을 인지할 수 있는지?
- 해당 환자에게 당신이 무언가 처치를 해야 할 어떤 증상이라도 있었는가?
- 당신은 환자의 가족, 친척, 돌봄제공자들을 어떻게 지지하였는가?

생각해 볼 점

- 죽음과 임종에 관한 다음 글을 읽고 당신의 경험을 생각해 보자.

  임종환자를 돌보는 사람들의 영성은 환자의 동반자 또는 친구로서의 영성을 가져야 한다. 그래서 회피하기보다는, 옆에서 함께 걷고, 돕고, 나누고, 단지 옆에 앉아 있어야 한다. 이것이 같이 있고, 보살피며, 필요하면 언제든지 도움이 되는, 그곳에 함께 하는 존재의 영성이다(Cassidy, 1988; Watson et al., 2009:753).

나 만성통증이나 질병이 악화되어 나타나는 통증은 죽음 이외에 끝이 없으며(Saunders & Baines, 1984), 개인 전체를 압도하여 존재 자체를 갉아먹으며 개별주체성을 점차 파괴한다.

안내, 지지, 도움을 위해 항시 곁에 사람이 있다는 것은 생의 말기에 가까운 사람에게는 아주 중요하다(Twycross & Wilcock, 2001). 환자는 자신의 소망, 염려, 불안, 믿음을 편하게 의논할 수 있어야 한다. 죽어가는 환자의 배우자와 사랑하는 사람들은 원하지 않는 두려움, 불안, 괴로움으로 가득한 세월을 보낼 수 있으므로 이들에 대한 지지도 매우 중요하다.

생의 말기 증상관리

통증

통증은 보통 악화되는 질병과 관련되어 있다. 다차원적이기 때문에 통증 사정에 있어서도 포괄적인 접근을 채택할 필요가 있다. 어떠한 중재나 그 효과에 대해 꼼꼼하게 기록하는 것이 아주 중요하다. 그래야 효과가 없는 치료의 반복을 막을 수 있고, 환자의 불필요한 고통을 줄일 수 있다. 의회 및 건강서비스 옴부즈맨(PHSO, 2015)은 생의 말기에 이른 환자들이 통증에 방치되어 있다는 보고서들을 공개했다. 환자가 통증으로부터 고통을 당하지 않도록 모든 조치를 다 하여야 한다. 비록 통증으로부터 완전히 벗어나는 것은 매우 어렵지만, 아무것도 하지 않는 것은 용서받을 수 없으며, 도덕적 · 윤리적 · 전문가적 코드에 위배되는 것이다(NMC, 2015).

진통제는 세계보건기구의 진통제 단계(WHO, 2004)에 따라 선택된다(9장 생의 말기 돌봄 참조). 환자와 직원들과 함께 통증완화에 대해 의논할 때, 반드시 현재 환자가 사용하는 진통제, 예측된 요구량 현재 상태 그리고 예측된 경로(예: 응급처방약의 잠재적 필요-환자의 예측된 질병악화에 따른 처방약) 등을 고려해야 한다. 진통제로는 통증과 관련된 환자의 심리적 · 정서적 · 영적 · 사회적 고통을 해결하기 어려우므로 이런 면들이 반드시 사정되고 고려되어야 한다. Saunders(1963a)는 심리적 통증이 치료하기도 완화시키기도 가장 어려운 통증이라고 제시하였다.

Joan의 예후는 좋지 않고, 그녀의 연하(삼키기)곤란은 계속 악화될 것이다. 종양은 식도를 계속 침범하여 완전히 봉쇄될 것이다. 게다가 간으로의 암세포 전이는 통증의 원인이 되고 있다. 많은 마약성진통제가 제대로 몸에 퍼지려면 적절한 간의 기능을 필요로 하며, 알부민 수치와 혈액응

사례 시나리오 Joan

74세인 Joan은 식도암을 가지고 있다. 그녀의 몸무게는 많이 감소되었고, 오른쪽 옆구리 통증과 상복부에 불편감을 가지고 있다. 그녀는 코-코다몰을 규칙적으로 복용하고 있다. 그러나 그녀의 통증은 완전히 해결되지는 않았고, 그녀는 다음 용량을 복용하기 전에 심한 통증을 느끼고 있다. 최근의 초음파검사 결과, 간에 암세포가 전이된 상태이다. Joan은 현재 음식을 삼키는 것도 아주 힘들어 하며, 몸무게도 현저히 줄어 고통을 느끼고 있다.

생각해 볼 점

- Joan과 그녀의 통증완화에 대해 당신이 염려하는 것은 무엇인가?
- 당신이 해야 할 일은 무엇인가?
- 그녀의 통증완화와 관련하여 당신은 어떠한 방식을 선택할 것인가?
- Joan과 어떤 대화를 해야 하는가?

고 시간을 측정하는 혈액검사가 간 기능을 평가하는 좋은 측정치이므로, 통증완화제를 결정할 때 이런 점들을 고려하여야 한다. 만일 측정치가 좋지 않다면, 마약성진통제의 독성이 간에 의해 제거되지 않으므로, 약제를 주입할 때마다 마약의 수치가 올라간 상태로 남아 있게 된다. 이것은 마약의 효과가 증가되고 장기화되어 나타나는 신장장애와 비슷하다(British National Formulary, 2014). 통증의 완화를 위한 마약용량에 대한 염려보다는 그들의 안위가 더 중요하므로, 총체적인 철학 관점에서 환자가 필요로 하는 진통제의 양을 주기적으로 사정하여야 한다. Joan도 자신이 삼킬 수 없는 상태에 이를 수 있다는 점을 알고 있어야 하며, 이 경우 영양공급을 어떻게 할 것인지에 대한 논의도 시작하여야 한다. 점차 그녀에게 진통제의 효과는 떨어지게 된다. 계속 약한 통증을 느끼고 있으며, 다음 진통제를 맞을 시간이 되기 전에 심한 통증을 느낀다. 다음 진통제 주입시간 전에 나타나는 통증경험은 '약제 주입 전 돌발통증'이라고 명명되며, 이는 그녀가 더 많은 용량의 진통제를 필요로 하는 것일 수 있다. 분명한 것은 이러한 통증을 방치하는 것은 좋지 않다는 것이다(Twycross & Wilcock, 2001).

영양과 수화

생의 말기에 임상적으로 영양과 물을 제공하는 것은 중요한 윤리적 측면을 지니고 있다. 인위적으로 이를 공급해야 할 것인지, 말 것인지, 언제 시작할 것인지를 결정하는 것은 쉬운 일이 아니다. 우리는 그런 조치가 환자를 더 고통스럽게 느끼게 할지 또는 고통의 완화를 촉진할지에 대해 걱정을 하게 될 것이다. 국가완화관리위원회(National Council of Palliative Care, 2007)는 이러한 딜레마에 내재된 이슈들을 분명하게 하고 불필요한 오해를 제거하기 위해 안내서를 만들었다. 그러나 개별 환자의 사정과 상황이 가장 중요하기 때문에, 많은 사례에는 적절하겠지만 모든 사례에 적용되는 것은 아니라는 단서를 달았다. 더 나아가 영국 왕립의사협회(Royal College of Physicians, 2014)의 감사 결과는 생의 말기에 공급하는 임상적인 영양과 물에 대해 환자나 환자의 친족과 논의하고 의사소통하는 데 아직도 많은 문제가 있다고 보고하였다. 또한 구강섭취가 불가능하게 되었을 때, 논의사항의 기록과 구강간호의 문제도 중요하게 고려되어야 한다. 영국 국립임상 보건연구원(NICE, 2015)의 지침서는 환자에게 수화(수분공급)를 고려할 때 더 자세한 도움을 주기 위해 그리고 구강으로 음료를 섭취할 수 없거나 거부할 때 구강간호의 중요성을 강조하고 있다.

분명한 것은 생의 말기에 임상적으로 수액을 공급하는 것은 신체 내의 체액량을 증가시킬 수 있고, 기관들의 기능이 나빠지면 수분공급이 쌓여 부종이 나타날 것이며, 호흡기계의 분비물도 축적될 수 있다. 이런 결과들은 환자나 환자를 돌보는 친척 및 직원들에게 고통이 될 것이다[De Souza, 2013(8장과 9장의 생의 말기에서 임상적인 보조적 수액공급에 관한 내용 참조)].

영국 왕립의사협회(2014)는 계속 병원에서 많은 수의 죽음이 발생한다는 것과 환자들이 임종말기에 도달했을 때 환자를 위한 의사결정이나 의사소통에서 현저한 개선이 필요하다는 것을 제시하였다. 사례기록 감사에서 환자의 45%는 영양과 수분공급에서 임상적 지지가 필요하다고 사정되었으나, 그들 중 오직 17%만이 환자와 논의하였고, 29%만이 가족과 논의하였다. 환자의 임종 시, 단지 환자의 7%만이 임상적 영양과 수분공급을 받고 있었다. 이 감사보고서는 영양과 수분공급의 임상적 지지와 같은 결정은 반드시 숙련된 상급 임상의 또는 다학제 팀에 의해 내려져야 하며, 이러한 결정을 내릴 때 가능하면 반드시 환자와 논의해야 하고 또한 돌보는 사람이나 친족과 함께 논의해야 한다고 제시하였다. 임상적 수분공급 지지가 고통스런 증상의 완화를 돕는데 유용할 때가 있다. 그러나 환자가 인공적인 수액량을 충분히 감수할만한 상태여야 하고, 몸의 상태가 수액공급이 의도하는 증상이나 조건을 개선시켜주는 데 적합해야 한다[예: 요로계 감염 또는 구강건조(De Souza, 2013)].

죽음의 존엄성과 존엄성 촉진방법

존엄성은 인간의 권리이며, 사람의 존엄성에 대한 침해는 법적으로 처벌을 받을 수 있다(Human Rights Act, 1998). 영국 간호조산사국(Nursing and Midwifery Council, NMC)은 등록간호사의 정의를 개인의 인권을 존중하여야 하며 개인을 '친절과 열정'으로 대하고 인권을 존중하여야 한다고 진술하고 있다(NMC, 2015: 4). 영국 왕립간호협회는 2008~2009년도에 '우리의 핵심은 존엄성'이라는 캠페인을 실시하였다. 협회는 존엄성이 우리가 하는 모든 것에서 가장 기본적인 것이며, 존엄성의 침해는 여러 가지 방법으로 나타날 수 있고, 그 궁극적인 피해는 고통이며, Mid Staffordshire(DH, 2013a) 또는 Winterbourne(DH, 2013b)에서와 같은 잔혹행위로 나타날 수 있다고 보고하였다. 이들은 '개인에게 존엄성은 무엇인가'를 연구하여 결과를 제시하였다. 존엄성은 자기가 가치 있는 존재라는 감정과 타인도 가치가 있는 존재라는 감정을 가지는 것이다. 따라서 타인의 가치를 절하하고 가치가 없다고 느끼게 만드는 것은 타인의 존엄성을 침해하는 것이다.

이러한 존엄성을 완화의료에 적용시켜 보자. 환자가 영적 자아 상실을 포함하여 정상적인 기능을 상실하고 생의 말기에 다가갈 때, 존엄성까지 침해당하면, 더 이상 견디기 어렵게 될 것이다. BBC의 '파노라마' 프로그램으로 방송된 '닫힌 문 뒤에서(Behind Closed Doors, 2014)'는 너싱홈에서 나타나는 학대, 폭행, 부적절한 돌봄을 보여주고 있으며, 이러한 환경에서 존엄성이 유지되거나 고려된다는 증거가 거의 없음을 보여주었다. 더러워진 침대보나 패드가 그대로 남아 있고, 배변을 하고자 할 때도 그대로 방치해 두었으며, 환자의 초인종(call bell)이 고의적으로 제거되어 있음을 보여주었다. 이러한 것들은 존엄성 침해로 여겨지는 몇 가지 사례에 불과할 뿐이다. 영국 왕립간호기관(Royal College of Nursing, 2008)은 좋은 간호란 존엄성을 강화하는 것이고, 나쁜 간호는 존엄성을 훼손하는 것이라고 주장하였다. 이런 두 가지의 방향은 직원의 태도와 행동, 환경, 간호를 촉진하는 조직문화, 제공되는 간호 자체를 통해 나타날 것이다.

생의 말기에 이른 환자들의 요구가 충족되지 못하면(예: 증상에 대한 부적절한 인식, 고립감을 느끼도록 오랫동안 환자를 혼자 두는 것, 완화의료팀과 환자 간의 불충분한 의사소통), 환자의 존엄성을 위협하는 것이다. 다시 말하지만, 포괄적이고, 지속적인 사정과 모니터링은 증상과 고통을 찾아내도록 도와준다. 이를 통해 환자의 요구나 바람과 일치하는 간호를 선제적으로 또는 즉각적으로 제공하게 되며, 이는 환자의 존엄성을 유지하는 데 도움이 될 것이다. 의사소통은 이해가능하며 효과적으로 이루어져야 한다. 또한 환자, 환자를 돌보는 사람, 친척들에게 적합하게 이루어져야 한다. 이를 통해 환자중심의 접근을 촉진시켜야 한다(의사소통의

생각해 볼 점

5장의 마지막 부분에 있는 돌봄제공자의 이야기를 다시 한 번 검토해 보자.

- Emily가 병원에 있는 동안 그녀의 존엄성이 어떻게 침해당했다고 생각하는가?
- Emily가 집에 가서 딸의 간호를 받을 때 그녀의 존엄성은 어떻게 변화하였나?

중요성에 대해서는 7장을 참조한다).

진통제 투여를 하지 않는다고 해서 전혀 진통제를 주지 않는 것은 아니지만, 고통을 느끼고 있는 환자에게 "당신에게 처방된 진통제를 다 투약했으므로 아프더라도 다음 투약 때까지 기다려야 합니다."라고 말하는 것은 기본권을 침해하는 것이다. 고통으로부터 벗어나는 것은 환자의 기본권이다. 간호사는 지지를 제공해야 하며, 따라서 환자에게 진통제가 적절하게 처방되었는지, 환자의 현재의 진통제 요구에 적절한 양인지를 검토해야 하고, 이를 통해 현 상황에 맞게 조절해주어야 한다.

존엄성 있는 죽음은 뒤에 남아 애도하는 사람들에게도 도움이 된다. 존엄성 있는 죽음도 좋은 죽음과 마찬가지로 개인마다 편차가 있어서 개인에 따라 그 구성요소가 다를 수 있다. 이들 사이에 공통점이 있을 수 있다. 생의 말기 때까지 극심한 통증이 계속되기를 원하는 사람은 거의 없을 것이다. 물론 이런 일이 전혀 발생하지 않는다는 것을 의미하지는 않는다. 많은 경우에, 통증도 없이 조용하고 편안하게 죽는 것을 본다면 사랑하는 사람은 죽음과 관련된 고통이 있더라도 좀 더 견디기 쉬울 것이다. 그러나 심각한 고통이나 상당한 괴로움을 느끼다 죽는 모습을 보면 남아 있는 사람은 더 괴로울 것이다. 다시 말하지만 이런 것들은 모두 개인적인 생각에 따라 다를 수 있다. 사랑하는 사람이 고통스럽게 죽는 모습은 가족이나 친족들에게 마지막 며칠 동안 고통을 감소시키기 위해 자신들이 아무런 긍정적인 영향을 미치지 못하였으므로 무력감과 무용지물의 느낌을 가지게 할 것이다. 5장의 사례 시나리오에서 딸들은 어머니의 욕구를 충족시켜드리고자 하는 자신들의 소망(물론 일부는 자신들의 욕구지만, 어머니가 죽을 때까지 사랑이 깃든 환경에서 어머니를 헌신적으로 돌보기를 원하는)을 통해, Emily의 존엄성을 유지시켜 주었고, 마지막까지 함께 그녀가 평화스러운 죽음을 맞이할 수 있도록 하였다. 만약 딸들이 약물자동주입기를 달도록 하지 않았고 제때 서비스가 이루어지도록 하지 않았다면, 결과가 다르게 나타났을 것이다. 또한 딸들이 어머니가 잘 지지받고 있으며, 결코 다시는 두려움을 느낄 필요가 없다는 것을 확신시키기 위해 계속 노력해서, 어머니가 평화롭고 존엄하게 임종을 맞이할 수 있었다. 딸들의 이러한 노력이 존엄성 있는 죽음의 가장 큰 원동력이었다.

비통(비탄) 모델

사별과 비통을 겪는 사람들을 지지하고 돕기 위한 많은 모델들이 있다. Kübler Ross(1970)는 비통의 단계를 개발한 학자로 잘 알려져 있다. 그녀는 개인은 반드시 거부에서 수용까지의 단계를 거쳐 '이동'하게 된다고 주장하였다. 수용단계에 대한 주장은 가장 많은 반박을 불러낸 주장으로, 많은 이론가와 연구자들은 대부분의 경우 수용단계에까지 이르지 못한다고 주장하고 있다(Stroebe & Schut, 1999). 그리고 학자에 따라서는 상실을 다루는 데 다른 감정들이 더 적합다고 주장하였다. 예를 들어, Redwood(2002)는 감사 또는 시혜를 내신 제시하였는데, 이는 상실에 관련하여 좀 더 영적인 의미를 담고 있다. Mallon(2008)은 비통을 경험하는 사람에게 영향을 미치는 여러 변수(예: 문화와 종교)를 강조하였다. 그런데 어떤 사람은 과거의 경험과 상황이 사람들의 비통해 함과 비통함의 표현에 심각한 영향을 미친다고 주장할 수 있을 것이다.

비통에 대한 다른 이론들은 비통을 '정상'으로 인식하는 것을 중심으로 전개된다. 만일 정상이 아니라면, 반드시 '지체된,' '결여된' 또는 '만성적'으로 간주되거나(Wortman & Silver, 2001), 또는 Worden(1991)처럼 죽은 사람을 잊으려 노력하기 보다는 '죽은 사람을 당신의 새로운 삶에 재배치시켜라' 하고 주장하기도 한다. Strobe와 Schut(1999)의 연구는 약간 다르다. 그들은 애도의 단계와 이의 선형적 이동에서 완전히 벗어나 다른 관점을 제안한다. 즉, 사람들이 '상실중심의 극복'과 '회복중심의 극복' 사이를 왔다 갔다 한다는 이론으로 단계이론을 대체하였다. 이것은 주로, 사랑하는 사람을 그리워하면서 상실을 곱씹고 있지만, 그런 다음 보다 긍정적인 자세로 전환하여, 미래에 대해 생각하고, 당면한 삶이나 문제의 해결에 집중한다는 것을 의미한다. 사랑하는 사람을 생각하고 그 상실을 다루는 것은 상실중심의 극복에 고정되어 있는 것이고, 삶을 계속 살아가려고 노력하는 것은 회복중심의 극복이다. 개인은 아마 두 영역 간에 어느 방향으로도 선택할 수 있으며, 상실중심의 국면(예: 공유된 경험, 생일, 특별한 일로 사랑하는 사람을 그리워하게 되는 경우)으로 이동할 때 위험이 나타날 수 있다. 같이 삶을 공유했던 사랑하는 사람 없이 삶을 살아가려는 노력은 힘들기 때문에, 상실과 회복의 영역을 왔다 갔다 하는 것은 사별경험을 반추하는 합리적인 방법으로 보인다.

비통은 매우 개인적인 경험이다. 비록 우리가 비통의 핵심적인 특성을 찾아내고 여러 이론에 '맞추어' 이러한 인지적 경험을 명명할 수 있지만, 비통을 경험하는 개인을 기억하는 것이 중요하다. 이들이 비통주기의 어느 단계에 있는지를 파악하는 것은 비통해하는 개인에게 도움이 되지 않을 것이다. 이보다 더 중요한 것은 비통이 얼마나 압도적인지 또는 비통이 오랜 기간 지속되면서 당신이 걱정해야 할 정도인지, 또는 개인의 건강을 해칠 정도의 부정적 효과가 나타나는지를 파악하는 것이다.

사례 시나리오 Linda

Linda는 35세이며, 6개월 전에 남편인 John을 잃었다. 그는 짧은 기간 앓다가 죽었다. 그녀는 Harvey와 Beth라는 두 자녀가 있다. 자녀들은 그녀가 남편과 공유했던 삶을 계속 회상시켜 주기 때문에 매우 고맙게 느꼈다. 지난 6개월 동안 그녀의 삶은 극적으로 변하였다. 그녀는 처음 몇 주가 지나자, 자신에게 두 자녀가 있고 가족을 이끌고 나가야 한다는 사실을 깨달았다. 그녀는 새로운 출발을 위해 다른 직장에 지원하고자 하였다. 그녀가 다니던 곳의 사람들은 모두 John을 알고 있었으므로 힘들었다. 그녀는 다행히 새로운 직장을 구할 수 있었고, 자녀들과 더 좋은 시간을 보낼 수 있게 되었다. 그들은 실내등반과 같은 새로운 활동을 함께 하기 시작했다. 그녀는 아직 John을 그리워하지만 John과 그녀를 위해서 살아야 하고 또한 자녀를 위해서도 살아야 한다고 느꼈다.

Harvey의 생일에 Linda는 재미있는 하루를 계획하여 즐겁게 지낼 수 있었지만, 그녀가 침대에 누웠을 때 갑자기 탈진되었다고 느끼며 격한 감정에 휩싸였다. John 없이 살아간다고 생각하니 두려움과 번민으로 몇 시간 동안 울었다. 다음 날 아침에 그녀는 일어나 식사를 차리면서 또 다른 하루를 준비했다. 결국 그녀는 미래에 대해 조금 더 긍정적이고, 잘 될 것이라고 느꼈다.

생각해 볼 점

- Linda의 감정적 롤러코스터를 이해할 수 있는가?
- Linda의 경험에 가장 적합한 비통모델은 무엇이라고 생각하는가?
- Linda의 반응에 대해 어떻게 생각하는가?

복합적인 사별

복합적인 비통은 여러 가지 방식으로 나타날 수 있지만, 상실에 대한 불완전한 적응이나 지체된 반응이라고 제시되어 왔다(Payne et al., 1999). 복합적인 사별 위기와 연관되는 '촉발요인'을 이해하는 것이 중요하다. 그래야 위험에 처한 개인에게 문제가 생겼을 때 더 빨리 대응할 수 있으며, 더 좋은 지지를 제공할 수 있게 된다.

많은 연구들이 불완전하거나 복합적인 사별에 대한 촉발요인을 파악하기 위해 수행되었다(Parkes & Weiss, 1983; Kushner, 1982; Shear et al., 2005; Ribbens McCarthy, 2005; Elliot, 1999; Blackman, 2008). 이러한 촉발요인들은 갑작스런 죽음, 지속적인 적대감이나 해결되지 않은 문제로부터 발생한 죽음, 사별자가 열악한 상태가 되는 심리적 특성이나 문제들을 가지고 있을 때, 가족이나 사랑하는 사람 중 두 명 이상의 사망, 사별자가 소외되었거나 소외되었다고 느끼는 경우 등 여러 상황과 환경이 제시되었다.

해결되지 않았거나 힘든 사별에 기여하는 요인이나 원인은 '좋은 죽음'이 이루어지지 않았기 때문일 수 있다. 우리는 좋은 죽음이 생의 말기에 이른 사람들을 관리하는 최고의 기준임을 인식하여야 한다. 좋은 죽음은 여러 가지 인식과 감정을 포함한다. 예를 들어, 고별인사를 나눌 기회, 심

생각해 볼 점

- 불완전하거나 복합적인 사별로 이어질 수 있다고 제시된 촉발요인에 대해 생각해 본다.
- 왜 이런 상황들이 위에서 논의한 복합적인 사별로 이어지는지 그 이유를 제시해 본다.

생각해 볼 점

- 좋은 죽음을 구성하는 요소들은 무엇인지 다시 생각해 본다.
- 당신은 무엇을 원할 것인가?
- 어떠한 문제들이 좋은 죽음을 위기에 빠뜨리는가?

리적 · 사회적 · 영적인 문제와 관련된 효과적인 증상관리, 그리고 생의 말기에 접어드는 개인에게 힘을 북돋우고 자신의 생의 말기 돌봄에 대한 소망을 같이 이야기할 기회를 제공하는 것 등 환자중심의 접근이다.

환자가 죽음에 임박할수록 훌륭한 간호가 훨씬 더 중요해진다. 고통스러운 증상으로부터 환자를 자유롭고 평안하게 하는 것이 환자가 평화롭게 죽는데 도움을 준다. 비록 사랑하는 사람들이 상실로 인한 고통이 있을지라도, 죽어갈 때 고통이 거의 없었다는 사실로부터 위안을 얻으며, 죽음의 평화로움을 성찰하도록 해준다.

결론

생의 말기를 다루는 것은 사람이 압도당할 수 있는 정서적 경험이다. 생의 말기에 있는 환자들에게 효과적이고, 즉시 대처하고, 열정적이고, 존엄성 있는 간호를 제공하고, 간호역할 내에서 남은 사람들에게 지지를 제공하는 것은 돌봄과 간호를 제공하는 사람들에게 다소 만족을 줄 수 있다. 국가 건강서비스헌장 자문위원회(DH, 2013c: 23)는 '보는 사람을 존엄성과 존경심으로 대우하는 것'이 최선이라고 서술하였으며, 이것은 존엄성과 존경심이 중요성을 강조하기 위해 고안되었다. 또한 최근의 국가 건강서비스헌장에서는 '존경, 존엄, 열정, 돌봄은 환자를… 다룰 때 반드시 핵심에 두어야 한다.'고 서술하고 있는데, 이것은 이전의 지침을 반영하는 것이다(NHS, 2015: 3).

죽음이 임박했음을 파악하는 것은 환자 개인에게나 사랑하는 사람들에게 매우 중요하다. 현재 임종과 관련하여 제시되고 있는 지표를 파악하는 지식과 기술을 잘 갖추어야 할 뿐만 아니라 임종과 관련된 증상관리와 의사소통에 대한 지식과 기술을 잘 갖추고 있어야 죽어가는 환자에게 최선의 간호를 제공할 수 있다.

복합적인 비통반응을 예측하는 것이 초기 단계에서 위기에 처할 수 있는 사람들을 파악하는 데 도움이 될 것이다. 그렇게 되면 보다 효과적인 지지와 대처가 가능할 것이다. 비통해 하는 개인을 지지하는 것은 비통모델에 따라 처방하는 것과 다르다는 것을 반드시 인식하여야 한다. 그래야 개인에 따라 다르게 나타나는 특성에 맞추어 어떠한 추가적인 지지가 필요한지를 파악할 수 있다.

생의 말기를 다루는 것은 하나의 특권이다. 높은 수준의 간호가 임종환자뿐 아니라 사랑하는 사람들에게 매우 중요한 영향을 미친다는 점을 널리 알려야 한다.

생각해 볼 점

- 5장의 돌봄제공자의 이야기에서 나타난 딸의 경험에 대해 다시 생각해 보자. 만일 그녀가 더 많은 지지와 보다 더 즉각적인 간호를 받았다면, 그녀의 비통은 약간 다르게 나타났을 것이다.

Recommended reading

Age Concern (2008) Policy Position Papers: Dying and Death. London: Age Concern.

Cagle, J.G., Pek, J., Clifford, M., Guralnik, J. and Zimmerman, S. (2015) 'Correlations of a good death and the impact of hospice involvement: Findings from the national survey of households affected by cancer', Supportive Care Cancer, 23: 809–18.

Chapman, L. and Ellershaw, J. (2011) 'Care in the last hours and days of life', Medicine, 39(11): 674–7.

References

Age Concern (1999) Debate of the Age, Health and Care Study Group: The Future of Health and Care of Older People: The Best is Yet to Come. London: Age Concern.

Age Concern (2008) Policy Position Papers: Dying and Death. London: Age Concern.

Baldwin, M. and Woodhouse, J. (2011) Key Concepts in Palliative Care. London: Sage.

Benner, P. (1984) From Novice to Expert: Excellence and Power in Clinical Practice. Berkeley, CA: Addison Wesley.

Blackman, N. (2008) 'The development of an assessment tool for the bereaved needs of people with learning disabilities', British Journal of Learning Disability, 36(3): 165–70.

British Broadcasting Corporation (2014) Behind Closed Doors. London: BBC.

British National Formulary (2014) British National Formulary (BNF) 68 (Sept. 2014 March 2015). London: BMJ Group and Pharmaceutical Press.

Cagle, J.G., Pek, J., Clifford, M., Guralnik, J. and Zimmerman, S. (2015) 'Correlations of a good death and the impact of hospice involvement: Findings from the national survey of households affected by cancer', Supportive Care Cancer, 23: 809–18.

Cassidy, S. (1988) Sharing the Darkness: The Spirituality of Caring. London: Darton, Longman & Todd.

Chapman, L. and Ellershaw, J. (2011) 'Care in the last hours and days of life', Medicine, 39(11): 674–7.

Cialkowska–Rysz, A. and Dzierzanowski, T. (2013) 'Personal fear of death affects the proper process of breaking bad news', Archives of Medical Science, 9(1): 127–31.

Cipolletta, S. and Oprandi, N. (2014) 'What is a good death? Healthcare professionals' narrations on end of life care', Death Studies, 38: 20–7.

De Souza, J. (2013) 'Knowing when a patient is in the last days of life', in J. De Souza and A. Pettifer (eds), End of Life Nursing Care. London: Sage, pp. 124–40.

Department of Health (2008) End of Life Care Strategy. London: DH.

Department of Health (2013a) Report of the Mid Staffordshire NHS Foundation Trust Public Enquiry. London: DH.

Department of Health (2013b) Transforming Care: A National Response to Winterbourne View Hospital. London: DH.

Department of Health (2013c) Consultation on Strengthening the NHS Constitution: Government Response. London: DH.

Elliot, J.L. (1999) 'The death of a parent in childhood: A family account', Illness Crisis and Loss, 7(4): 360–75.

General Medical Council (2010) Treatment Towards the End of Life: Good Practice in Decision Making. Manchester: General Medical Council.

Human Rights Act (1998) Chapter 42. London: The Stationery Office.

Humphreys, A. and Rose, P. (2011) 'Caring for young people', in M. Baldwin and J. Woodhouse (eds), Key Concepts in Palliative Care. London: Sage, pp. 31–6.

Kubler Ross, E. (1970) On Death and Dying. London: Tavistock.

Kushner, H. (1982) When Bad Things Happen to Good People. London: Pan.

Mallon, B. (2008) Dying, Death and Grief: Working with Adult Bereavement. London: Sage

Miyashita, M., Kawakami, S., Kato, D., Yamashita, H., Igaki, H., Nakano, K., Kuroda, Y. and Nakagawa, K. (2015) 'The importance of good death components among cancer patients, the general population, oncologists, and oncology nurses in Japan: Patients prefer "fighting against cancer"', Supportive Care Cancer, 23: 103–10.

Miyashita, M., Morita T., Sato, K., Hirai, K., Shima, Y. and Uchitomi, Y. (2008) 'Good death inventory: A measure for evaluating good death from the bereaved family member's perspective', Journal of Pain and Symptom Management, 35(5): 486–98.

National Council for Palliative Care (2007) Artificial Nutrition and Hydration: Guidance in End of Life Care for Adults. London: NCPC.

National Health Service (2015) The NHS Constitution: The NHS Belongs to US All. London: NHS.

National Institute for Health and Care Excellence (2011) CG121 Lung Cancer: The Diagnosis and Treatment of Lung Cancer. London: NICE.

National Institute for Health and Care Excellence (2015) Care of the Dying Adult: Guidance in Progress. London: NICE. Available at: www.nice.org.uk/guidance/indevelopment/gidcgwave0694. (accessed 20 August).

Nursing and Midwifery Council (2015) The Code: Professional Standards of Practice and Behaviour for Nurses and Midwives. London: NMC.

Parkes, C.M. and Weiss, R.S. (1983) Recovery from Bereavement. New York: Basic Books.

Parliamentary and Health Service Ombudsman (2015) Dying without Dignity: Investigations by the Parliamentary and Health Service Ombudsman into Complaints about End of Life Care. London: Parliamentary and Health Service Ombudsman.

Payne, S., Horn, S. and Relf, M. (1999) Loss and Bereavement. Buckingham: Open University Press.

Redwood, D. (2002) 'Dr Redwood interviews: Rachel Naomi Remen living in the post 9/11 world', cited by B. Mallon (2008), Dying, Death and Grief: Working with Adult Bereavement. London: Sage.

Ribbens McCarthy, J. (2005) 'The meaning of "meaning": Towards an inter-disciplinary and multi-method approach to bereavement'. Presentation at the 7th International Conference on Grief and Bereavement in Contemporary Society, 12–15 July, Kings College, London.

Ridgeway, V. (2011) 'Caring for the older person', in M. Baldwin and J. Woodhouse (eds), Key Concepts in Palliative Care. London: Sage, pp. 26–30.

Royal College of Nursing (2008) Dignity at the Heart of Everything We Do. London: RCN.

Royal College of Physicians (2014) National Care of the Dying Audit For Hospitals, England. London: Royal College of Physicians.

Saunders, C. (1963a) 'The treatment of intractable pain in terminal cancer', Proceedings of the Royal Society of Medicine, 56(3): 195–7.

Saunders, C. (1963b) 'Care of the dying', Current Medical Abstracts for Practitioners, 3(2): 77–82.

Saunders, C. and Baines, M. (1984) Living with Dying. New York: Oxford University Press.

Shear, M.K., Frank, E., Houck, P.R. and Reynolds, C.F. (2005) 'Treatment of complicated grief: A randomised controlled trial', Journal of American Medical Association, 293: 2601–08.

Steinheuser, K.E., Christakis, N., Clipp, E.C., McNeilly, M., Mclntyre, L., and Tulsky, J.A. (2000) 'Factors considered important at the end of life by patients, family, physicians and other care providers', Journal of the American Medical Association, 28(19): 2476–82.

Stroebe, M. and Schut, H. (1999) 'The dual model of coping with bereavement: Rationale and description', Death Studies, 23: 197–224.

Thomas, K. (2011) The GSF Prognostic Indicator Guidance: The National GSF Centre's Guidance for Clinicians to Support Earlier Recognition of Patients Nearing the End of Life. Birmingham: Gold Standards Framework.

Twycross, R. and Wilcock, A. (2001) Symptom Management in Advanced Cancer, 3rd edn. Oxford: Radcliffe Medical Press.

Watson, M., Lucas, C., Hoy, A. and Wells, J. (2009) Oxford Handbook of Palliative Care, 2nd edn. Oxford: Oxford University Press.

Worden, J.W. (1991) Grief Counselling and Grief Therapy: A Handbook for the Mental Health Practitioner, 2nd edn. London: Routledge.

World Health Organization (2004) Palliative Care and Symptom Management and End of Life Care: Integrated Management of Adolescent and Adult Illness. Geneva: WHO.

Wortman, C.B. and Silver, R.C. (2001) 'The myths of coping with loss revisited', in M.S. Stroebe, R.O. Hansson, W. Stroebe and H. Schut (eds), Handbook of Bereavement. New York: Cambridge University Press. pp. 349–66.

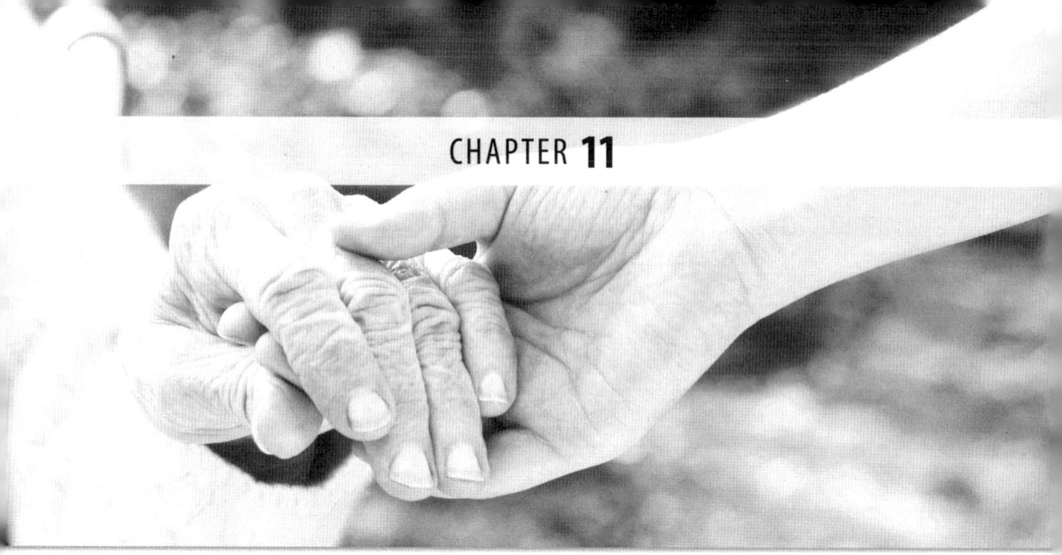

업무 수행자를 위한 지지

Support for the practitioner

학습 내용

- 완화의료와 생의 말기 간호를 하는 스태프의 스트레스와 불안
- 이러한 상황에서 간호사의 역할
- 동료 간의 지지
- 연민, 자기연민(자기애)과 중요성
- 자신의 요구를 느낄 수 있는 방법
- 연민의 가치와 영향
- 자신이 지치고 힘들 때 도움을 주는 훈련법

배경

미드 스태포드지역의 조사(Francis, 2010)에 의하면, 환자와 가족들에게 충격적 결과를 야기하는 실패사례가 흔하다고 한다. Jane Cummings는 6C를 도입하였는데(NHS, 2012), 이것의 목적은 간호행위의 밑받침이 되는 간호속성과 행동양상을 구체화시킨 것이다. 영국 간호조산사국(Nursing and Midwifery Council, NMC)에서는 간호사면허획득 전 교육에서 좀 더 포괄적인 교육내용을 포함시켰으며, 실습항목을 4영역의 17행위에서 34행위로 증가시켰다(NMC, 2010). 학사프로그램에서 실무역할의 중요성은 가치절하되었으나, 사실상 간호학생이 능숙한 실무수행자로의 개발을 돕는 데 있어서 임상실무 역할의 중요성은 그 표준 안에서 되풀이되고 있다.

이러한 면허 전 교육을 통한 경험과 진전은 상당히 어려울 것으로 생각된다. 생의 말기 간호는 영국 간호조산사국의 면허 전 교육을 위한 표준(2010)에서 중요한 위치를 차지하고 있다. 보건부도 간호조산사국 같은 견해를 가지고 있으며, 생의 말기 교육이 관련된 모든 스태프의 레벨교육에서 강조되어야 한다고 주장한다(2010: 14). 이에 따라 보건부에서는 생의 말기 환자를 담당하는 모든 관련자는 환자치료뿐 아니라 자신들의 건강과 안녕을 위해서도 지원과 교육이 필요하다고 지적하였다.

간호사와 돌봄에서의 간호사의 역할

Lillyman 등(2011)의 조사에 의하면, 일반 사람들은 중년이 될 때까지 죽음에 대해 경험하지 못한 경우가 많으며, 이런 현상은 면허 전 간호사 교육을 받는 학생들도 마찬가지였다. 대부분 젊은 나이에 간호교육을 시작하게 된다. 영국 왕립간호기관(Royal College of Nursing, RCN)에서 2008년 조사한 보고에 의하면, 53%가 30세 이하이고, 47%가 30세 이상이었다. 35~40세는 17%, 40세 이상은 19%이었다. 이들 전체의 약 1/3이 18~24세 사이에 있었다(RCN, 2008). 이런 점을 고려할 때, 면허 전 교육을 받는 간호학생이나 올해에 면허취득이 예정된 간호사들은 죽음에 대한 경험이 거의 없을 것으로 생각된다. 그러므로 고등교육기관이나 병원 고용주는 상당히 많은 수의 신입 직원이나 학생들은 죽음에 대한 경험이 없음에도 죽음과 직면해야 하고, 이에 따른 책임을 져야 한다는 사실을 알고 있어야 한다.

실무수습기간 동안 학생간호사는 능력별로 평가를 받는다(NMC, 2010). 학생간호사는 자신의 어려움을 부정적으로 생각하는 경향이 있으며, 이는 다른 동료들은 죽음에 대해 잘 처리하고, 큰 문제가 없이 보이기 때문이다. 또한 죽음은 간호의 한 부분일 수밖에 없으며, 따라서 이를 잘 처리해야 한다고 생각할 수 있다. 그러나 이러한 태도는 학생간호사가 자신의 어려움을 감추게 만들고, 이러한 감정을 공유하지 못하게 하며, 주위의 도움을 받지 못하게 만든다. 이러한 현상은 학생간호사뿐 아니라 최근에 면허를 받은 신규간호사에게도 해당할 수 있는데, 만약 신규간호사가 생의 말기 치료에서 당황하거나 어려워하면, 동료로부터 약하거나 능력이 떨어진다고 평가받을 수 있기 때문이다.

학생 경험

학생은 때로 자신이 약하다고 표현할 수 있으며, 감정적으로 좀 더 강해져야 한다고 느낄 수 있다. 많은 간호사들은 이럴 때 대처방법으로 환자로부터 자신을 분리시키는 법을 사용하고 있다(Mackintosh, 2007). 이런 경험은 학생간호사나 신규간호사의 흔한 경험이지만, 우리가 생각하여야 할 점은 이러한 여러 감정들이 적절한 것인지, 다른 사람이 죽어갈 때 우리 자신이 영향을 받아야 하는지 등이 있다.

사례 시나리오 **Judy(첫 번째)**

Judy는 7장에서 이미 만난 학생간호사이다. 그녀는 생의 말기 돌봄에 대해 경험이 없어 걱정하고 있다. Judy는 1학년 때 돌아가신 노인을 보았을 때 느꼈던 불안이 생각났다. 그러나 그때 다른 스태프들은 별로 걱정하지 않았던 것이 기억났다. Judy는 생의 말기 돌봄을 하게 되면 어려움이 있을 것이라고 느끼고 있다. Judy는 호흡기 병동을 담당하고 있으며, 생의 말기 치료의 가능성이 있음도 알고 있었다.

Judy는 자신의 SWOT분석에 기록한대로 불안이 걱정이라고 멘토인 Elizabeth에게 솔직히 말하였다. 경력자인 Elizabeth는 당황한 표정을 짓더니, 생의 말기는 우리 직업의 일부이며, 이에 잘 대처해야 한다고 말하였다. 이어서 "우리에게 우리 스태프를 돌보아야 할 시간은 없어, 왜냐하면 환자보기에도 바쁘니까."라고 하였다.

생각해 볼 점

- 이 시나리오를 읽고 느낀 점은 무엇인가?
- Judy의 걱정을 당신도 느끼는가?
- Judy는 멘토와 상의하면서 무엇을 보여주었는가?
- 멘토는 반응을 보일 때 무엇을 보여주었는가?
- Elizabeth는 어떻게 Judy를 도울 수 있었는가?

많은 스태프들은 자신의 감정을 남에게 잘 보여주지 않는데, 이는 자신이 평가받을 수 있기 때문으로 생각된다. 이 결과는 상당히 나쁠 수 있으며, 각 스태프가 단독으로 일을 수행하는 것을 의미하고, 팀의 협동이 깨졌음을 시사하며, 어느 누구도 다른 사람으로부터 도움을 거의 받지 못하는 실정임을 보여준다. 이러한 상황은 환자간호에 아주 나쁜 영향을 미친다. 효과적이며, 양질의 환자간호는 팀워크와 협조에서 나올 수 있기 때문이다.

동료 간의 지지

동료 간의 지지는 가족적 분위기를 만들고(Campbell et al., 1994), 이것은 모두에게 안정감을 준다. 동료 간의 지지는 또한 서로 나눌 수 있는 분위기를 만들고 모두 서로 사랑하게 한다. 부담을 경감시키는 것은 긍정적 효과를 가져오며, 생의 말기 간호에 경험이 있는 학생은 경험이 없는 학생을 도와줄 수 있다. 이에 덧붙여 경력 많은 간호사가 다른 스태프들을 도와주고, 공유하고 지지하는 분위기를 만듦으로써 스태프 사이의 분위기도 좋아지고 환자간호도 더 잘 할 수 있게 된다. 이러한 모든 것은 경험이 없는 사람에게 지지해줄 수 있을 뿐 아니라 경험 많은 사람이 자신의 이야기를 함으로써 이 자체가 카타르시스가 된다.

그러나 하나 필요한 것은 자신에 대한 연빈이다. 자신에 대한 연민이 없으면 어느 누구에게도 연민의 정을 느낄 수 없기 때문이다. 자신의 연민이나 자신을 잘 돌보는 속성을 가진 사람은 다른 사람도 잘 돌볼 수 있다(Gilbert, 2009). 우리는 연민으로 인하여 취약해지는 것을 더 잘 이해할 수 있게 된다(Schantz, 2007). 자기 자신에 대한 연민이 없는 사람, 즉 자신을 용서하지 못하고, 자신도 때로는 혼란을 겪을 수 있음을 인정할 수 없는 사람은 임상 상황에서 불안이나 어려움을 느낄 때, 이를 자신이 약하기 때문이라고 생각하여 자신을 벌 주는 행위를 할 수도 있다.

간호사 자신의 안녕과 간호사가 제공하는 간호의 질 사이는 대체로 상호 연관이 있으나(Maben et al., 2012), 대부분의 간호사가 자신을 위한 돌봄에는 별로 신경을 쓰지 않는 것으로 보고되었다(McAllister & McKinnon, 2009).

건강관리전문가들은 한 개인이 느끼는 감정이 '허용되는' 범위가 있으며, 따라서 각 개인은 이러한 범위를 넘어서는 상황에 노출되지 않도록 조정하는 것이 바람직하다고 생각하는 경우도 있다. 예를 들면, 환자가 "나

죽어갑니까?"라고 물었을 때 당황하고 어쩔줄 몰라하는 스태프에게는 이런 환자를 맡기지 않을 수 있다.

Cialkowska-Rysz와 Dzierzanowski(2013) 등은 의사들에서 이런 현상을 조사해 보았으며, 본인이 느끼는 스트레스, 환자가 좋지 않은 소식을 듣고 발생할 수 있는 제반 문제, 불안, 책임 등을 이유로 어려운 상황에서 완전히 배제하여 보았다. 그러나 이것은 적절한 방법이 아니었는데, 이는 간호사가 가능성이 있는 위험성을 배제하기 위해 항상 긴장상태에 놓여 있어야 하기 때문이다. 그보다 더 중요한 이유는 힘들어하는 환자들이 연민이 없는 기준 이하의 치료를 받을 수 있기 때문이다. Peters 등(2013)은 완화병동과 응급실에서 죽음에 대한 불안 대처 등에 대해 조사하였다. 완화병동에 근무하는 간호사는 죽음에 대한 불안 정도가 응급실에 비해 낮았으며, 응급실에서는 단지 죽음을 피하기 위해 불안 정도가 높고, 대처 기술은 낮음을 알 수 있었다. 이러한 불안이 어떻게 하든 죽음을 피하려는 노력을 하게 만들고(2013: 156), 결국은 생의 말기에 적절하지 못한 치료를 받게 만들 수 있다. 이러한 때에는 학생이나 간호사 등 관련자들에게 일련의 지지를 제공하여, 그들이 자신의 감정을 정리하고, 해소할 수 있는 방법을 찾도록 하여야 한다. 이때 자신이 혼자 해결할 수 있으나, 때로는 다른 사람의 도움이 필요한 경우도 있다. 대처 능력이 향상되고 자신의 두

생각해 볼 점

- 앞의 사례에서 소개된 학생간호사 Judy를 다시 생각해 보자.
- Judy가 이 어려운 문제를 어떻게 해결해 나갈 수 있는가?
- Judy는 죽어가는 환자를 간호하면서 무엇을 느낄 수 있는가?
- 멘토인 Elizabeth의 느낌이 Judy의 자신과 다른 사람에 대한 연민에 어떤 영향을 줄 수 있는가?

려움에 대해 이해하게 되면 이러한 문제들을 해결하는 데 도움이 된다.

Judy는 이번에 담당한 죽어가는 환자를 적절하게 대처할 수도 있으나, 불안이 적절하게 대처하는 데 방해요소가 될 수 있다. Judy는 자신 내부의 힘을 발굴하여 생의 말기 간호를 아주 잘 할 수 있으며, 이를 통해 성취감을 맛보고 자신감을 가질 수 있을 것이다. 반면, Judy는 이번 일로 인해 극도로 민감해져서 일 처리를 잘 하지 못해 자신이 약하다는 느낌을 가질 수도 있다.

자기연민

Van der Cingel(2014: 1254)은 연민과 양실의 간호 사이에 밀접한 연관이 있음을 알고, 연민을 개인의 특성이라기보다는 특별한 능력이라고 말하였다. 생의 말기 간호는 양질의 준비나 배려 등이 필요한 점을 감안하면 연민은 보건의료인이나 사회복지사들 모두에 가장 필수적인 요건이 된다. 질 낮은 간호는 사실 돌이킬 수 없을 때가 많다. 이것은 환자에게는 품격

사례 시나리오 Ray

Ray는 73세 남자로 진행된 심부전을 가지고 있으며, 예후에 대해서도 본인은 물론 그의 부인인 Hilda도 잘 알고 있다. Ray는 집에서 치료를 받기 원하고 있으나 증상들은 조절이 되기를 원하고 있다. Ray의 증상이 더 심해져서, 담당의는 지역담당 간호팀(district nursing team)에 의뢰하였다. 지역담당 간호 팀은 그 당시 몇 가지 문제가 있었고, 조직적으로 일을 처리하지 못하는 상태였다. 지역담당 간호사(district nurse)가 두 번 Ray를 방문하였으나 환자의 말에 귀를 기울이는 것 같지는 않았다. Ray는 호흡곤란과 흉통으로 고생하였으며, 간호사는 어떤 약도 추가하지 않아, 노부부는 버려진 느낌을 받았다. Ray는 통증과 함께 사망하였으며, 부인은 남편의 죽음뿐 아니라 이러한 상황에서 느꼈던 분노 등으로 심한 충격을 받았다.

생각해 볼 점

- Ray 부부의 상황에 대해 공감하는가?
- 지역담당 간호사의 문제는 무엇이라고 생각하는가?
- 지역담당 간호사가 연민적 접근법을 적용하였는가?
- Hilda의 이러한 경험이 남편의 애도에 어떤 영향을 주었는가?
- 지역담당 간호사가 이런 방법으로 간호를 하면 무슨 일이 벌어질 수 있는가?
- 지역담당 간호사를 위해 당신이 할 수 있는 일은 무엇인가?

없는 죽음을 의미하고, 가족들에게는 사랑하는 사람을 잃은 슬픔에 덧붙여 잘못된 간호에 의한 분노와 후회가 겹쳐지는 상황을 의미한다. 타인에게 연민의 정을 잘 느끼려면 우선 자기 자신에 대해 연민의 정이 많아야 한다.

말기 완화의료는 주로 암환자를 대상으로 하여 왔으므로 암이 아닌 다른 질환의 완화의료는 개발되어 있지 않다(DH, 2008). 앞의 시나리오에서 증상완화를 위한 적절한 대응이 없었으므로 Ray와 Hilda 모두 실망하였으며, 아마도 지역담당 간호사와 담당의사도 자신들에게 실망했을 것이라고 생각된다. Ray는 자기 이야기에 귀 기울여주고, 연민을 가지며, 환자의 존엄을 유지하는 치료를 원했을 것이다. 이를 위해서 특별한 팀이 꾸려져야 하는 것은 아니다. 지역담당 간호사 역시 동료로부터 지원을 전혀 받지 못하여 굉장히 어려운 처지에 있었다. 이런 상태가 장기적으로 되면 지역담당 간호사의 기능에 나쁜 영향을 줄 수 있을 것이다. 그러나 이런 간호를 받은 환자의 상처는 측정할 수 없을 정도로 크다. 이 시나리오의 목적은 자신이 필요한 부분이 있을 때, 이를 인지하지 못하여 동료로부터 도움을 받지 못했을 경우 일어날 수 있는 상황을 제시하는 것이다. 지역담당 간호사는 결과적으로 환자의 고통을 인지하지 못했거나 인지했더라도 반응을 보이지 않았다. 사람들은 자신의 말을 귀담아 들어주는 사람이 있고, 그들이 총체적 난국에 빠져 있음을 인정해주기를 원한다. 그러나 이 시나리오에서는 죽음도 충격적으로 발생하였고, 그들의 고립감과 충격적 경험에 대해서는 아무도 관심을 두지 않았다(Saunders, 1976).

자신에게 필요한 것을 인식하기

보건의료인들은 사실 자기연민이 거의 없어 자신을 부끄럽게 여기거나, 탈진 상태에 빠지는 수가 많다(Irving et al., 2009). 의사들은 흔히 자신에 대해 비판적이고, 희생정신을 가지고 있는 듯이 보이나(Miller & McGowan, 2000), 사실 이러한 경향은 모든 보건의료인도 비슷하다. 이러한 이유는 직업 훈련과정에서 공부를 열심히 하여야 할 뿐 아니라, 이것을 실제 수행할 때 동반되는 불안, 스트레스 등을 처리해야 하는 이중 과제를 가지고 있기 때문이며(Curtis et al., 2012), 여기에 덧붙여 괴로워하는 환자에게 도움이 되어야 하기 때문이다(Chandler et al., 2001). 최근에 면허를 취득한 모든 의료인은 믿을 만하다는 인상을 주기 위해, 일에 적합하고 능력이 있음을 증명하기 위해 많은 스트레스와 불안을 느낀다. 역할이 바뀌면서 발생하는 불안, 불안정, 부족하다는 느낌 등은 거의 모든 스태프가 느끼고 있는 광범위한 것이다(Higgins et al., 2010; Whitehead et al., 2013; Clark & Holmes, 2007).

특별히 주의하여야 할 상황은 의료인이 고립되었다고 느낄 때이다. 예를 들면, '기분이 나빠지면, 잘못한 모든 것에 대해 집착하게 된다.'이며, 이것은 다음 시나리오의 지역담당 간호사가 느끼는 기분 중 하나이다.

간호사들은 때로 걱정하고 또한 심사숙고하기도 하는데, 이러한 사실은 자신을 책하거나 부끄러워함을 의미한다. 그러면서 다른 사람들은 이러한 상황을 좀 더 잘 처리할 수 있을 것이라고 예측한다. 마찬가지로 학

사례 시나리오 Judy(두 번째)

학생간호사 Judy는 생의 말기 간호에 대해 계속해서 불안을 느끼고 있었다. Judy는 간호프로그램의 마지막 단계에서 관리 책임의 일환으로 환자를 담당하고 있다. 그녀의 환자 중 한 명은 폐암 초진 환자로 Judy는 그 환자에 대해 걱정이 많았다. 그 환자는 47세이며, Judy는 그보다 몇 살 아래인 그의 부인에 대한 생각을 피할 수 없었다. Judy는 그 환자가 숨이 차고, 각혈을 하였으며 투약을 시행하고 있음을 알고 있었다. Judy는 그 환자에게 인사를 하고 오늘 담당이라고 말하였다. 위생 청결 문제를 상의할 때 환자는 Judy에게 도움을 청하였다. 자신은 너무 기운이 없어서 혼자 스스로 하기는 어렵다고 하여 Judy가 도와주기로 하였다. Judy의 도움으로 세수를 할 즈음, 그 환자는 울기 시작했고, 자기의 죽음과 남아 있는 가족에 대해 걱정을 털어놓았다. Judy는 눈물을 글썽거리기 시작했고, 자신이 더 이상 이 상황을 감당할 수 없음을 알았다. 그래서 대화를 중단하고, 곧 돌아오겠다고 말하고 자리를 떴다. Judy는 자신을 추스린 다음 일터로 복귀했으나 더 이상 대화를 나누지 않았다. 일을 마치고 집에 돌아와 Judy는 울었지만 어떻게 하는 것이 좋을지는 알 수 없었다. 자신이 어리석고 약하다고만 생각이 들었다. 아마 다른 사람들은 이러한 상황을 잘 처리할 수 있을 거라고 생각이 들었고, Judy는 자신이 너무 감성적이어서, 간호사로 적합하지 않을 수 있다고 생각하였다.

생각해 볼 점

- 상황을 고려하였을 때 Judy의 울음은 합당한 것인가?
- Judy가 좀 더 잘 할 수 있는 어떤 방법이 있는가?
- Judy가 일을 마치고 나서 생각한 점들은 합리적인가?
- 당신도 역시 어려운 근무 번(shift)을 마치고 비슷한 생각을 해 본 적이 있는가?
- 당신이 자신에게 줄 충고와 Judy에게 줄 충고를 비교해 보자.

생간호사도 같은 경험을 할 수 있으며, 감정을 보이는 것은 약하다는 증거이며, 능력부족을 의미한다고 느낄 수 있다. 잘못된 점을 고치려할 때 혼자서 처리하려는 시도는 사람을 위축시킬 수 있다. 잠시 동안 혼자 스스로 다음과 같이 생각하는 것을 상상해 보자. '나는 좀 더 잘 할 수 있었는데', '나는 좀 더 강해져야 해', '감정에 휩싸이는 것은 약하다는 증거야'. 이제 다음 연습에서 다른 사람이 역경에 처했을 때 우리가 어떻게 반응하는지

연습: 자기비판을 이해하기

자신을 위해 조용한 곳에 편안한 좌석을 마련한다.

그런 다음 어떤 친구가 자신에게 연락하여 일을 하다가 사소한 실수를 하였는데 그것 때문에 이야기하고 싶다고 해서 만나기로 한 것을 상상해 보자.

친구가 별로 심각하지 않은 실수를 하였으며, 여러 좋지 않은 여건, 즉 긴 근무시간, 부족한 스태프 수, 바쁘고 스트레스가 많은 직장환경 등이 영향을 미친 것이 거의 확실한 상황이었다. 그럼에도 친구는 수치스럽게 생각하고 자신에 대해 비판적이 되었다.

'나는 좀 더 잘 할 수 있었는데', '나는 좀 더 강해져야 해', '감정에 휩싸이는 것은 약하다는 증거야', '나는 바보 같아', '나는 간호사가 맞지 않는 것 같아.'

생각해 볼 점

- 당신이 친구에게 어떻게 반응을 보일 것인가?
- 당신의 반응을 생각해 보자. 어떤 느낌이 들며, 어떤 요구를 할 것인가?
- 당신이 어떤 말을 어떻게 할 것인지 생각해 보자. 목소리의 톤이나 어떤 단어를 사용할 것인가?
- 당신의 친구에게 어떤 점을 전달하려고 노력할 것인가?
- 당신이 하는 말에 부정적 평가나 비난이 포함되지 않는 것을 당신이 알아차릴 수 있는가?
- 당신의 반응이나 행동에 친절함이 배어 있지 않는가?

좀더 살펴보자.

앞에서 본 시나리오에서 Judy는 일을 잘 처리하지 못했고 자신의 취약함을 보여주었으며, 감정적으로 취약하여 능력을 발휘하지 못하였다. 반면에 환자의 고통에 공감하는 것은 연민이 있다는 증거라고도 생각할 수 있다. 이러한 이유로 자기연민(자애감)은 간호교육과정, 고등교육기관과 다른 스태프 개발기회 등에 꼭 필요한 과목이다. 고용인을 신체적으로, 정서적으로, 정신적으로 준비시키는 것은 결국 스태프 자신의 안녕과 환자 간호에 긍정적 효과를 가져온다.

연민 교육

'모든 사람을 위한 공유된 연민'이라는 철학의 뒷받침을 받는 안전한 교육환경이 학생과 동료 그리고 궁극적으로는 환자에 이르기까지 많은 도움을 줄 수 있다. 생의 말기 간호는 간호 업무에서 중요한 부분을 차지하고 있으며, 건강관리전문가들이 이러한 중요한 일을 맡을 수 있도록 준비시키는 것 역시 아주 중요하다.

Van der Cingel(2004)은 연민이 간호 프로그램에 통합되어야 한다고 주장하였다. 또한 자기연민과 연민적 간호 사이의 관계로 미루어, 자기연민이 간호교육에 중요한 부분이 되어야 한다(Gilbert, 2009). 이러한 실제적 예는 Gustin과 Wagner(2003)에 의해 시행되었다. 먼저 조심스러운 수행, 자기연민 훈련, 가치의 중요성, 임상 경험에 대한 반성 등을 포함한 교육프로그램이 개발되면 점차 변화를 위한 문화가 조성된다. 이러한 프로그램은 면허 전 교육뿐 아니라 실무 교육에서도 시행되어야 한다. 이러한 도입은 생의 말기 간호 경험면에서 스태프만이 아니라 환자와 가족 모두에게 좋은 효과를 가진다. 가족들은 장차 지지받고 있으면서, 개인적 · 전문적으로 생의 말기 간호 관련 필요성을 아는 건강관리전문가에 의해 돌봄을 받을 것이다. 도입은 생명을 위협하는 질환이 아닌 경우에도 중요하지만 생명위협 질환에는 특히 중요하다. 이러한 과정을 생략하게 되면,

연습: 자신이 범한 실수

이제 자신이 실수를 하여 다음과 같은 생각을 해 본다. 자신이 어리석다. 좀 더 강해져야 한다. 감정이 개입되어서는 안 된다.

생각해 볼 점

자신의 반응에 대해 생각해 보자.

- 어떤 느낌이나 충동이 느껴지는가?
- 자신에게 무엇을 어떻게 할 수 있는가? 어떤 단어를 어떤 어조로 이야기할지 생각해 보자.
- 자신에게 전달하려는 것이 무엇인가?
- 이런 것들이 당신 친구의 실수에 대한 반응과 차이가 있는가?
- 자신과 대화할 때 어조를 생각해 보고, 무엇을 우리에게 이야기할지를 생각해 보자. 그리고 우리는 인간의 반응을 어떻게 판단하고 평가하는지 생각해 보자.
- 이러한 것들이 굉장히 화나게 만들고, 징벌적으로 들릴 수 있는지 생각해 보자.

불편감이 증가하여 나중에는 폭발하게 된다. 이제 다음 연습에서 자신의 관점에서 상황을 살펴보자.

이것은 마치 두 번의 고통을 치루는 것과 비슷하다. 하나는 생의 말기 간호 같은 어려운 상황에서 일을 하는 것 자체가 어려운 일인데 여기에 자기 자신을 비난하고, 부정저 평가를 하여 또 한 번의 고통을 당하는 것이

다. 생의 말기 간호를 담당하는 전문가들이 피로하고 심하게 지치는 것은 놀라운 일이 아니며, 이 일은 간호분야 중 가장 어려운 일 중의 하나로 생각된다(Hopkinson et al., 2005).

일반적으로 사람은 다른 사람이 고통을 받을 때, 동정하고, 위로하며 친절하게 대한다. 그럼에도 자기 자신의 잘못에 대해서는 비난을 하고 부정적으로 대하는 경우가 있다(Neff, 2003). 사실, 다른 사람들에게 아주 친절하고 연민적인 사람이 자기 자신에는 너무나 엄격한 경우를 자주 볼 수 있다(Germer & Neff, 2013). 이것이 사실이라고 하더라도 간호사가 자기 자신에 대해 엄격할수록 이미 어려운 간호사 일을 더욱 더 어렵게 만듦으로 간호사는 자신이 감성적 도움을 필요로 한다는 사실을 알고 있어야 한다(Heffernan et al., 2010). 연민의 중요한 요소는 다음과 같다(Dalai Lama, 2002).

1. 다른 사람과 본인의 고통을 알고 느낀다.
2. 다른 사람과 본인의 고통에 대해 개입하고 느낌을 갖는다.
3. 다른 사람과 본인의 고통을 경감시키기 위해 행동한다.

우리의 안녕을 위해 가장 중요한 요소는 우리 자신이 고통을 받고 있는 사실을 알고, 여기에 개입하여 고통을 경감시키려는 의지이다. 가장 근본적인 것은 연민을 우리 자신의 내부로 돌려 자기연민을 갖는 것이다. 자기연민은 자신의 작은 약점이나 실수에 의한 자아 비난에 빠져 허덕일 때 유용한 방법이 된다(Neff, 2010). 자신과의 대화에서 '꼭 무엇을 해야 한다.'는 단어는 자신에게 너그럽지 못하다는 증거가 된다.

자기연민은 세 가지 요소로 구성되어 있다(Neff, 2011).

- 자신에게 친절함
- 보편적 인간애
- 마음 깊은 배려

생각해 볼 점

- 당신의 주위 사람 중에 인생의 고비에서 이것을 해결하기 위해 도움을 받은 사람이 몇 명이나 되는가?

자신에게 친절하다는 것은 우리의 실수에 대해 이해하고 부드럽게 대하며, 인생에 있어서 장애물을 만났을 때 우리 마음을 포근하게 보듬어 주는 것이며, 우리가 어려움에 빠진 친구들에게 하듯이 공감을 해 주는 것 등이다. 우리는 이러한 것을 우리 모두가 하나의 보트에 탔다는 그러한 보편적 인간애를 가지고 시행하여야 한다.

우리가 난관에 봉착했을 때 우리는 대개 혼자라는 느낌을 가진다. 이렇게 됨으로써 우리는 다른 사람으로부터 고립되고, 자신이 무언가 잘못되었다고 느끼게 된다. "다른 사람들은 모두 괜찮은데 자신만 잘못되어 있다." 이런 이야기를 어디서 들어본 적 있는가? 학생간호사인 Judy는 계속해서 자신이 못났다고 생각하게 된다면 점차 더 고통을 받고, 고립되어 지낼 가능성이 높아진다. 다시 한 번 이야기하면, 다른 사람의 고통을 바라보는 것은 고통스럽고 힘들게 여겨지는 것이 정상이라는 사실이다.

사실 인간의 경험은 실패와 불완전으로 구성되어 있다. 자기연민을 발전시키는 것은 연민적 간호를 할 수 있는 좋은 방법이 된다. 이는 자기연민이 많을수록 다른 사람에게도 보다 많은 연민을 줄 수 있기 때문이다(Neff & Pommier, 2012). 더욱이 자기연민이 많으면 자신의 인생에서 좌절을 겪을 때에도 도움을 줄 수 있다(Neff et al., 2005). 자신과의 대화에서 '꼭 무엇을 해야 한다.'라는 것은 자기연민 발전에 도움이 되며, 다음 연습에서 이점을 자신의 관점에서 살펴보자.

연습: 고뇌하고 있는 자신과의 작업

이 연습에서 우리는 자기연민을 하는 법, 힘과 지혜와 친절을 느끼는 점 등에 대해 생각해 보자. 신체가 어떻게 반응을 보이는지, 얼굴 표정은 어떨지 등을 잘 기억하도록 하자. 만약 당신이 당신 자신에게 어느 정도 연관이 되었다고 생각되면 다음을 시도해 보자.

자신의 비디오를 보고 있다고 가정하자. 친절함과 연민의 느낌을 가지면서 아침을 시작하는 당신을 보고 있다. 보고 있는 당사자(바로 자신)가 자신에 대한 비판적 감정이나 자신에 대한 건전하지 못한 생각(다른 사람과 관계의 악화, 남들로부터 비난받을 걱정) 때문에 어떻게 괴로워하고 있는지 살펴보자. 이제 당신이 보고 있는 사람의 고뇌와 접촉해 보자. 이때 자신의 침착성과 지혜는 그대로 유지한 채 연민의 눈으로 바깥을 바라본다. 만약 연민적 자아가 길을 잃으면 다시 처음부터 시작한다. 천천히 안정되게 호흡을 한 다음, 연민적 표정을 지으면서 반듯이 앉아 다시 시작한다.

이러한 연습은 어려움의 객관적 견해를 얻을 수 있도록 도와주고, 또한 지신의 지혜를 쌓고 치유할 수 있는 능력을 배양해 준다. 우리가 우리 자신과 더 이상 싸움을 하지 않고, 우리는 어려운 상황을 좀 더 잘 받아들일 수 있게 되고, 우리 삶에서의 어려움이 우리의 잘못이 없다 해도 생길 수 있음을 인식하게 되면, 우리는 점차 변화할 수 있게 된다.

지지

이 장의 토대는 스트레스와 연관된 최근의 증거들과 생의 말기 간호를 하는 스태프의 경험을 연구한 결과로 구성되어 있다. 염두에 두는 것(의도한 주의집중)은 우리의 습관적인 사고나 행동 방식을 일깨워 준다(Baer, 2006). 예를 들면, 우리 자신에 대한 부정적인 생각이나 반응 등이 있다(Williams & Penman, 2011). 이것은 마치 우리가 익숙한 방식인 자기비난에서 과감하게 벗어나서 생의 말기의 경험을 있는 그대로 보는 것을 말한다(Hayes et al., 2011). 우리 환자가 생의 말기에 통증과 두려움에 떨

때, 우리 자신이 슬프고 불안해질 수 있다. 우리의 마음은 원하지 않는 개인적인 감정인 수치, 당황 등을 피하게끔 진화하였다(Gilbert, 2003). 그래서 염두에 두는 것과 우리의 감정이나 내부 반응에 솔직한 것은 상당한 수련과 용기를 필요로 한다.

자기연민은 우리 스스로에게 저절로 생기는 것은 아니다(Neff, 2010). 우리는 임상상황에 대한 반응으로 당황하거나, 슬픈 느낌을 가질 수 있다(그래서 우리는 다음과 같은 질문에 대해 생각해 보아야 한다). 만약 당신의 자매나 친한 친구가 다음과 같은 질문을 하면 어떻게 대답할 수 있는가? 당신의 동료들에게 가장 흔한 반응인 '너 자신에 대해 너무 거칠게 대하지 마라.'라는 것을 대신하여 다른 생각을 가질 수 있지 않는가?

이것은 자기연민의 심장부에 이야기하는 것과 같으며, 우리 자신으로 하여금 정상적인 인간의 감정과 느낌을 가지면서, 동시에 다른 사람에게 주는 간호, 존경, 친절을 자기 자신에게도 주는 것이다(Tirch et al., 2014). 자기연민은 자신을 위한 간호에 필수적이다.

간호 가치 명료화

'간호 가치(nursing value)'는 의료 문헌에 자주 인용되고(Sellman, 2011), 영국 간호조산사국의 행동강령(code of conduct, 2015)에서 핵심역할을 한다(DH, 2012). 간호 수행에서 핵심가치는 간호사 역할에 근원적인 것이며, 잘 수립되어 있으며, 면허 전 교육에 중요한 요소이다(UK Central Council, 1984; NMC, 2010). 그러나 우리 자신의 개인적 가치, 우리에게 정말 중요한 것, 우리가 상징하는 것 또는 우리 직업이 어떠한 것이었으면 하는 것 등에 대해서는 잘 수립되어 있지도 않고, 관심도 그렇게 많지 않다(Dahl et al., 2009). 면허 전 교육과정이나 새로운 직무에 응시할 때에는 간호의 가치와 그것이 무엇을 의미하는지 유창하게 말할 수 있다. 그리

사례 시나리오 Judy(세 번째)

Judy는 자신의 경험을 회고하고 나서 이대로 지속할 수 없다고 생각하였다. 괴로워하는 환자를 대하면서 Judy가 느끼는 죄책감은 아주 큰 것이어서 Judy는 정서적, 정신적으로, 사회적으로, 신체적으로 앓고 있었다. Judy는 이전의 멘토와 만날 약속을 하였다. 둘이 만나서 Judy는 생의 말기 간호에 따른 불안을 설명하였으며, 멘토 자신도 과거에 비슷한 걱정과 두려움을 가지고 있었다고 말하였다. 이 이야기를 듣고 Judy는 자신이 실패자였다는 생각이 조금 덜 들었으며, 괴로워하는 환자를 보면서 느낄 수 있는 정상적 감정일 수 있음을 깨달았다. 멘토는 생의 말기 간호에 관한 책과 어려운 질문에 대답하는 책을 권하였고, 나중에 다시 만나기로 하였다.

생각해 볼 점

- 이것이 Judy에게 어떻게 도움이 되었는가?
- 이것이 멘토에게는 어떻게 도움이 되었는가?
- 이것이 Judy의 장래 업무수행에 변화를 줄 수 있는가?
- 문헌을 보면 어떤 도움이 되는가?
- 이 상황에서 어떠한 일이 일어났는가?

나 일상 생활을 하다 보면 이런 생각은 뒷전으로 밀려나고 하루하루의 일과와 복잡한 인생살이로 대체되게 된다. 각 개인에게 진정으로 중요한 것이 무엇이며, 우리 마음 깊숙이 존재하는 원칙과 목표가 무엇인지를 생각해 보는 것은 '우리가 생각해 볼 점(반성)' 시간에 하여야 할 일이 된다. 우리가 사려 깊지 않으면 영국 간호조산사국의 표준과 능숙함 목록(NMC, 2010; 2015)이나 RCN 지침서(RCN, 2010) 등은 우리가 따라야 할 외부적 규칙이 되어 버린다. 반면, 우리 자신의 가치와 목표를 이러한 규칙들과 연관을 시키면 우리는 가치에 근거한 행동을 선택할 수 있게 되어 어려운 상황에서도(Dahl et al., 2009) 일을 잘 수행할 수 있게 된다.

맺음말

업무수행을 한번 반성해 보는 것은 의료계에 종사하는 모든 이에게 아주 중요하다. 이렇게 함으로써 우리의 경험을 이해할 수 있고, 이해를 도울 수 있는 이론적 근거를 추가할 수 있으며, 전 상황을 건설적이고 분석적으로 파악할 시간을 가질 수 있다(Johns, 2000). 영국 간호조산사국은 면허 전 교육을 통해 유능하고 반성적인(reflective) 간호사를 만들어야 한다고 했다(NMC, 2010). 반성할 수 있는 능력, 생의 말기 간호에 대한 이해는 필수적이다. Judy에게 이러한 경험은 긍정적으로 작용하였고 앞으로 담당할 환자에게도 많은 도움이 될 것이다. 어떤 사건이나 간호 그리고 여기 관련했던 사람들의 반응이나 각자가 느낀 경험담을 분석하는 것은 학생 또는 스태프 모두에게 도움을 줄 수 있다. 이렇게 함으로써 우리는 상황을 통해 배울 수 있고, 미래의 업무수행에 진보가 있을 수 있으며 여러 가지 긍정적 효과를 거둘 수 있다. 긍정적 효과의 예는 어떤 질문에 대한 대답일 수 있고 또는 증상이나 처치의 결과를 평가하는 수기일 수 있다.

결론

생의 말기에 양질의 간호를 제공하는 것은 필수적이다(DH, 2008). 환자와 보호자는 지시를 필요로 하는데, 의료인들이 증상을 완화시키기 위해 최선을 다하고 있으며, 전인적 접근이 적용되고 있음을 알아야 한다.

건강관리전문가와 사회복지전문가 사이에 필요한 친밀감은 때로는 너무 지나쳐 이것 자체로 괴로움을 주기도 한다. 전문 직업인들은 이러한 가능성을 알고 있어서 언제, 어디에서, 어떻게 도움을 청하는지 알아야 한다. 이렇게 되지 않으면 전문인이 줄 수 있는 간호가 부족할 수 있게 되고, 각 개인에서 발생하는 괴로움이 점점 커져 나중에는 회복 불능이 된다.

학생 및 건강관리전문가와 사회복지전문가들에게 이러한 사실을 일깨워 각자가 자신과 남을 배려하는 기술을 알려줌으로써 모든 스태프의 건강과 안녕이 증진될 것이며, 그 결과 환자와 환자 보호자들의 안녕 또한 증진될 것이다.

Suggested reading

Germer, C.K. and Neff, K.D. (2013) 'Self–compassion in clinical practice', Journal of Clinical Psychology, 69(8): 856 – 67.

Gilbert, P. (2009) The Compassionate Mind: A New Approach to Facing the Challenges of Life. London: Constable Robinson.

Neff, K.D. (2010) 'Review of the mindful path to self–compassion: Freeing yourself from destructive thoughts and emotions', British Journal of Psychology, 101: 179 – 81.

References

Baer, R.A. (2006) Mindfulness–based Treatment Approaches: A Clinician's Guide. London: Elsevier.

Campbell, I.E., Larrivee, L., Field, P.A., Day, R.A. and Reutter, L. (1994) 'Learning to nurse in the clinical setting', Journal of Advanced Nursing, 20(6): 1125 – 31.

Chandler, C., Bodenhamer–Davis, E., Holden, J.M., Evenson, T. and Bratton, S. (2001) 'Enhancing personal wellness in counsellor trainees using bio–feedback: An exploratory study', Behavioural Science, 26: 67 – 89.

Cialkowska–Rysz, A. and Dzierzanowski, T. (2013) 'Personal fear of death affects the proper process of breaking bad news', Archives of Medical Science, 9(1): 127 – 31.

Clark, T. and Holmes, S. (2007) 'Fit for practice? An exploration of the development of newly qualified nurses using focus groups', International Journal of Nursing Studies, 44: 1210 – 20.

Curtis, K., Horton, K. and Smith, P. (2012) 'Student nurse socialisation in compassionate practice: A grounded theory study', Nurse Education Today, 32(7): 790 – 5.

Dahl, J.C., Plumb, J.C., Stewart, I. and Lundgren, T. (2009) The Art and Science of Valuing in Psychotherapy: Helping Clients Discover, Explore, and Commit to Valued Action Using Acceptance and Commitment Therapy. Oakland, CA: New Harbinger.

Dalai Lama (2002) Open Heart: Practicing Compassion in Everyday Life. London: Hachette.

Department of Health (2008) End of Life Care Strategy Promoting High Quality Care for All Adults at the End of Life: Executive Summary. London: DH. Available at: www.gov.uk/government/uploads/system/uploads/attachment_data/file/136443/EOLC_exec_summ. pdf (accessed 19.1.15).

Department of Health (2012) Liberating the NHS: Developing the Healthcare Workforce From Design to Delivery. London: DH. Available at: www.gov.uk/government/uploads/ system/uploads/attachment_data/file/216421/dh_132087.pdf (accessed 19.1.15).

Francis, R. (2010) The Mid Staffordshire NHS Foundation Trust Inquiry: Final Report of the Independent Inquiry into Care Provided by Mid Staffordshire NHS Foundation Trust. Available at: www.midstaffspublicinquiry.com/report (accessed 19.1.15).

Germer, C.K. and Neff, K.D. (2013) 'Self–compassion in clinical practice', Journal of Clinical Psychology, 69(8): 856 – 67.

Gilbert, P. (2003) 'Evolution, social roles, and differences in shame and guilt', Social Research: An International Quarterly of the Social Sciences, 70: 1205 - 30.

Gilbert, P. (2009) The Compassionate Mind: A New Approach to Facing the Challenges of Life. London: Constable Robinson.

Gustin, L. and Wagner, L. (2013) 'The butterfly effect of caring – clinical nursing teachers' understanding of self-compassion as a source to compassionate care', Scandinavian Journal of Caring Science, 27(1): 175 - 83.

Hayes, S.C., Strosahl, K. and Wilson, K.G. (2011) Acceptance and Commitment Therapy: The Process and Practice of Mindful Change, 2nd edn. New York: Guilford Press.

Heffernan, M., Quinn Griffin, M.T., McNulty, S.R. and Fitzpatrick, J.J. (2010) 'Selfcompassion and emotional intelligence in nurses', International Journal of Nursing Practice, 16: 366 - 73.

Higgins, G., Spencer, R.L. and Kane, R. (2010) 'A systematic review of the experiences and perceptions of the newly qualified nurse in the United Kingdom', Nurse Education Today, 30: 499 - 508.

Hopkinson, J., Hallett, C. and Luker, K. (2005) 'Everyday death: How do nurses cope with caring for dying people in hospital?', International Journal of Nursing Studies, 42: 125 - 33.

Irving, J.A., Dobkin, P.L. and Park, J. (2009) 'Cultivating mindfulness in health care professionals: A review of empirical studies of mindfulness-based stress reduction', Complementary Therapies in Clinical Practice, 15: 61 - 6.

Johns, C. (2000) Becoming a Reflective Practitioner, 2nd edn. Oxford: Blackwell.

Lillyman, S., Gutteridge, R. and Berridge, P. (2011) 'Using a storyboarding technique in the classroom to address end of life experiences in practice and engage student nurses in deeper reflection', Nurse Education in Practice, 11: 179 - 85.

Maben, J., Adams, M., Peccei, R., Murrells, T. and Robert, G. (2012) '"Poppets and parcels": The links between staff experience of work and acutely ill older peoples' experience of hospital care', International Journal of Older People Nursing, 7(2): 83 - 94.

Mackintosh, C. (2007) 'Protecting the self: A descriptive qualitative exploration of how registered nurses cope with working in surgical areas', International Journal of Nursing Studies, 44(6): 982 - 90.

McAllister, M. and McKinnon, J. (2009) 'The importance of teaching and learning resilience in the health disciplines: A critical review of the literature', Nurse Education Today, 29(4): 371 - 9.

Miller, N.M. and McGowen, R.K. (2000) 'The painful truth: Physicians are not invincible [review]', Southern Medical Journal, 93: 966 - 73.

National Health Service (2012) Compassion in Practice: Nursing, Midwifery and Care Staff: Our Vision and Strategy. Available at: www.england.nhs.uk/wp-content/uploads/2012/12/ compassion-in-practice.pdf (accessed 4.6.15).

Neff, K.D. (2003) 'Development and validation of a scale to measure self-compassion', Self and Identity, 2: 223 - 50.

Neff, K.D. (2010) 'Review of the mindful path to self-compassion: Freeing yourself from destructive thoughts and emotions', British Journal of Psychology, 101: 179–81.

Neff, K.D. (2011) Self-compassion. New York: William Morrow.

Neff, K.D. and Pommier, E. (2012) 'The relationship between self-compassion and other-focused concern among college undergraduates, community adults, and practicing meditators', Self and Identity, 12(2): 160–76.

Neff, K.D., Hsieh, Y. and Dejitterat, K. (2005) 'Self-compassion, achievement goals, and coping with academic failure', Self and Identity, 4: 263–87.

Nursing and Midwifery Council (2010) Standards for Pre-registration Education. London: NMC.

Nursing and Midwifery Council (2015) The Code: Professional Standards of Practice and Behaviour for Nurses and Midwives. London: NMC.

Peters, L., Cant, R., Payne, S., O'Connor, M., McDermott, F., Hood, K., Morphet, J. and Shimoinaba, K. (2013) 'Emergency and palliative care nurses' levels of anxiety about death and coping with death: A questionnaire survey', Australasian Emergency Nursing Journal, 16: 152–9.

Royal College of Nursing (2008) Nursing our Future: An RCN study into the Challenges Facing Today's Nursing Students in the UK. London: RCN.

Royal College of Nursing (2010) Principles of Nursing Practice: Principles and Measures Consultation. London: RCN. Available at www.rcn.org.uk/__data/assets/pdf_file/0007/349549/003875.pdf (accessed 4.6.15).

Saunders, C. (1976) 'The challenge of terminal care', in T. Symington and R. Carter (eds), The Scientific Foundations of Oncology. London: Heinemann.

Schantz, M.L. (2007) 'Compassion: A concept analysis', Nursing Forum, 42(2): 48–55.

Sellman, D. (2011). What Makes a Good Nurse: Why the Virtues are Important for Nurses. London: Jessica Kingsley.

Tirch, D., Schoendorff, B. and Silberstein, L.R. (2014) The ACT Practitioner's Guide to the Science of Compassion Tools for Fostering Psychological Flexibility. Oakland, CA: New Harbinger.

United Kingdom Central Council (1984) Annual Report of the Council 1983–1984. London: UKCC.

van der Cingel, M. (2014) 'Compassion: The missing link in quality of care', Nurse Education Today, 34(9): 1253–7.

Whitehead, B., Owen, P., Holmes, D., Beddingham, E., Simmons, M., Henshaw, L., Barton, M. and Walker, C. (2013) 'Supporting newly qualified nurses in the UK: A systematic literature review', Nurse Education Today, 33(4): 370–7.

Williams, M. and Penman, D. (2011) Mindfulness: A Practical Guide to Finding Peace in a Frantic World. London: Piatkus.

INDEX

찾아보기

ㄱ

간호 가치 _ 249

간호 실무 향상 방법 _ 37

간호조산사국 _ 122

ㄷ

다학제적 _ 114

단편적인 돌봄 접근 128

단편적인 접근 _ 128

돌봄의 동반자 _ 27

돌봄의 비용 _ 40

돌봄제공자 지지 _ 93

돌봄 장소 _ 91

디스트레스 온도계 _ 59

ㅁ

무해 _ 127

ㅂ

보건국 _ 122

비공식적 돌봄제공자 _ 121

ㅅ

사정의 가이드라인 _ 58

사회적 돌봄 _ 114

상급 전문직 간 교육센터 _ 118

선행 _ 127

셰필드 파일 _ 59

숙련도 표준 _ 119

실무에서의 연민 _ 19

ㅇ

양질의 완화의료 _ 12

연민 _ 41

영국 간호조산사국 _ 116

영성간호 _ 54

완화돌봄전문가 팀 _ 116

완화의료 _ 2

완화의료 접근법 _ 7

완화적 돌봄 _ 120

윤리적 딜레마 _ 128

윤리적 원리 128

윤리적 원칙 _ 127

의사소통 _ 17, 94

ㅈ

자기결정권 _ 127
자기연민 _ 41, 246
자율성 _ 127
전문직 간 _ 113
전문직 간 교육 _ 119
전문직 간 업무 _ 113
전문직 간 팀워크 _ 118
전인적 돌봄 _ 129
전인적 접근 _ 46
전체론적 돌봄 _ 128
전체론적 사정 _ 128
정보제공 _ 94
정의 _ 127
정의의 핵심 원리 _ 127
좋은 죽음 _ 11
지지적 연결망 _ 117

ㅍ

펩시콜라보조제 _ 59

ㅎ

학생 경험 _ 235
행동강령 _ 114, 116
환자중심 _ 48

C~S

Centre for the Advancement of Interprofessional Education, CAIPE _ 116
DH _ 120
Interprofessional Education, IPE _ 117
Nursing and Midwifery Council, NMC _ 114, 120
Standards of Proficiency _ 117